Sjögren's Syndrome

シェーグレン症候群の
診断と治療マニュアル

改訂
第**3**版

編集　日本シェーグレン症候群学会

監修　竹内　勤　慶應義塾大学医学部リウマチ・膠原病内科教授

川上　純　長崎大学大学院医歯薬学総合研究科先進予防医学共同専攻リウマチ・膠原病内科教授

住田孝之　筑波大学医学医療系内科（膠原病・リウマチ・アレルギー）教授

診断と治療社

カラー口絵

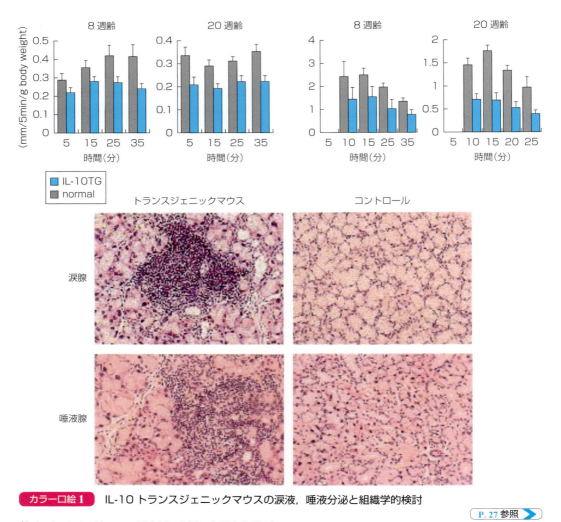

カラー口絵1　IL-10 トランスジェニックマウスの涙液，唾液分泌と組織学的検討

〔Saito I, et al : J Immunol 1999 ; **162** : 2488-2494.〕

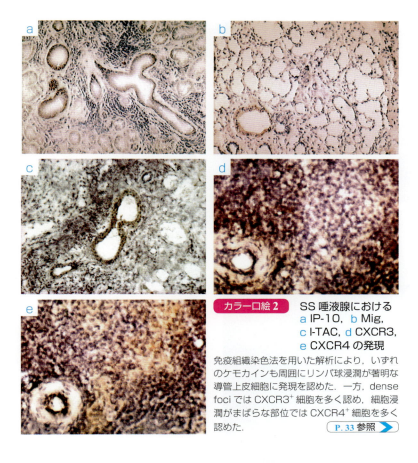

カラー口絵 2 SS 唾液腺における a IP-10, b Mig, c I-TAC, d CXCR3, e CXCR4 の発現

免疫組織染色法を用いた解析により，いずれのケモカインも周囲にリンパ球浸潤が著明な導管上皮細胞に発現を認めた．一方，dense foci では CXCR3+ 細胞を多く認め，細胞浸潤がまばらな部位では CXCR4+ 細胞を多く認めた．

P. 33 参照

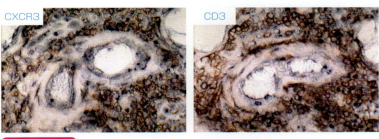

カラー口絵 3 SS 唾液腺における CXCR3 および CD3 の発現

連続切片を用いた解析により，CXCR3+ 細胞はその多くが CD3+ 細胞であった．

P. 33 参照

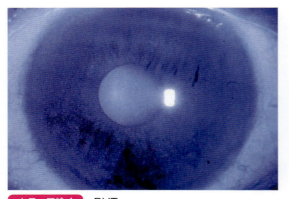

カラー口絵 4　BUT
ドライアイスポットが観察されている．

P.50 参照

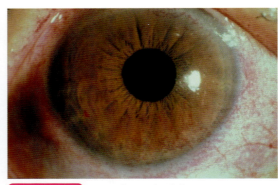

カラー口絵 5　ローズベンガル染色
乾燥した角結膜上皮が点状に染色されている．ローズベンガルスコア 6．

P.51 参照

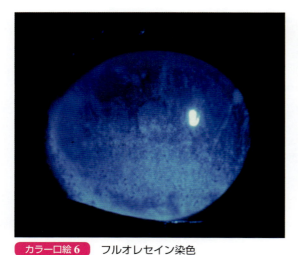

カラー口絵 6　フルオレセイン染色
障害を受け染色された部位が角膜中央から下方にかけ認められる．

P.52 参照

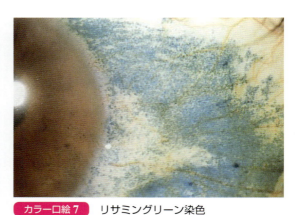

カラー口絵 7　リサミングリーン染色

P.52 参照

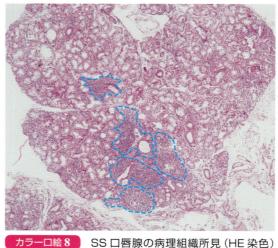

カラー口絵 8　SS 口唇腺の病理組織所見（HE 染色）（2×2 mm^2）
導管周囲性単核リンパ球浸潤がみられる．focus score 5，Greenspan grade 4．

P.70 参照

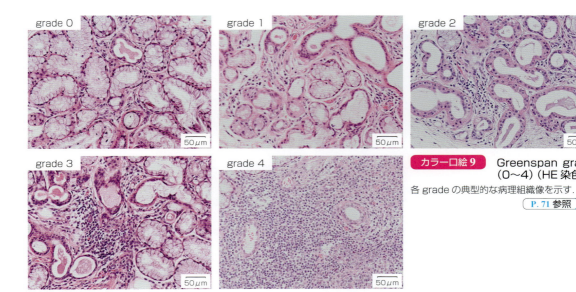

カラー口絵 9 Greenspan grade (0〜4) (HE 染色)
各 grade の典型的な病理組織像を示す．

P. 71 参照

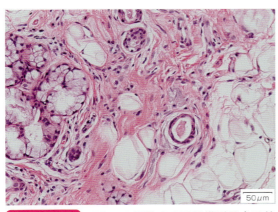

カラー口絵 10 SS の口唇腺の病理組織所見 (HE 染色)
萎縮した腺房細胞，間質の線維化，脂肪化，わずかなリンパ球浸潤が観察される．NS/SCS に相当するが，病歴・臨床所見などから SS と診断された．

P. 72 参照

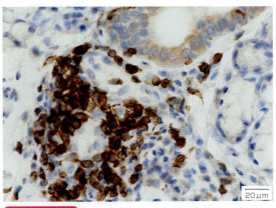

カラー口絵 11 SS 口唇腺の免疫組織化学的所見 (CD3 抗体，パラフィン切片)
導管周囲に $CD3^+T$ 細胞の浸潤が観察される．

P. 73 参照

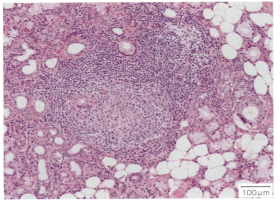

カラー口絵 12 SS の口唇腺の病理組織所見 (HE 染色)
リンパ濾胞の形成が観察される．

P. 74 参照

v

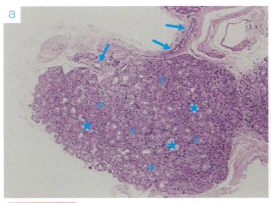
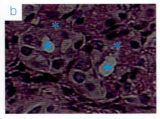

カラー口絵 13 正常部位の涙腺組織光学顕微鏡所見

主涙腺は複数の小葉から構成される．涙液は腺房（a ＊，b ＊）から分泌され小葉内の導管（a ★，b ★）に集合し，さらに小葉間導管（a →）に排出される．

P. 76 参照

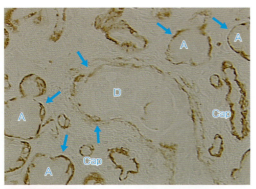

カラー口絵 14 涙腺腺房上皮細胞，導管上皮細胞に存在する筋上皮細胞

α-SMA に陽性となる（）．上皮細胞の外周をとりまくように存在している．一部毛細血管（Cap）にも陽性．
A acinus, D duct

P. 77 参照

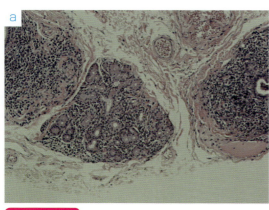
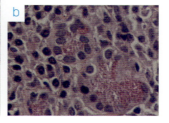

カラー口絵 15 SS 症例の涙腺所見

a ヘマトキシリン・エオジン染色．SS 涙腺の典型的な病理組織所見．1 小葉に 50 個以上の単核球浸潤が認められる．3 つの小葉ともに，小葉中心性の著しい炎症性単核細胞浸潤を認める．Greenspan 分類は grade 4．
b 残存している腺房細胞にエオジン陽性の分泌顆粒が確認される．

P. 78 参照

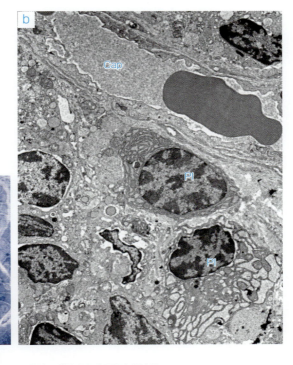

カラー口絵 16 SS涙腺の光学および電子顕微鏡像
a メチレンブルー染色．小葉内の腺房細胞がわずかに残存する．間質には著明な細胞浸潤を認める．
b SS涙腺の電子顕微鏡像．小葉間間質に成熟形質細胞が多数認められる．
A acinus, D duct, Cap Capillary（毛細血管），Pl plasma cell（形質細胞）．

▶ P. 79 参照

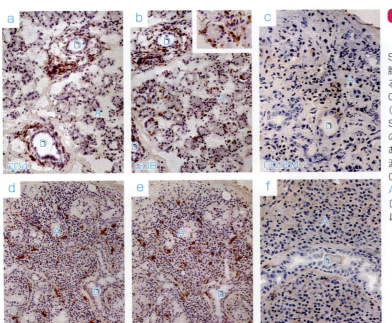

カラー口絵 17 SS涙腺のT細胞サブセットの所見

SSではCD4$^+$（d），CD8$^+$（e）T細胞が涙腺小葉内に同程度に浸潤している．コントロールのGVHDではCD4$^+$T細胞（a）よりCD8$^+$T細胞（b）のほうが有意に多く浸潤している．SSの涙腺（f）では導管周囲のT細胞の一部には活性化T細胞のマーカーであるCD154を発現している．GVHD涙腺（c）においては上皮内T細胞にCD154を発現している．
A acinus, D duct.
〔Ogawa Y, et al: Invest Ophthalmol Vis Sci 2003 ; 44 : 1888-1896.〕

▶ P. 80 参照

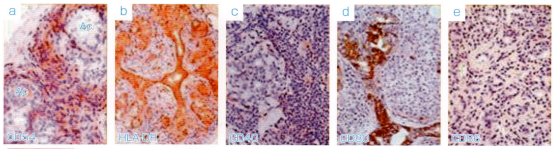

カラー口絵 18 SS 涙腺の HLA-DR と接着分子，副刺激分子の発現
a 浸潤リンパ球に CD54 の発現を認める． b HLA-DR は導管および腺房上皮にびまん性に高発現を認める．
c CD40 の発現は涙腺上皮にわずかのみ認められる． d CD80：導管上皮に高発現を認める．
e CD86 の発現はほとんど認められない．
〔Ogawa Y, et al：Invest Ophthalmol Vis Sci 2003；**44**：1888-1896.〕

P. 81 参照

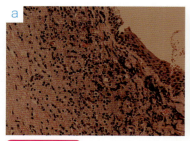
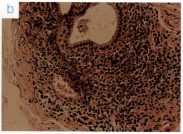
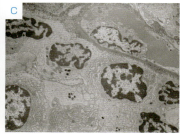

カラー口絵 19 SS 結膜の光学および電子顕微鏡像
a SS 結膜上皮下の著明な単核球浸潤． b SS の結膜排出導管周囲における著明な単核球浸潤．
c SS 結膜の電子顕微鏡像．B 細胞から成熟形質細胞へ成熟過程の種々相が認められる．

P. 82 参照

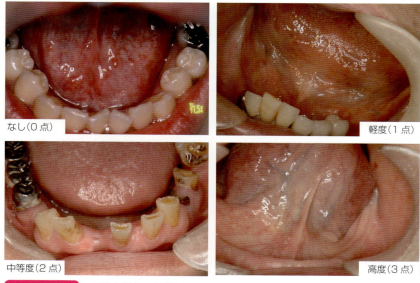

なし（0 点）　軽度（1 点）　中等度（2 点）　高度（3 点）

カラー口絵 20 口腔内乾燥の他覚所見のスコア

P. 100 参照

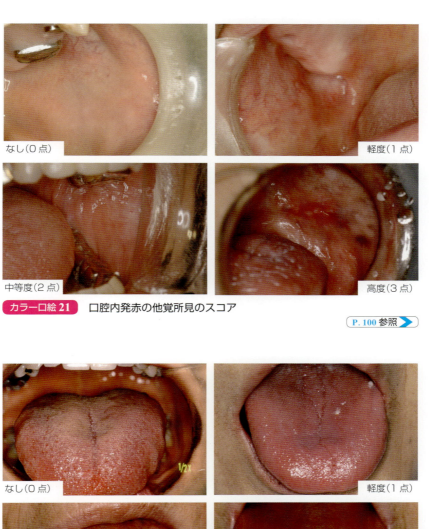

なし(0点) 軽度(1点) 中等度(2点) 高度(3点)

カラー口絵 21 口腔内発赤の他覚所見のスコア

P. 100 参照

なし(0点) 軽度(1点) 中等度(2点) 高度(3点)

カラー口絵 22 舌乳頭萎縮の他覚所見のスコア

P. 101 参照

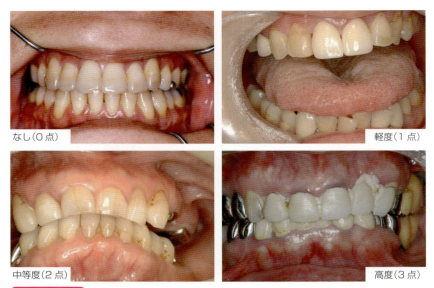

カラー口絵 23 歯牙，口腔の汚染の他覚所見のスコア

P. 101 参照

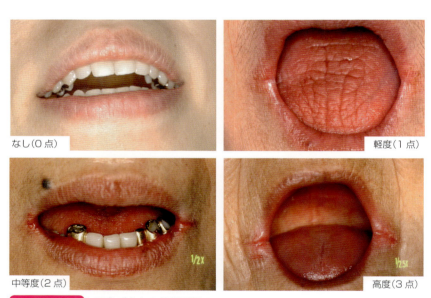

カラー口絵 24 口角びらんの他覚所見のスコア

P. 102 参照

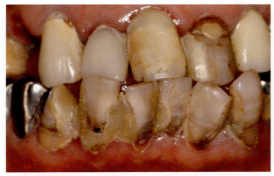
カラー口絵 25　う蝕の多発と歯肉炎・歯周炎の進行
P. 102 参照

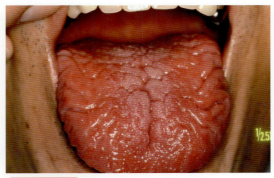
カラー口絵 26　溝状舌
P. 102 参照

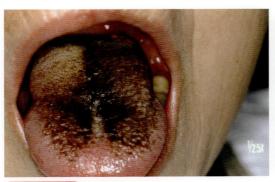
カラー口絵 27　毛舌症
本例では黒毛舌を呈している．
P. 103 参照

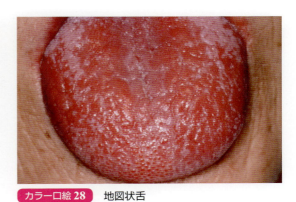
カラー口絵 28　地図状舌
本例では舌乳頭萎縮もあり，カンジダの感染も疑われる．
P. 103 参照

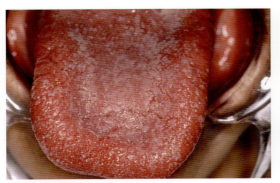
カラー口絵 29　紅斑性口腔カンジダ症
P. 103 参照

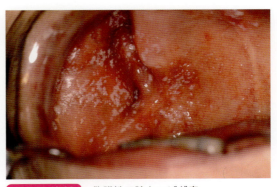
カラー口絵 30　偽膜性口腔カンジダ症
P. 103 参照

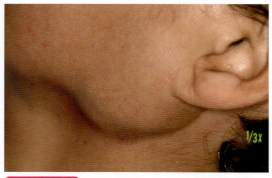

カラー口絵 31 耳下腺腫脹

P. 104 参照

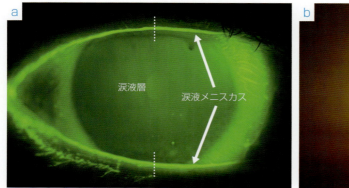
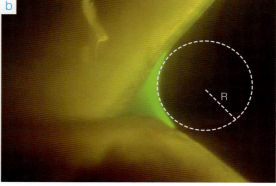

カラー口絵 32 眼表面における涙液の分布

眼表面において，涙液は涙液メニスカスに 75%〜90% が分布するとされ，瞼裂部の眼表面には，涙液層が薄い 1 枚の膜（ティアフィルム）のように分布する．涙液メニスカスの断面（a　破線部）を見ると，メニスカスの陰圧のため凹面を示し，その曲率半径（R）を規定することができる（b）．

P. 106 参照

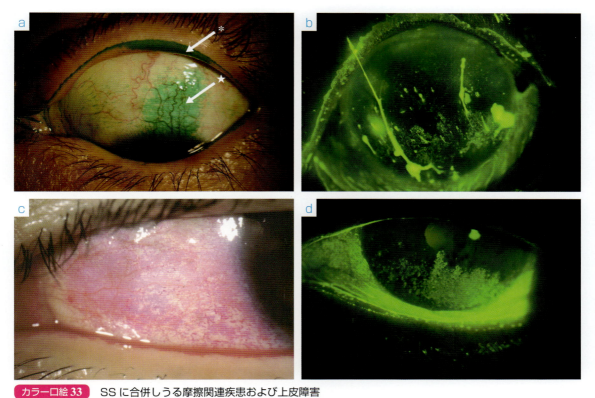

カラー口絵 33 SS に合併しうる摩擦関連疾患および上皮障害
a リサミングリーン染色で観察される lid-wiper epitheliopathy (＊) および上輪部角結膜炎 (★), b 糸状角膜炎, c ローズベンガル染色で観察される耳側球結膜の上皮障害, d corneal mucus plaque.

P. 111 参照

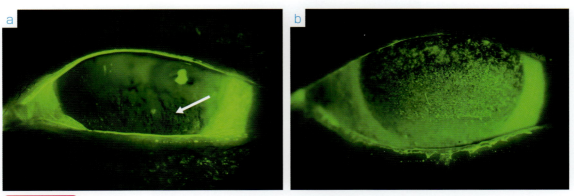

カラー口絵 34 SS でみられうる涙液層（の液層）の破壊パターン（ブルーフリーフィルターを併用したフルオレセイン染色による観察）

中等症までの SS でみられる line break〔a フルオレセインの上方移動中（液層の上方移動中）に角膜下方で線状のフルオレセインの破壊がみられる（➡））〕および重症の SS でみられる area break（b フルオレセインの上方移動がみられない）．

P. 113 参照

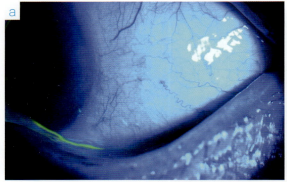
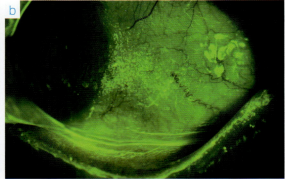
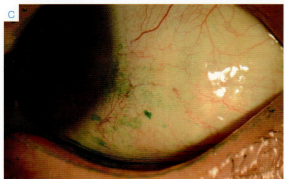

カラー口絵 35 同一の SS の結膜上皮障害に対するフルオレセイン染色による観察像（a および b）とリサミングリーン染色による観察像（c）

同一の SS の結膜上皮障害に対して，コバルトフリーフィルターを用いた通常の観察だけでは上皮障害は観察し難い（a）が，ブルーフリーフィルターを観察系に用いると明瞭に観察できる（b）．また，リサミングリーン染色でも同様の上皮障害領域が明瞭に観察される（c）．

P. 115 参照

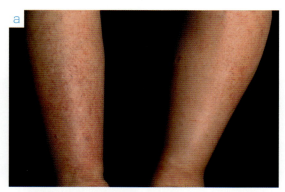
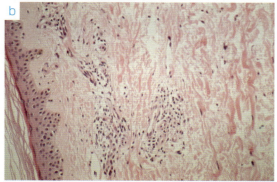

カラー口絵 36 血清 IgG 3,800 mg/dL の SS 症例に認めた高 γ-グロブリン血症性紫斑

両下肢に紫斑を認め，新旧入り混じり一部は色素沈着も残っている（a）．皮膚生検では，皮下組織内に血管炎を認める（b）．

P. 119 参照

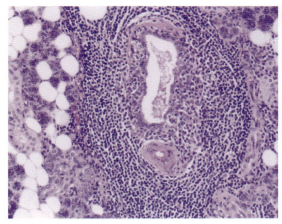

カラー口絵 37 SS 患者の顎下腺組織におけるリンパ上皮性病変（LEL）（HE 染色 ×200）

導管周囲に著明なリンパ球浸潤があり LEL を形成する．導管細胞中へのリンパ球浸潤とともに，導管細胞の増生も観察される．

P.120 参照

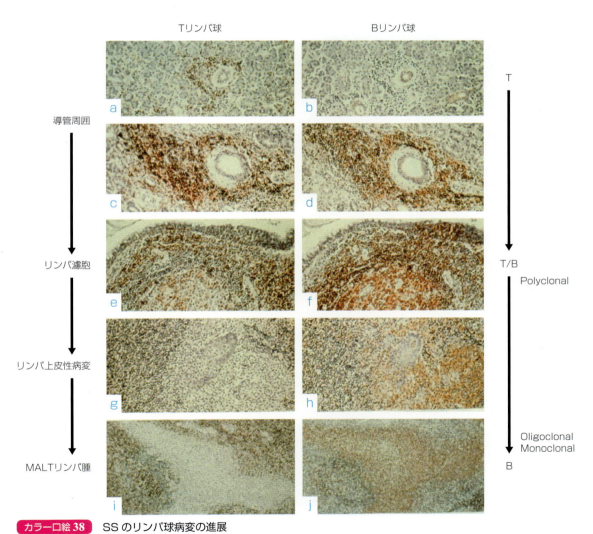

カラー口絵 38 SS のリンパ球病変の進展

病初期は T 細胞主体にリンパ球浸潤が認められるが，浸潤リンパ球が増えるにつれ B 細胞の比率が増加しリンパ濾胞や LEL を形成する．多クローン性の B リンパ球浸潤が，経過中に一部がオリゴクローン性〜単クローン性変化を獲得し，MALT リンパ腫へと進展する．

P.121 参照

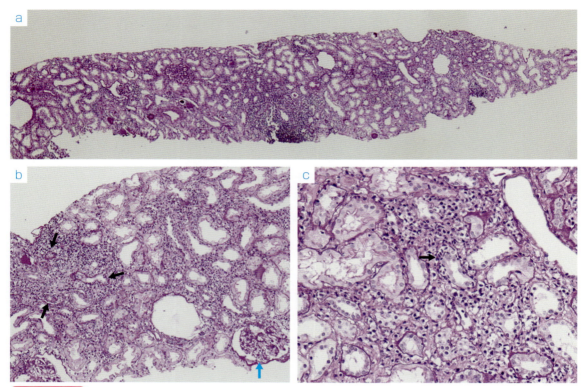

カラー口絵 39 TIN の病理組織像

a 炎症細胞浸潤は斑状またはびまん性の分布である（PAS 染色．20 倍）．b 尿細管間質にリンパ球を主体とした炎症細胞浸潤がみられる．病変内の尿細管は萎縮している（→）．糸球体は軽度の虚血性変化のみである（→）（PAS 染色．100 倍）．c 尿細管上皮細胞内にリンパ球が浸潤しており，尿細管炎の像である（→）（PAS 染色．200 倍）．

P. 125 参照

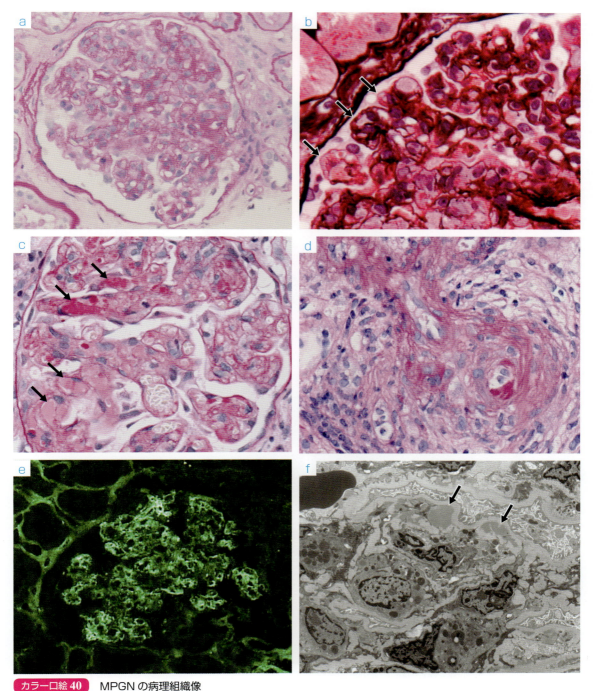

カラー口絵 40 MPGN の病理組織像

a 糸球体に全節性にメサンギウム細胞増殖と管内増殖を呈しており，分葉化している（PAS 染色，200 倍）．b 糸球体基底膜の二重化がみられ（→），内皮細胞傷害が推定される（PAM 染色，800 倍）．c クリオグロブリン腎症では係蹄内に PAS 陽性およびエオジン好性の蛋白血栓がみられる（→：PAS 染色，400 倍）．d クリオグロブリン腎症の血管炎の像．細動脈レベルに炎症細胞の浸潤を認める（PAS 染色，400 倍）．e IgM の蛍光染色．メサンギウム領域，内皮下に沈着がみられる（fringe pattern）（200 倍）．f 電顕像．傍メサンギウム領域・内皮下に高電子密度物質の沈着（→）を認める．係蹄内は炎症細胞が充満している．
〔c，d，f：山口病理組織研究所　山口　裕先生の御厚意による〕

P. 127 参照

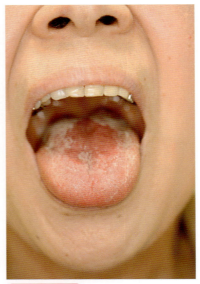

カラー口絵 41　乾燥した舌

P.145 参照

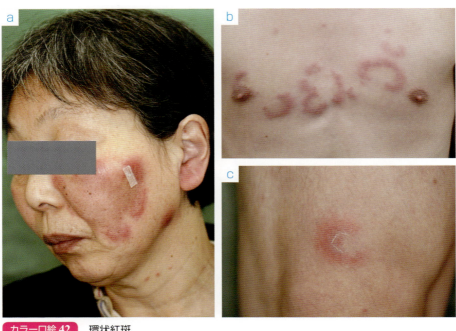

カラー口絵 42　環状紅斑
a　顔面，b　前胸部，c　下肢．

P.147 参照

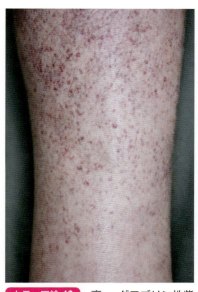

カラー口絵 43　高γ-グロブリン性紫斑

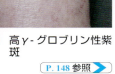
P. 148 参照

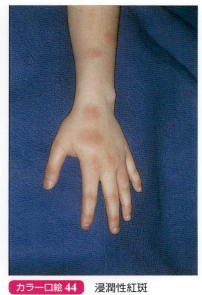

カラー口絵 44　浸潤性紅斑

P. 148 参照

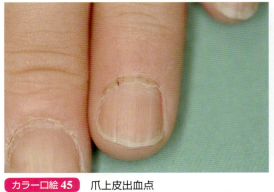

カラー口絵 45　爪上皮出血点

P. 149 参照

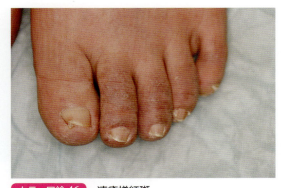

カラー口絵 46　凍瘡様紅斑

P. 149 参照

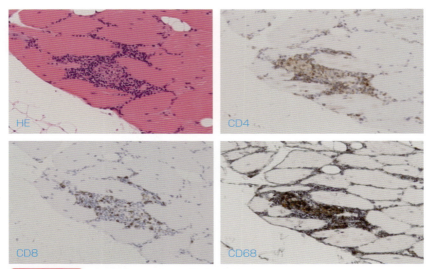

カラー口絵 47 原発性 SS に生じた筋炎の組織所見

HE 染色では筋線維の大小不同・核の中心化，筋線維間に著明な炎症細胞浸潤を認めた．また，炎症細胞浸潤の中心に肉芽腫様変化を認めた．免疫染色では，炎症細胞の主体は CD4 陽性 T 細胞で，一部に CD8 陽性 T 細胞と CD68 陽性マクロファージを認めた．
〔内田 貞輔・他：日臨免誌 2010；33：277-282．より改変〕

P. 154 参照

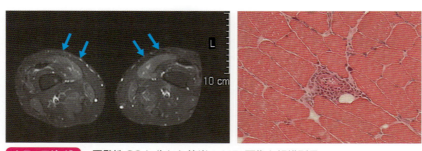

カラー口絵 48 原発性 SS に生じた筋炎の MRI 画像と組織所見

➡：両側大腿四頭筋の STIR 高信号域．
〔Koga T, et al：Rheumatol Int 2012；32：3647-3649．より改変〕

P. 154 参照

カラー口絵 49 NLE にみられる皮疹

P. 162 参照

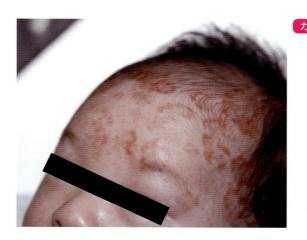

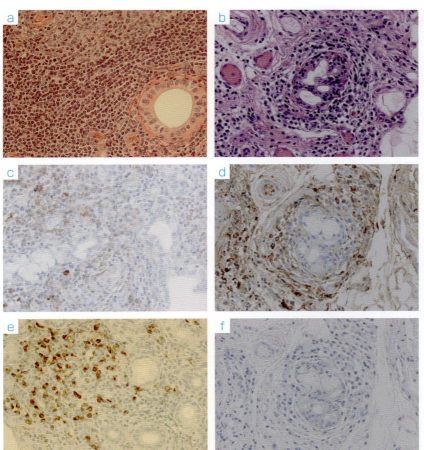

カラー口絵 50　IgG4-MD と SS の口唇小唾液腺生検組織

IgG4-MD（a, c, e）．SS（b, d, f）の口唇小唾液腺生検組織．
a, b：ヘマトキシリン・エオジン染色．c, d：IgG 免疫染色．e, f：IgG4 免疫染色．
IgG4-MD では，著明なリンパ球形質細胞浸潤とリンパ濾胞形成が認められる一方，導管はほぼ正常である（a）．一方，SS では導管にリンパ球浸潤が起こり破壊するリンパ上皮性病変が認められる．IgG 陽性細胞は両疾患で認められるものの（c, d），IgG4 陽性細胞は IgG4-MD で著明に増殖している（IgG4$^+$/IgG$^+$>40%）（e）が，SS では IgG4 陽性細胞を認めない（f）．
〔Masaki Y, et al：J Rheumatol 2010；37：1380-1385．〕

P. 180 参照

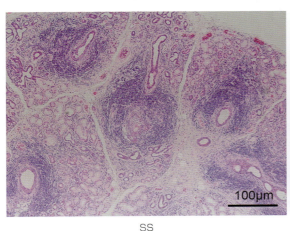

SS

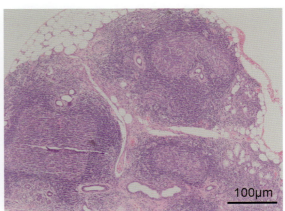

IgG4-DS

カラー口絵 51　SS および IgG4-DS 患者の口唇腺病理像（HE 染色）

P. 188 参照

xxi

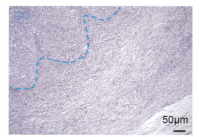 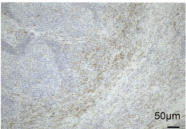 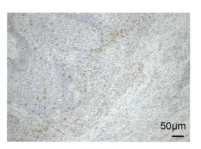

HE　　　　　　　　　TLR7　　　　　　　　　CD163

カラー口絵 52　IgG4-DS の顎下腺病変における TLR ファミリーと M2 マクロファージの局在
IgG4-DS の顎下腺では TLR7 は eGC 周囲に強い発現を認め，その局在は M2 マクロージ（CD163 陽性細胞）とほぼ一致していた．

▶ P.190 参照

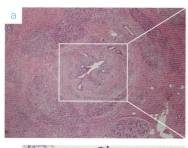 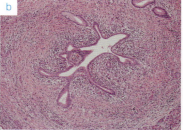 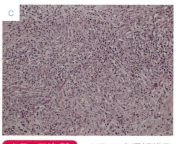

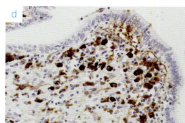 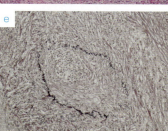

カラー口絵 53　AIP の病理組織像（LPSP）

a, b 膵管周囲の炎症細胞浸潤．c 花莚状線維化（storiform fibrosis）．d IgG4 陽性形質細胞浸潤．e 閉塞性静脈炎（obliterative phlebitis）．

▶ P.194 参照

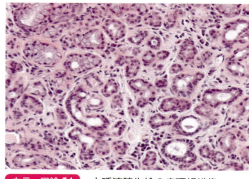 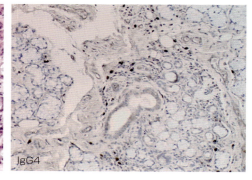

カラー口絵 54　小唾液腺生検の病理組織像
〔Fukui T, et al : Pancreatol 2005 ; 5 ; 86-91.〕

▶ P.197 参照

シェーグレン症候群の
診断と治療マニュアル
改訂第 3 版

改訂第3版 監修の序

　シェーグレン症候群は，眼乾燥，口腔乾燥を主徴とする全身性リウマチ性疾患であり，関節リウマチについで多いとされる．世界的な分類基準の策定が進められている中，日本においては独自の診断基準が作られ発展して来た．一方，疾患活動性指標や患者評価については世界的基準が設けられるなど近年シェーグレン症候群を取り巻く背景が大きく変化して来た．各種検査法も新しいモダリティーによる画像検査など，新しい情報が蓄積されてきた．これを受けて，日本において広く利用されてきたシェーグレン症候群の診断と治療マニュアルは第3版の改訂となった．

　新たに加えられた項目，改訂された箇所など，最新の情報を加えていただいた．読者の皆様の診療，教育の一助となれば幸いである．

2018 年 8 月

日本シェーグレン症候群学会理事長
慶應義塾大学医学部リウマチ・膠原病内科教授

竹 内　　勤

改訂第3版　監修の序

　2009年に発刊された「シェーグレン症候群の診断と治療マニュアル」は2014年に改訂第2版が刊行され，シェーグレン症候群ならびに関連疾患の診断とその手法，病因や病態，臓器障害および治療に関するエビデンスが一冊に盛り込まれ，多くの方々に親しまれてきました．その後も，厚生労働省科学研究費補助金難治性疾患等政策研究事業が中心となってシェーグレン症候群とIgG4関連疾患の調査研究は大きく進展し，ともに指定難病として認定されました．筑波大学住田孝之教授が中心となり，シェーグレン症候群診療ガイドライン2017年版が発刊されたことも記憶に新しく，すなわち，シェーグレン症候群ならびに関連疾患の研究は急速に進行中で，本マニュアルの読者の皆さんでも，シェーグレン症候群に対する生物学的製剤の治験に参加されている先生もおられると思います．そこでここに「シェーグレン症候群の診断と治療マニュアル　改訂第3版」を発刊する運びとなりました．

　今回の改訂も「シェーグレン症候群の診断と治療マニュアル」編集小委員会が中心となり，進めさせていただきました．2014年の改訂第2版のアップデートをシェーグレン症候群診療ガイドライン2017年版作成委員会の皆さんに執筆していただき，かつ，図表を多く取り入れ，充実した内容の一冊となりました．この場をお借りし，深謝申し上げます．

　今回の「シェーグレン症候群の診断と治療マニュアル　改訂第3版」は，シェーグレン症候群ならびに関連疾患の実地臨床に大いに役立つテキストブックであり，かつ，専門医の先生方にも満足していただける一冊と思われます．是非ご活用いただき，患者さんのQOL向上や予後の改善に本書が役立つことを祈念いたします．

2018年8月

日本シェーグレン症候群学会副理事長
シェーグレン症候群の診断と治療マニュアル
編集小委員会委員長
長崎大学大学院医歯薬学総合研究科先進予防医学共同専攻
リウマチ・膠原病内科教授

川上　　純

改訂第2版　監修の序

　ミレニアム長崎プロジェクトの一環として，2000年に長崎大学の江口勝美名誉教授のご尽力により「シェーグレン症候群診断の手技・手法マニュアル」が発表された．その後，21世紀における「病因・病態」「診断」「治療」の進歩を盛り込んで2009年に「シェーグレン症候群の診断と治療マニュアル」が発刊された．同書は"シェーグレン症候群のtextbook"としてベストセラーに輝いている．

　2009年には，日本シェーグレン症候群研究会が日本シェーグレン症候群学会へとstep upし，本疾患の啓発に大いに貢献してきた．さらに，本学会を基盤として，2013年10月に第12回国際シェーグレン症候群シンポジウム（12th International Symposium on Sjögren's Syndrome）が京都で開催され，本疾患およびIgG4関連疾患のトピックスが発表され，熱い議論がなされた．今や日本のシェーグレン症候群学会における研究と臨床の進歩は，世界の舞台で高く評価されるに至っている．

　本書は，日本シェーグレン症候群学会の英知を結集して，長崎大学を中心に企画，改訂された．初版以降の目覚ましい免疫学，分子生物学，リウマチ学の進歩に基づく病因論を追加し，さらにグローバルな視点から国際診断基準や将来の治療戦略について紹介している．まさにシェーグレン症候群の新しい時代を反映した書である．

　内容は科学的かつ実践的であり，学生，研修医，実地医家，専門医，研究者にとって必携の疾患ガイドラインとなろう．

2013年11月

日本シェーグレン症候群学会理事長
筑波大学医学医療系内科（膠原病・リウマチ・アレルギー）教授
住 田 孝 之

　2009年に発刊された「シェーグレン症候群の診断と治療マニュアル」は，シェーグレン症候群ならびに関連疾患の診断とその手法，病因や病態，臓器障害および治療に関するエビデンスが一冊に盛り込まれ，多くの方々に親しまれてきました．その後，IgG4関連疾患の包括診断基準やシェーグレン症候群の米国リウマチ学会の分類基準などが次々に発表され，後者のわが国における検証もなされました．また，2009年版の各項目についても新たな知見が集積されてきた点も考慮し，ここに「シェーグレン症候群の診断と治療マニュアル　改訂第2版」を発刊する運びとなりました．

　今回の改訂は日本シェーグレン症候群学会理事長　住田孝之教授のご発案を基に，「シェーグレン症候群の診断と治療マニュアル」編集小委員会が中心となり，進めさせていただきました．各項目は2009年版に準拠し，適宜，新たな内容を追加しております．日本シェーグレン症候群学会の会員の先生方からも多くの原稿をいただき，充実した内容の一冊となりました．この場をお借りし，深謝申し上げます．

　今回の「シェーグレン症候群の診断と治療マニュアル　改訂第2版」は2009年版のアップデートであり，シェーグレン症候群ならびに関連疾患の実地臨床に大いに役立つテキストブックであり，かつ，専門医の先生方にも満足していただける一冊と思われます．是非ご活用いただき，患者さんのQOL向上や予後の改善に本書が役立つことを祈念いたします．

2013年11月

長崎大学大学院医歯薬学総合研究科展開医療科学講座
リウマチ免疫病態制御学分野（第一内科）教授
川 上 　 純

初版　監修の序

　長崎大学の江口勝美教授のご尽力により、『シェーグレン症候群の診断と治療マニュアル』が発刊されました。本書は、2000年のミレニアム長崎プロジェクト『シェーグレン症候群診断の手技・手法マニュアル』を基盤とし多くの新知見や新しい項目「病因・病態」、「治療」を加え、シェーグレン症候群の診断と治療の"textbook"として生まれ変わりました。

　21世紀における日本シェーグレン症候群研究会の課題として、グローバルな国際診断基準の検討、発症の分子機構解明、新しい診断技術や治療法の開発、若手や専門医の育成、患者さんへの啓蒙活動など、が挙げられます。

　本書は、科学的かつ実践的であり、学生、研修医、一般臨床医、専門医、研究者にとって、日常臨床・研究のバイブルとなりましょう。

　日本シェーグレン症候群研究会は、タイムリーかつエポックメイキングな内容を盛り込んだ改訂版を定期的に発刊していきたいと考えております。

2009年3月

日本シェーグレン症候群研究会代表世話人
筑波大学大学院人間総合科学研究科疾患制御医学専攻臨床免疫学教授

住 田 孝 之

　『シェーグレン症候群診断の手技・手法マニュアル』を日本シェーグレン症候群研究会の2000年ミレニアム長崎プロジェクトとして出版いたしました。

　本マニュアルは一般臨床家に大変重宝がられ、好評を博し、増刷を繰り返しました。しかし、本マニュアルも第1版が出版され、すでに9年が経過しました。この9年の間に、ヒトやマウスをはじめ多くの遺伝子配列が決定され、遺伝情報に基づいた生命現象の解明、創薬への応用が進行中であります。

　第1版の内容において一部古くなった部分もあり、内容の刷新を図ることにしました。日本シェーグレン症候群研究会の代表世話人の住田孝之先生に相談し、本会の世話人の先生方からも賛同をいただき大幅に改訂することにいたしました。

　改訂にあたって、最近の臨床研究や治療の進歩を鑑みて、「第1章　病型と診断基準」「第3章　診断手技・手法」を刷新するだけでなく、「第2章　病因・病態」「第5章　治療」の項目を追加しました。

　また、「第4章　臨床症状」には『3.シェーグレン症候群患者の妊娠・出産』『4.小児のシェーグレン症候群』『5.IgG4関連疾患』の項を加えました。

　本疾患の臨床・研究分野において近年最もご活躍されている先生方を執筆者に迎え、第1版の内容を大幅に一新しております。この理由により、本の表題も『シェーグレン症候群の診断と治療マニュアル』に改訂しております。

　本マニュアルは、対象として一応医科系大学院生や一般臨床医を設定しております。

　シェーグレン症候群の病因・病態、診断、治療の理解や実地臨床にも大いに役立つ教科書となることを祈念するとともに、患者さんのQOLを高め、生命予後を改善するために本書が役立つことを願っています。

2009年3月

長崎大学大学院医歯薬学総合研究科展開医療科学講座（第一内科）教授

江 口 勝 美

シェーグレン症候群の診断と治療マニュアル　改訂第3版　目次

● カラー口絵 …………………………………………………………………………………………… ii
● 改訂第3版　監修の序 ……………………………………………………………… 竹内　勤 xxiv
　　　　　　　　　　　　 …………………………………………………………… 川上　純 xxv
● 改訂第2版　監修の序 ……………………………………………………………… 住田孝之 xxvi
　　　　　　　　　　　　 …………………………………………………………… 川上　純 xxvi
● 初版　監修の序 ……………………………………………………………………… 住田孝之 xxvii
　　　　　　　　 …………………………………………………………………… 江口勝美 xxvii
● 執筆者一覧 ……………………………………………………………………………………………… xxx

第1章　病型と診断基準，分類基準

1. 病型と診断基準，分類基準 ……………………… 坪井洋人，萩原晋也，住田孝之　2

第2章　病因・病態

1. 遺伝的背景 ……………………………………………………………… 高地雄太　16
2. 環境要因・微生物感染 ………………………………………………… 斎藤一郎　22
3. 免疫異常 ………………………………………………………………… 小川法良　28
4. 組織障害機序 …………………………………………………………… 中村英樹　37

第3章　診断手技・手法

1. 唾液分泌量の測定 …………………………………………… 森山雅文，中村誠司　44
2. Schirmer テスト・涙液層破壊時間・角結膜染色検査 ………………… 高村悦子　48
3. 唾液腺の画像診断：唾液腺造影，超音波画像，MR イメージングを用いた診断法
　 ……………………………………………………………………………… 中村　卓　53
4. 唾液腺シンチグラフィ …………………………… 外山三智雄，戸谷収二，土持　眞　63
5. 口唇腺生検病理診断 …………………………………………… 石丸直澄，林　良夫　70
6. 涙腺生検病理診断 ……………………………………………… 小川葉子，坪田一男　76
7. 自己抗体 …………………………………………… 坪井洋人，高橋広行，住田孝之　83
8. 活動性の指標 ESSPRI，ESSDAI …………………………………………… 西山　進　92

Contents

第4章　臨床症状

1. 腺症状
　1 口腔乾燥症状 ……………………………………………………… 藤林孝司　98
　2 眼乾燥症状 ………………………………………………………… 横井則彦　105

2. 腺外症状
　1 血液リンパ増殖性病変 ………………………………………… 正木康史　117
　2 腎病変 ………………………………… 原　怜史，鈴木康倫，川野充弘　123
　3 呼吸器・循環器病変 ………………………………… 角川智之，迎　寛　129
　4 神経病変 …………………………………………………………… 川端大介　135
　5 甲状腺病変 ………………………………………………………… 安藤隆雄　140
　6 皮膚病変 …………………………………………………………… 藤本　学　145
　7 原発性シェーグレン症候群の筋・骨格系徴候；筋・関節病変 ……… 寶來吉朗　151
　8 消化器病変 ………………………………………………………… 東　直人　156

3. シェーグレン症候群患者の妊娠・出産 ………… 後藤美賀子，村島温子　162

4. 小児のシェーグレン症候群 …………………………………… 冨板美奈子　168

5. IgG4 関連疾患
　1 診断 ………………………………………………………………… 正木康史　178
　2 病態 ………………………………………… 森山雅文，中村誠司　187
　3 病理 ………………………………………………………………… 岡崎和一　192
　4 治療 ……………………………… 高橋裕樹，鈴木知佐子，山本元久　199

第5章　対応と治療

1. 眼乾燥症の対応と治療 ……………………………………… 樋口明弘　206
2. 口腔乾燥症の対応と治療 ……………………… 森山雅文，中村誠司　214
3. 腺外症状の対応と治療 ………………………………………… 溝口史高　219
4. これからの治療の展望 ………………………………………… 住田孝之　225

● 索　引 ………………………………………………………………………… 231

● おわりに ……………………………………………………………… 住田孝之　235

執筆者一覧

監修者

竹内　勤	日本シェーグレン症候群学会理事長／慶應義塾大学医学部リウマチ・膠原病内科教授
川上　純	日本シェーグレン症候群学会副理事長／シェーグレン症候群の診断と治療マニュアル編集小委員会委員長／長崎大学大学院医歯薬学総合研究科先進予防医学共同専攻リウマチ・膠原病内科教授
住田孝之	日本シェーグレン症候群学会理事／筑波大学医学医療系内科(膠原病・リウマチ・アレルギー)教授

分担執筆者(執筆順)

坪井洋人	筑波大学医学医療系内科(膠原病・リウマチ・アレルギー)
萩原晋也	筑波大学医学医療系内科(膠原病・リウマチ・アレルギー)
住田孝之	筑波大学医学医療系内科(膠原病・リウマチ・アレルギー)
高地雄太	理化学研究所生命医科学研究センター自己免疫疾患研究チーム
斎藤一郎	鶴見大学歯学部病理学講座
小川法良	浜松医科大学医学部附属病院免疫・リウマチ内科
中村英樹	長崎大学大学院医歯薬学総合研究科先進予防医学共同専攻リウマチ・膠原病内科
森山雅文	九州大学大学院歯学研究院口腔顎顔面病態学講座顎顔面腫瘍制御学分野
中村誠司	九州大学大学院歯学研究院口腔顎顔面病態学講座顎顔面腫瘍制御学分野
高村悦子	東京女子医科大学医学部医学科眼科
中村　卓	長崎大学大学院医歯薬学総合研究科頭頸部放射線学分野
(故)外山三智雄	日本歯科大学新潟生命歯学部歯科放射線学講座
戸谷収二	日本歯科大学新潟病院口腔外科
土持　眞	日本歯科大学新潟生命歯学部歯科放射線学講座
石丸直澄	徳島大学大学院医歯薬研究部口腔分子病態学分野
林　良夫	徳島大学名誉教授
小川葉子	慶應義塾大学医学部眼科学教室
坪田一男	慶應義塾大学医学部眼科学教室
高橋広行	筑波大学医学医療系内科(膠原病・リウマチ・アレルギー)
西山　進	倉敷成人病センターリウマチ膠原病センター
藤林孝司	横浜市立みなと赤十字病院歯科口腔外科
横井則彦	京都府立医科大学大学院医学研究科視覚機能再生外科学
正木康史	金沢医科大学血液免疫内科学(血液・リウマチ膠原病科)
原　怜史	金沢大学附属病院リウマチ・膠原病内科
鈴木康倫	金沢大学附属病院リウマチ・膠原病内科
川野充弘	金沢大学附属病院リウマチ・膠原病内科
角川智之	長崎大学大学院医歯薬学総合研究科医療科学専攻呼吸器内科学
迎　寛	長崎大学大学院医歯薬学総合研究科医療科学専攻呼吸器内科学
川端大介	おうみリウマチ膠原病・内科クリニック
安藤隆雄	長崎大学病院内分泌代謝内科
藤本　学	筑波大学医学医療系皮膚科学
寶來吉朗	国立病院機構長崎医療センターリウマチ科／臨床研究センター
東　直人	兵庫医科大学内科学リウマチ・膠原病科
後藤美賀子	国立成育医療研究センター妊娠と薬情報センター
村島温子	国立成育医療研究センター周産期・母性診療センター
冨板美奈子	千葉県こども病院アレルギー・膠原病科
岡崎和一	関西医科大学内科学第三講座(消化器肝臓内科)
高橋裕樹	札幌医科大学医学部免疫・リウマチ内科学
鈴木知佐子	札幌医科大学医学部免疫・リウマチ内科学
山本元久	札幌医科大学医学部免疫・リウマチ内科学
樋口明弘	大分大学全学研究推進機構
溝口史高	東京医科歯科大学大学院膠原病・リウマチ内科学

協力

清水俊匡	長崎大学大学院医歯薬学総合研究科先進予防医学共同専攻リウマチ・膠原病内科

第 1 章　病型と診断基準，分類基準

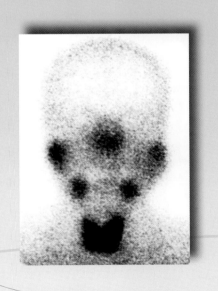

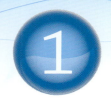

病型と診断基準，分類基準

> **Essential Points!**
> - Sjögren症候群（SS）は他の膠原病の合併がみられない一次性SSと，関節リウマチ（RA）や全身性エリテマトーデス（SLE）などの膠原病を合併する二次性SSとに大別される．
> - 一次性SSは病変が唾液腺・涙腺などの腺性症状だけの腺型（glandular form）と病変が全身諸臓器に及ぶ腺外型（extra-glandular form）とに分類される．
> - 国内で汎用されてきた厚生省改訂診断基準（1999年），国際的な分類基準として臨床研究の適応症例の選択に用いられてきた米国・ヨーロッパ（AECG）改訂分類基準（2002年），米国リウマチ学会（ACR）分類基準（2012年）に加えて，2016年に米国リウマチ学会／ヨーロッパリウマチ学会（ACR/EULAR）の一次性SS分類基準が発表された．
> - 厚生労働科学研究費補助金難治性疾患政策研究事業「自己免疫疾患に関する調査研究」班の検討では，日本人一次性SSの診断において，ACR/EULAR分類基準の感度は他の3つの基準と比較して有意に高かったが，特異度は厚生省基準，AECG基準と比較して有意に低かった．

　SSは唾液腺炎・涙腺炎を主体とし，様々な自己抗体の出現がみられる自己免疫疾患である．SSは他の膠原病の合併がみられない一次性SSと，関節リウマチ（rheumatoid arthritis：RA）や全身性エリテマトーデス（systemic lupus erythematosus：SLE）などの膠原病を合併する二次性SSとに大別される．さらに一次性SSは病変が唾液腺・涙腺などの腺性症状だけの腺型（glandular form）と病変が全身諸臓器に及ぶ腺外型（extra-glandular form）とに分類される．

　本項では，SSの病型と腺病変，腺外病変の特徴，SSの診断基準として，国内で汎用されてきた厚生省改訂診断基準（Revised Japanese Ministry of Health criteria for the diagnosis of SS）（1999年），国際的な分類基準として臨床研究の適応症例の選択に用いられてきた米国・ヨーロッパ改訂分類基準（American-European Consensus Group〈AECG〉classification criteria for SS）（2002年），米国リウマチ学会分類基準（American College of Rheumatology〈ACR〉classification criteria for SS）（2012年），さらに2016年に発表されたSSの最新の分類基準である米国リウマチ学会／ヨーロッパリウマチ学会の一次性SS分類基準（American College of Rheumatology/European League Against Rheumatism〈ACR/EULAR〉classification criteria for primary SS）（2016年）について解説する．また，日本人SS患者の診断に関して，ACR/EULAR基準の有用性を従来の3つの基準と比較検証した厚生労働科学研究費補助金難治性疾患政策研究事業「自己免疫疾患に関する調査研究」班（研究代表者：住田孝之）の研究結果を紹介する．

1 病型

1）一次性Sjögren症候群と二次性Sjögren症候群

　SSは他の膠原病を合併しない一次性SSと，RAやSLEなどの膠原病を合併する二次性SSとに大別される．厚生労働科学研究費補助金難治性疾患等克服研究事業「自己免疫疾患に関する調査研究」班（研究代表者：住田孝之）において，2011年にSSに関する全国疫学調査（一次調査，二次調査）が実施された[1,2]．一次調査では，2010年の1年間に全国の医療機関を受診したSS患者数は6万8483人と算出された．2011年10月1日当時のわが国の全人口は1億2779万9000人と報告されており，SSの有病率は0.05％と推定された[1,2]．二次調査では，調査票を用いて，主治医によってSSと診断された2,195例の年齢，性別，病型（一次性，二次性），腺外病変の有無と内訳，厚生省基準（1999年），AECG基準（2002

年），ACR 基準（2012 年）の満足度，治療内容に関して情報が収集された[1,2]．平均年齢は 60.8±15.2 歳，男性／女性の比率は 1/17.4，病型は一次性／二次性 SS が 58.5%/39.2%，二次性 SS に合併する膠原病では，RA が 38.7% と最多であり，SLE が 22.2% で続いていた（図 1）[1,2]．一方で，他の膠原病側からみた場合，RA における二次性 SS の合併は 10%〜24%，SLE では 5%〜11%，強皮症（全身性硬化症）では 3%〜8%，多発性筋炎／皮膚筋炎では 3%，混合性結合組織病では 2%〜3% とされている[3]．

2）腺型 Sjögren 症候群と腺外型 Sjögren 症候群，腺病変・腺外病変の特徴

一次性 SS は，病変が唾液腺，涙腺などの外分泌腺に限局し，ドライマウスやドライアイなどの腺症状（乾燥症状）のみを呈する腺型（glandular form）と，病変が外分泌腺以外の全身諸臓器に及び，多彩な臓器病変や検査異常を呈する腺外型（extra-glandular form）に分類される．なお，乾燥症状はないが，口腔検査，眼科検査，血液検査で陽性所見を呈する症例は潜在型（subclinical）SS と称され，乾燥症状がある顕在型（clinical）SS と区別される．前述の厚生労働科学研究費補助金難治性疾患等克服研究事業「自己免疫疾患に関する調査研究」班（研究代表者：住田孝之）で行われた全国疫学調査の二次調査では，一次性 SS のうち腺型／腺外型は 69.1%/24.7%（不明 6.2%）であった（図 1）[1,2]．

腺病変では，唾液腺炎・涙腺炎がみられ，ともに腺組織，特に導管周囲へのリンパ球浸潤と腺組織のアポトーシスが認められ，増生した導管上皮細胞間にリンパ球が浸潤するリンパ上皮性病変が特徴的である．唾液腺炎，涙腺炎の病態の詳細に関しては，他項にゆずる．唾液腺炎・涙腺炎の結果，唾液分泌低下，涙液分泌低下が生じ，口腔ではドライマウスに加えて，様々な口腔内病変，う歯の多発，口腔カンジダ症等がみられ，眼ではドライアイ，乾燥性角結膜炎がみられる（図 2）．

一方で腺外病変は，非常に多彩であるが（図 2），そのなかでも頻度が高いのは関節症状〔関節痛 and/or 関節炎は 30%〜70%，関節炎（滑膜炎）は 15%〜25%〕，筋症状（筋痛は 33%，筋炎は 3%，臨床的に無症状の組織学的筋炎所見は 5%〜

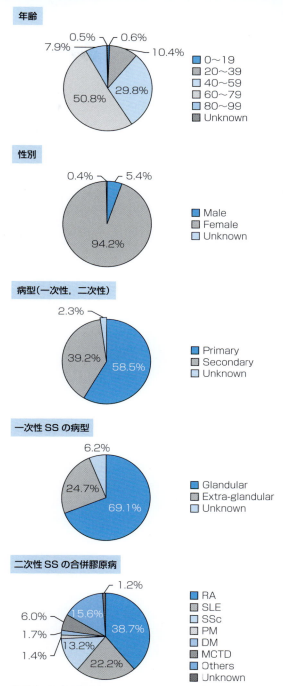

図 1 厚労省研究班による SS 全国疫学調査（2011 年）二次調査（n=2,195）年齢，性別，病型

〔厚生労働科学研究費補助金難治性疾患等克服研究事業「自己免疫疾患に関する調査研究」班（研究代表者：住田孝之），平成 25 年度 総括・分担研究報告書., Tsuboi H, et al：Mod Rheumatol 2014；**24**：464-470.〕

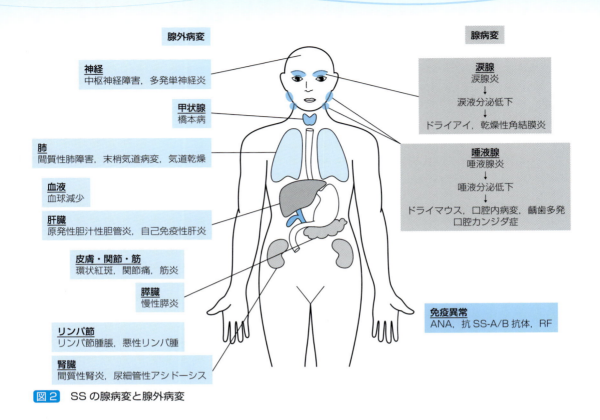

図2 SSの腺病変と腺外病変

73%）であり，間質性肺障害，間質性腎炎・尿細管性アシドーシス，末梢神経障害・中枢神経障害等の重要臓器障害はそれぞれ20%〜30%で認められる（**表1**）[4-7]．

菅井らはSSの病変をlymphoagressive disorderと捉え，一次性SSを病期Ⅰ，Ⅱ，Ⅲの3期に分類した．病期Ⅰは乾燥症状のみを呈する腺型SS（約45%），病期Ⅱは全身性の何らかの臓器病変や検査値異常を示す腺外型SS（約50%），病期Ⅲは腺外型SSのなかで悪性リンパ腫を発症するもの（約5%）である．基本的には病変は病期Ⅰから病期Ⅱに進展し，一部で病期Ⅲに進展すると考えられていたが，粘膜関連リンパ組織（mucosa-associated lymphoid tissue：MALT）リンパ腫の概念の出現により病期Ⅰから病期Ⅲに直接進展する場合もあることがわかってきたとされている[3,8]．

3）抗セントロメア抗体，抗SS-A抗体のプロファイルによる分類

一次性SSにおける抗セントロメア抗体の陽性率は，3.7%〜27%と報告されている．一次性SSにおいて，抗セントロメア抗体は臨床的に，高齢，レイノー現象，抗SS-A抗体および抗SS-B抗体低頻度，リウマトイド因子（rheumatoid factor：RF）低頻度，白血球減少低頻度，高γ-グロブリン血症低頻度，原発性胆汁性胆管炎（primary biliary cholangitis：PBC）合併と関連するとされている[9-11]．また，鈴木らは，抗セントロメア抗体／抗SS-A抗体がともに陽性の一次性SSは，抗セントロメア抗体陰性／抗SS-A抗体陽性の一次性SSと比較して年齢が有意に高く，抗セントロメア抗体陽性／抗SS-A抗体陰性の一次性SSと比較して診断時のEULAR Sjögren's Symdrome Disease Activity Index（ESSDAI）と血清IgGが有意に高かったと報告した[12]．以上の結果から，抗セントロメア抗体と抗SS-A抗体のプロファイルは一次性SSの臨床像と関連し，これらの抗体による一次性SSの亜分類の可能性が示唆された．

表1 SS における腺外病変の頻度

臓器	臓器病変	頻度（%）
皮膚・その他	乾燥症状	> 50
	皮膚血管炎（紫斑）/ 環状紅斑	10/ ?
	他の皮疹	< 5
筋	筋痛	33
	筋炎	3
	臨床的に無症状の組織学的筋炎所見	5 ～ 73
関節	関節病変（関節痛 and/ or 関節炎）	30 ～ 70
	関節炎（滑膜炎）	15 ～ 25
呼吸器	間質性肺障害	30
胃腸	嚥下障害	> 50
	食道蠕動低下，胃炎	?
腎 / 泌尿器	間質性腎炎，尿細管性アシドーシス	25
	糸球体腎炎/間質性膀胱炎	< 10/4
心血管	心外膜炎	Up to 30?
神経	末梢神経障害，多発神経炎	20
	脳神経障害/中枢神経障害	5/Up to 20?

〔Vissink A, *et al* : *Curr Pharm Biotechnol* 2012 ; **13** : 2026-2045., Ramos-Casals M, *et al* : *Rheumatology* (*Oxford*) 2015 ; **54** : 2230-2238., Payet J, *et al* : *RMD Open* 2015 ; **1** : e000066., Colafrancesco S, *et al* : *Clin Exp Rheumatol* 2015 ; **33** : 457-464. より作成〕

表2 SS の AECG 基準（2002 年）

I. 眼症状（下記の質問 3 項目中 1 項目以上）
  a. 3 か月以上毎日ドライアイに悩まされていますか？
  b. 目に砂や砂利が入った感じが繰り返しますか？
  c. 目薬を 1 日に 3 回以上使いますか？
II. 口腔症状（下記の質問 3 項目中 1 項目以上）
  a. 口の乾きが 3 か月以上毎日続いていますか？
  b. 唾液腺が繰り返しあるいは常時腫れますか？
  c. 乾いた食物を飲み込む際にしばしば水を飲みますか？
III. 眼所見（下記の眼他覚所見 2 項目中 1 項目以上が陽性）
  a. Schirmer テスト（5 分間 5 mm 以下）
  b. ローズベンガルテスト (van Bijsterveld score 4 以上)
IV. 病理組織学的所見
  口唇小唾液腺組織所見で focus score1 以上（1 個の focus は少なくとも 50 個の単核球の集積をいう．Focus score は腺組織 4 mm^2 内に認められる focus の数を示す．）
V. 唾液腺所見（下記の唾液腺他覚所見 3 項目中 1 項目以上が陽性）
  a. 唾液腺シンチグラフィ
  b. 耳下腺造影
  c. 無刺激下での唾液分泌の低下 (15 分間で 1.5 mL 以下)
VI. 血清自己抗体の存在（下記の項目中 1 項目以上が陽性）
  a. 抗 SS-A 抗体
  b. 抗 SS-B 抗体

【診断】
原発性 SS：a) 他疾患の合併がなく，上記 6 項目中 4 項目を満たす場合（ただし，IV あるいは VI が陽性の場合）
        b) 客観的所見 4 項目（III，IV，V，VI）のうち 3 項目を満たす場合
二次性 SS：他疾患の合併（膠原病など）があり，項目 I または II と項目 III，IV，V の 2 項目を満たす場合

【除外基準】
頭頸部に放射線治療を受けた既往のある者，C 型肝炎，すでに存在するリンパ腫，AIDS，サルコイドーシス，移植片対宿主病，抗コリン作動性薬の使用

〔Vitali C, *et al* : *Ann Rheum Dis* 2002 ; **61** : 554-558.〕

2 診断基準，分類基準

1）ACR/EULAR 一次性 Sjögren 症候群分類基準（2016 年）の概要

① 作成過程

2012 年に，シェーグレン症候群国際登録ネットワーク（Sjögren's International Collaborative Clinical Alliance：SICCA）のチームと EULAR の SS タスクフォースのメンバーによって，国際的な SS 分類基準作成のためのワーキンググループが立ち上げられた．ワーキンググループでは，

ACR と EULAR が推奨する方法に準拠して，AECG 基準（2002 年）（**表2**）[13] と ACR 基準（2012 年）（**表3**）[14] を統合し，SS を疑う所見や症状がある患者を対象とした一次性 SS の分類基準が作成された[15,16]．まず基準に含まれる項目の候補リストが作成され，各項目に対して暫定的な重要性の重みが決定された．次に分類基準のドラフトが作成され，専門家の臨床診断によって一次性 SS 症例 / 非 SS 症例の分類がなされたコホートのデータを用いて，検定と改変が行われた．さらに別のコホートのデータを用いて，分類基準の有用性が

表3 SS の ACR 分類基準（2012 年）

1　抗 SS-A 抗体または抗 SS-B 抗体陽性あるいはリウマトイド因子陽性かつ抗核抗体 320 倍以上
2　口唇唾液腺生検で focus score 1 以上
3　染色スコア 3 以上の乾燥性角結膜炎*
上記 3 項目中，2 項目以上を満たす場合，SS と分類する
除外基準：頭頸部に放射線治療を受けた既往のある者，C 型肝炎，AIDS，サルコイドーシス，アミロイドーシス，移植片対宿主病，IgG4 関連疾患

*OSS：ocular staining score，角膜は蛍光色素染色，結膜はリサミングリーン染色，0～12 点 / 片眼のスコアリングシステム．
〔Shiboski SC, *et al*：*Arthritis Care Re*s 2012；**64**：475-487.〕

検証された[15, 16]．

② ACR/EULAR 分類基準（2016 年）の項目，適用基準，除外基準

　最終的な分類基準は以下の 5 項目の合計点に基づいて判断される（**表4**）[15, 16]．
- 口唇唾液腺の巣状リンパ球性唾液腺炎で focus score≧1（3 点）
- 抗 SS-A（Ro）抗体陽性（3 点）
- 少なくとも一方の眼で OSS（ocular staining score）≧5（あるいは van Bijsterveld score≧4）（1 点）
- 少なくとも一方の眼で Schirmer テスト≦5 mm/5 分（1 点）
- 無刺激唾液分泌量≦0.1 mL/ 分（1 点）

　適用基準は，眼あるいは口腔乾燥症状のある患者，あるいは ESSDAI questionnaire で SS 疑いの患者（少なくとも 1 つのドメインが陽性）である．一方で除外基準は，頭頸部の放射線療法の既往，活動性 HCV 感染（PCR 陽性），acquired immune deficiency syndrome（AIDS），サルコイドーシス，アミロイドーシス，graft-versus-host disease（GVHD），IgG4 関連疾患があげられている．適用基準を満たし除外基準を有さない症例に関して，合計 4 点以上の場合一次性 SS と分類される[15, 16]．専門家の臨床診断に基づいて一次性 SS/ 非 SS の分類がなされた Validation コホートにおける，ACR/EULAR 分類基準（2016 年）の感度は 96%〔95% 信頼区間（95%CI：95% confidence interval），92%-98%〕，特異度は 95%（95%CI，92%-97%）と報告されている[15, 16]．

表4 ACR/EULAR の一次性 SS 分類基準（2016 年）

項目	Weight/Score
口唇唾液腺の巣状リンパ球性唾液腺炎で focus score ≧ 1	3
抗 SS-A（Ro）抗体陽性	3
少なくとも一方の目で OSS ≧ 5（あるいは van Bijsterveld score ≧ 4）	1
少なくとも一方の目で Schirmer テスト ≦ 5 mm/5 分	1
無刺激唾液分泌量≦ 0.1 mL/ 分	1
合計 4 点以上で一次性 SS と分類．	

OSS：ocular staining score．
適用基準：眼あるいは口腔乾燥症状のある患者，あるいは ESSDAI（EULAR SS Disease Activity Index）questionnaire で SS 疑いの患者（少なくとも 1 つのドメインが陽性）．
除外基準：頭頸部の放射線療法の既往，活動性 HCV 感染（PCR 陽性），AIDS（acquired immune deficiency syndrome），サルコイドーシス，アミロイドーシス，GVHD（graft-versus-host disease），IgG4 関連疾患.
〔Shiboski CH, *et al*：*Ann Rheum Dis* 2017；**76**：9-16.，Shiboski CH, *et al*：*Arthritis Rheumatol* 2016；**69**：35-45.〕

2）ACR/EULAR 分類基準（2016 年）と従来の 3 つの診断，分類基準の評価項目の比較

　ACR/EULAR 分類基準（2016 年）（**表4**）[15, 16]と，SS の診断基準として，国内で汎用されてきた厚生省改訂診断基準（1999 年）（**表5**）[17]，国際的な分類基準として臨床研究の適応症例の選択に用いられてきた AECG 基準（2002 年）（**表2**）[13]，ACR 基準（2012 年）（**表3**）[14]に含まれる評価項目の比較を**表6**に示す[18]．厚生省基準のみが診断基準であり，他の 3 つの基準は臨床研究の適応症例の選択を目的とした分類基準である．乾燥自覚症状は AECG 基準のみに採用されており，自己抗体検査のうち抗核抗体（anti-nuclear antibody：ANA）と RF は ACR 基準のみに採用されている．一方で，口腔検査（唾液腺シンチグラフィ，耳下腺造影，唾液分泌量）は ACR 基準には一切含まれていない．ACR/EULAR 基準では，ACR 基準に含まれなかった Schirmer テストが採用され，口腔検査のうち唾液分泌量のみが採用された．眼染色

表5 SS の厚生省改訂診断基準（1999 年）

1 生検病理組織検査で次のいずれかの陽性所見を認めること
  A 口唇腺組織 4 mm² 当たり 1 focus（導管周囲に 50 個以上のリンパ球浸潤）以上
  B 涙腺組織 4 mm² 当たり 1 focus（導管周囲に 50 個以上のリンパ球浸潤）以上
2 口腔検査で次のいずれかの陽性所見を認めること
  A 唾液腺造影で Stage1（直径 1 mm 未満の小点状陰影）以上の異常所見
  B 唾液分泌量低下（ガムテストにて 10 分間で 10 mL 以下または Saxon テストにて 2 分間で 2 g 以下）があり，かつ唾液腺シンチグラフィにて機能低下の所見
3 眼科検査で次のいずれかの陽性所見を認めること
  A Schirmer テストで 5 分間に 5 mm 以下で，かつローズベンガルテストで van Bijsterveld score3 以上
  B Schirmer テストで 5 分間に 5 mm 以下で，かつ蛍光色素（フルオレセイン）試験で陽性
4 血清検査で次のいずれかの陽性所見を認めること
  A 抗 SS-A 抗体陽性
  B 抗 SS-B 抗体陽性
診断基準：上記 4 項目のうち，いずれか 2 項目以上を満たす

〔Fujibayashi T, et al : Mod Rheumatol 2004 : **14** : 425-434.〕

検査は，4 つの基準すべてで採用されているが，評価方法は異なり，厚生省基準ではローズベンガルテストで van Bijsterveld score 3 以上あるいは蛍光色素（フルオレセイン）試験で陽性，AECG 基準ではローズベンガルテストで van Bijsterveld score 4 以上，ACR 基準は OSS で 3 以上，ACR/EULAR 基準では OSS で 5 以上あるいは van Bijsterveld score 4 以上とされている．唾液分泌量は，ACR 基準を除く 3 つの基準で採用され，厚生省基準ではガムテストにて 10 分間で 10 mL 以下または Saxon テストにて 2 分間で 2 g 以下の刺激唾液分泌量が用いられている．AECG 基準，ACR/EULAR 基準ではいずれも無刺激唾液分泌量が採用され，AECG 基準では 15 分間で 1.5 mL 以下，ACR/EULAR 基準では 0.1 mL/ 分以下とされている（**表7**）．

3）日本人一次性 Sjögren 症候群患者の診断に関する ACR/EULAR 分類基準（2016 年）と従来の 3 つの基準の比較

厚生労働科学研究費補助金難治性疾患政策研究事業「自己免疫疾患に関する調査研究」班（研究代表者：住田孝之）では，日本人一次性 SS 患者の診断における，ACR/EULAR 分類基準（2016

年）の有用性を，従来の 3 つの基準（厚生省基準，AECG 基準，ACR 基準）と比較し検証する目的で，以下の解析が行われた[18]．

① 対象と方法

同研究班拡大 SS 分科会の所属 10 施設（金沢医科大学，長崎大学，兵庫医科大学，慶應義塾大学，東京女子医科大学，鶴見大学，九州大学，産業医科大学，京都大学，筑波大学）に，2012 年 6 月時点で通院中の主治医による臨床診断が，一次性 SS あるいは一次性 SS 疑いの症例のうち，厚生省基準の 4 項目（生検病理組織検査，口腔検査，眼科検査，抗 SS-A/SS-B 抗体）と無刺激唾液分泌量を実施した 383 例〔主治医による臨床診断は一次性 SS 203 例／非一次性 SS（一次性 SS 疑い）180 例〕が対象とされた．主治医による臨床診断をゴールドスタンダードとして，調査票を用いて，ACR/EULAR 基準，厚生省基準，AECG 基準，ACR 基準の満足度に関して後ろ向きに解析された．評価項目のうち，唾液分泌量はすべて基準通りに評価され，厚生省基準ではガムテストにて 10 分間で 10 mL 以下または Saxon テストにて 2 分間で 2 g 以下，AECG 基準では無刺激唾液分泌量が 15 分間で 1.5 mL 以下，ACR/EULAR 基準では無刺激唾液分泌量が 0.1 mL/ 分以下の場合，項目を満たすと判断された．一方で眼染色検査に関しては，OSS がわが国では一般的に広く実施されていなかったため，ACR 基準では代わりに，van Bijsterveld score 3 以上あるいは蛍光色素（フルオレセイン）試験で陽性，ACR/EULAR 基準では van Bijsterveld score 4 以上の場合，項目を満たすと判断された[18]．

② 感度，特異度の比較

表8 に，4 つの基準の満足度を示す．全症例 383 例，一次性 SS 203 例，非一次性 SS 180 例のいずれにおいても，4 つの基準のなかで，ACR/EULAR 基準を満たした症例が最も多かった[18]．感度・特異度に関しては，ACR/EULAR 基準の感度は 94.1%（95%CI，90.8%-96.4%）で，他の 3 つの基準と比較して有意に高かった（**表9**）[18]．一方で，ACR/EULAR 基準の特異度は 76.7%（95%CI，73.0%-79.3%）で，厚生省基準の 90.6%（95%CI，86.5%-93.7%），AECG 基準の 86.1%（95%CI，82.0%-89.4%）と比較して有意に低かっ

表6　ACR/EULAR の一次性 SS 分類基準（2016 年）と従来の 3 つの基準の評価項目の比較

基準	使用目的	乾燥自覚症状	眼検査		口唇唾液腺生検	口腔検査			自己抗体			
			Schirmerテスト	染色検査		唾液腺シンチ	耳下腺造影	唾液分泌量	SS-A	SS-B	ANA	RF
厚生省基準	診断	×	○	○	○	○	○	○	○	○	×	×
AECG 基準	分類	○	○	○	○	○	○	○	○	○	×	×
ACR 基準	分類	×	○	○	○	×	×	×	○	○	○	○
ACR/EULAR 基準	分類	×	○	○	●	×	×	○	●	×	×	×

ACR/EULAR 分類基準：○は 1 点，●は 3 点の項目.
〔Tsuboi H, et al：Ann Rheum Dis 2017；76：1980-1985.〕

表7　唾液分泌量，眼染色の評価項目の比較

基準	評価方法	
	唾液分泌量	眼染色
厚生省基準	ガムテスト≦10 mL/10 分 or Saxon テスト≦2 g/2 分	vBS ≧ 3（ローズベンガル）or 蛍光色素試験陽性
AECG 基準	無刺激唾液量≦1.5 mL/15 分	vBS ≧ 4（ローズベンガル）
ACR 基準	採用なし	OSS ≧ 3
ACR/EULAR 基準	無刺激唾液量≦0.1 mL/分	vBS ≧ 4 or OSS ≧ 5

vBS：van Bijsterveld score, OSS：Ocular staining score.

た（表9）[18]．次に，4 つの基準の満足度のパターンを表10 に示す．一次性 SS の 65.0%（132/203 例）は 4 つの基準すべてを満たし，非一次性 SS の 71.1%（128/180 例）はいずれの基準も満たさなかった．一次性 SS のうち 4 例，非一次性 SS のうち 5 例は，ACR/EULAR 基準のみを満たした．ACR/EULAR 基準のみを満たした一次性 SS 4 例／非一次性 SS 5 例（合計 9 例）は，口唇唾液腺生検（6/9 例）あるいは抗 SS-A 抗体陽性（3/9 例）で，無刺激唾液≦0.1 mL/分（9/9 例）を伴い，いずれも合計 4 点であった（表11）[18]．

本研究で得られた ACR/EULAR 基準の感度 94.1%（95%CI，90.8-96.4%）は，前述した

SICCA と EULAR SS タスクフォースのワーキンググループによる Validation study における ACR/EULAR 基準の感度 96%（95%CI，92%-98%）[15,16]と同等で，高いものであった．一方で本研究における ACR/EULAR 基準の特異度 76.7%（95%CI，73.0%-79.3%）は，ワーキンググループの Validation study における ACR/EULAR 基準の特異度 95%（95%CI，92%-97%）[15,16]と比較して低値であった．ACR/EULAR 基準のみを満たした非一次性 SS 5 例が本研究における ACR/EULAR 基準の特異度低下に影響したと考えられた．ACR/EULAR 基準のみを満たした一次性 SS 4 例／非一次性 SS 5 例（合計 9 例）は，いずれも口唇唾液腺生検あるいは抗 SS-A 抗体のいずれか一方が陽性で，無刺激唾液分泌低下を伴っていた．本研究の一次性 SS 203 例中 55 例（27.1%），非一次性 SS 180 例中 49 例（27.2%）は，口唇唾液腺生検あるいは抗 SS-A 抗体のいずれか 1 つが陽性であった．いずれか 1 つが陽性だった非一次性 SS 49 例中，25 例（51.0%）は無刺激唾液分泌が減少しており，ACR/EULAR 基準を満たしていた．一方で，口唇唾液腺生検あるいは抗 SS-A 抗体のいずれか 1 つが陽性だった一次性 SS 55 例中，48 例（87.3%）で無刺激唾液分泌が減少しており，その頻度は非一次性 SS と比較して有意に高かった（87.3% 対 51.0%，$p < 0.05$，Fisher の直接確率検定）．

4）診断基準，分類基準の現状と今後の展開

わが国では，SS の診断基準として，厚生省基

8　　第 1 章　病型と診断基準，分類基準

表8 日本人一次性 SS 患者の診断に関する ACR/EULAR 基準と従来の 3 つの基準の比較
383 例（一次性 SS 203 例，非一次性 SS180 例），4 つの基準の満足度

厚生省基準		基準の満足度		合計
		満たす	満たさない	
臨床診断	pSS	152	51	203
	非 pSS	17	163	180
合計		169	214	383

AECG 基準		基準の満足度		合計
		満たす	満たさない	
臨床診断	pSS	174	29	203
	非 pSS	25	155	180
合計		199	184	383

ACR 基準		基準の満足度		合計
		満たす	満たさない	
臨床診断	pSS	162	41	203
	非 pSS	34	146	180
合計		196	187	383

ACR/EULAR 基準		基準の満足度		合計
		満たす	満たさない	
臨床診断	pSS	191	12	203
	非 pSS	42	138	180
合計		233	150	383

pSS：一次性 Sjögren 症候群.
〔Tsuboi H, *et al*：*Ann Rheum Dis* 2017；**76**：1980-1985. より改変〕

表9 日本人一次性 SS 患者の診断に関する ACR/EULAR 基準と従来の 3 つの基準の比較
感度・特異度の比較

	ACR/EULAR 基準	厚生省基準	AECG 基準	ACR 基準
感度（95%CI）	94.1（90.8-96.4）	74.9（71.3-77.6）	85.7（82.1-88.7）	79.8（75.8-83.2）
特異度（95%CI）	76.7（73.0-79.3）	90.6（86.5-93.7）	86.1（82.0-89.4）	81.1（76.6-85.0）

感度の差	厚生省基準	AECG 基準	ACR 基準
ACR/EULAR 基準	19.2 (13.7, 25.2), $p < 0.001$	8.4 (4.3, 13.1), $p < 0.001$	14.3 (9.6, 19.6), $p < 0.001$
厚生省基準	N.D	−10.8 (−17.3, −4.4), $p = 0.001$	−4.9 (−10.2, 0.3), $p = 0.059$
AECG 基準	N.D	N.D	5.9 (−0.3, 12.1), $p = 0.058$

特異度の差	厚生省基準	AECG 基準	ACR 基準
ACR/EULAR 基準	−13.9 (−19.6, −8.6), $p < 0.001$	−9.4 (−14.4, −4.8), $p < 0.001$	−4.4 (−10.2, 1.2), $p = 0.117$
厚生省基準	N.D	4.4 (−1.5, 10.5), $p = 0.131$	9.4 (4.9, 14.5), $p < 0.001$
AECG 基準	N.D	N.D	5.0 (−1.6, 11.6), $p = 0.128$

McNamer test and Newcombe square-and-add method, 95%CI：95% 信頼区間, N.D：not determined.
〔Tsuboi H, *et al*：*Ann Rheum Dis* 2017；**76**：1980-1985. より改変〕

準（1999 年）（**表 5**）[17] が日常診療下では汎用されてきた．一方で臨床研究の適応症例の選択には，厚生省基準に加えて，国際的な分類基準として AECG 基準（2002 年）（**表 2**）[13]，ACR 基準（2012 年）（**表 3**）[14] が用いられてきた．今後は ACR/EULAR 基準（2016 年）（**表 4**）[15, 16] が国際的なスタンダードとして，臨床研究に用いられるようになると考えられるが，前述した厚生労働科学研究費補助金難治性疾患政策研究事業「自己免疫疾患に関する調査研究」班の検討[18] では，日本人一次性 SS の診断において，ACR/EULAR 基準の感度は他の 3 つの基準と比較して有意に高かった

表10 日本人一次性 SS 患者の診断に関する ACR/EULAR 基準と従来の 3 つの基準の比較
4 つの基準の満足度のパターン

症例数		ACR/EULAR 基準	厚生省 基準	AECG 基準	ACR 基準
pSS	非 pSS				
132	6	○	○	○	○
8	1	○	○	○	×
11	9	○	○	×	○
16	6	○	×	○	○
0	0	×	○	○	○
0	0	○	○	×	×
17	11	○	×	○	×
3	4	○	×	×	○
0	0	×	○	○	×
0	1	×	○	×	○
0	0	×	×	○	○
4	5	○	×	×	×
1	0	×	○	×	×
1	1	×	×	○	×
0	8	×	×	×	○
10	128	×	×	×	×
		pSS	191	152	174	162
合計 203	180	非 pSS	42	17	25	34
		各基準を満たした症例数			

○：満たす，×：満たさない．
pSS：一次性 Sjögren 症候群．
〔Tsuboi H, et al：Ann Rheum Dis 2017；76：1980-1985. より改変〕

が，特異度は厚生省基準，AECG 基準と比較して有意に低く，適応症例の選択に関して留意すべきと考えられる．

わが国において，SS は 2015 年 1 月 1 日より新たに指定難病となり，診断基準と重症度基準を満たした場合には，医療費助成の対象となった．現時点では指定難病の診断基準としては，厚生省基準（1999 年）（表5）[17] が採用されている．前述の厚生労働科学研究費補助金難治性疾患等克服研究事業「自己免疫疾患に関する調査研究」班（研究代表者：住田孝之）で行われた 2011 年の全国疫学調査の二次調査[1,2] において，主治医によって SS と診断された 2,195 例の診断に関連する項目の実施率，陽性率をみると，眼乾燥・口腔乾燥の陽性率は 70%～80%，抗 SS-A/B 抗体はいずれも実施率は約 90%，抗 SS-A 抗体の陽性率は 72.0%（1,581/2,195 例），抗 SS-B 抗体の陽性率は 31.1%（683/2,195 例）であった（図3）．しかしながら，

表11 日本人一次性 SS 患者の診断に関する ACR/EULAR 基準と従来の 3 つの基準の比較
ACR/EULAR 基準のみを満たした一次性 SS 4 例／非一次性 SS 5 例
各項目の満足度

臨床診断	評価項目	ACR/EULAR 基準					
		LSG 生検	抗SS-A	vBS ≧ 4	Schirmer≦ 5 mm/5 分	無刺激唾液≦ 0.1 mL/ 分	合計点
	点数	3 点	3 点	1 点	1 点	1 点	0 〜 9 点
pSS	症例 1	○	×	×	×	○	4
	症例 2	○	×	×	×	○	4
	症例 3	○	×	×	×	○	4
	症例 4	×	○	×	×	○	4
非 pSS	症例 1	×	○	×	×	○	4
	症例 2	○	×	×	×	○	4
	症例 3	○	×	×	×	○	4
	症例 4	○	×	×	×	○	4
	症例 5	×	○	×	×	○	4
陽性率（%）		66.7%	33.3%	0%	0%	100.0%	

○：満たす，×：満たさない．
pSS：一次性 Sjögren 症候群，LSG：口唇唾液腺，vBS：van Bijsterveld score.
〔Tsuboi H, et al：Ann Rheum Dis 2017；**76**：1980-1985. より改変〕

眼科検査，生検，唾液分泌量，耳下腺造影，唾液腺シンチグラフィの実施率は 20%〜60% と低く，実施した症例では陽性例が多いものの，診断に関連する自己抗体以外の客観的検査項目の実施率が低いことが明らかとなった（**図 3**）[1,2]．未実施の検査項目が多いため，厚生省基準（1999 年）（**表 5**）[17]の満足度は 53.8%（1,182/2,195 例）と低値であり[1,2]，日常診療下で主治医によって SS と診断されている症例の約半数は厚生省基準を満足していないあるいは検査が未実施のため評価困難であり，乾燥症状と自己抗体（抗 SS-A/B 抗体）の存在により，SS と臨床診断されていると考えられる．2016 年度末時点での SS の指定難病受給者証の所持者数は 11,201 人〔厚生労働省衛生行政報告例（平成 28 年度末時点）〕であり，2011 年の全国疫学調査の一次調査における SS 患者数 68,483 人[1,2]の 16.3% に留まっていた．指定難病の認定

には診断基準に加えて，重症度基準として ESS-DAI 5 点以上が必要なため，全 SS 患者が指定難病の対象とはならないが，診断に必要な項目が未実施のために認定を受けていない患者も含まれていると考えられる．SS が疑われる場合，特に ESSDAI 5 点以上，あるいは肺・腎・神経等の重要臓器障害を有する場合には，厚生省基準（1999 年）（**表 5**）[17]の評価に必要な 4 項目（生検病理組織検査，口腔検査，眼科検査，抗 SS-A/SS-B 抗体）を施行し，正確な診断に加えて，指定難病の対象となるかどうかの判断が必要である．

厚生省基準（1999 年）（**表 5**）[17]と ACR/EULAR 基準（2016 年）（**表 4**）[15,16]では，前述したように評価項目に差異があり（**表 6**）[18]，厚生労働科学研究費補助金難治性疾患政策研究事業「自己免疫疾患に関する調査研究」班で行われた診断基準・分類基準の検証[18]では，2 つの基準による診断の一

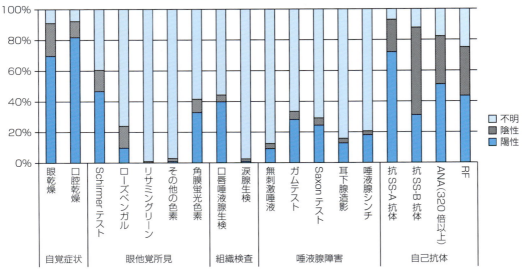

図3 厚労省研究班によるSS全国疫学調査（2011年）二次調査（n=2,195）
診断に関連する項目の実施率，陽性率

〔厚生労働科学研究費補助金難治性疾患等克服研究事業「自己免疫疾患に関する調査研究」班（研究代表者：住田孝之），平成25年度　総括・分担研究報告書., Tsuboi H, et al : Mod Rheumatol 2014 ; 24 : 464-470. より作成〕

表12 日本人一次性SS患者の診断に関するACR/EULAR基準と従来の3つの基準の比較
ACR/EULAR基準と厚生省基準の満足度の比較

一次性SS		厚生省基準		合計
		満たす	満たさない	
ACR/EULAR基準	満たす	151	40	191
	満たさない	1	11	12
	合計	152	51	203

カッパ係数　0.280（95% CI, 0.141-0.420）．

非一次性SS（一次性SS疑い）		厚生省基準		合計
		満たす	満たさない	
ACR/EULAR基準	満たす	16	26	42
	満たさない	1	137	138
	合計	17	163	180

カッパ係数　0.471（95% CI, 0.313-0.629）．
〔Tsuboi H, et al : Ann Rheum Dis 2017 ; 76 : 1980-1985. より改変〕

致度に関しては，一次性SSではカッパ係数0.280（95% CI, 0.141-0.420）であり低い一致，非一次性SS（一次性SS疑い）ではカッパ係数0.471（95% CI, 0.313-0.629）で中等度の一致であった（**表12**）[18]．厚生省基準を満たす一次性SSに関しては，ほとんどの症例（99.3％, 151/152例）がACR/EULAR基準も同時に満たしており（**表12**），このような症例はグローバルな臨床研究の対象にもなりうると考えられる．

今後，厚生省基準（1999年）（**表5**）[17]とACR/EULAR基準（2016年）（**表4**）[15, 16]の評価項目をすべて実施した症例での解析により，日本人SSの日常診療下での診断，および臨床研究の適応症例の選択におけるベストの診断基準・分類基準の検証が期待される．

● おわりに

SSの病型と腺病変，腺外病変の特徴，SSの診断基準，分類基準について解説した．SSの診断時には，他の膠原病の合併，臓器障害を評価し，一次性/二次性，腺型/腺外型の分類に基づく治療方針の決定が重要である．SSが疑われる場合，

特に ESSDAI 5 点以上，あるいは肺・腎・神経等の重要臓器障害を有する場合には，厚生省基準の評価に必要な 4 項目（生検病理組織検査，口腔検査，眼科検査，抗 SS-A/SS-B 抗体）を施行し，正確な診断に加えて，指定難病の対象となるかどうかの判断が必要である．「自己免疫疾患に関する調査研究」班の検討では，日本人一次性 SS の診断において，ACR/EULAR 分類基準の感度は他の 3 つの基準と比較して有意に高かったが，特異度は厚生省基準，AECG 基準と比較して有意に低かった．厚生省基準と ACR/EULAR 分類基準では，評価項目に差異があり，「自己免疫疾患に関する調査研究」班で行われた検証では，2 つの基準による診断の一致度は高くはなかったが，厚生省基準を満たす一次性 SS のほとんどの症例が ACR/EULAR 分類基準も同時に満たしていた．

（坪井洋人，萩原晋也，住田孝之）

文献

1) 厚生労働科学研究費補助金難治性疾患等克服研究事業「自己免疫疾患に関する調査研究」班（研究代表者：住田孝之），平成 25 年度　総括・分担研究報告書．
2) Tsuboi H, *et al*：*Mod Rheumatol* 2014；**24**：464-470.
3) 日本シェーグレン症候群学会（編），住田孝之，川上　純（監）：シェーグレン症候群の診断と治療マニュアル，改訂第 2 版．診断と治療社，2014.
4) Vissink A, *et al*：*Curr Pharm Biotechnol* 2012；**13**：2026-2045.
5) Ramos-Casals M, *et al*：*Rheumatology*（*Oxford*）2015；**54**：2230-2238.
6) Payet J, *et al*：*RMD Open* 2015；**1**：e000066.
7) Colafrancesco S, *et al*：*Clin Exp Rheumatol* 2015；**33**：457-464.
8) 菅井　進・ほか：日本臨床 1995；**53**：2376-2382.
9) Tzioufas AG, *et al*：*Presse Med* 2012；**41**：e451-460.
10) Bournia VK, Vlachoyiannopoulos PG：*J Autoimmun* 2012；**39**：15-26.
11) Nakamura H, *et al*：*Transl Res* 2006；**148**：281-288.
12) Suzuki Y, *et al*：*Mod Rheumatol* 2018：1-7.［Epub ahead of print］
13) Vitali C, *et al*：*Ann Rheum Dis* 2002；**61**：554-558.
14) Shiboski SC, *et al*：*Arthritis Care Res* 2012；**64**：475-487.
15) Shiboski CH, *et al*：*Ann Rheum Dis* 2017；**76**：9-16.
16) Shiboski CH, *et al*：*Arthritis Rheumatol* 2017；**69**：35-45.
17) Fujibayashi T, *et al*：*Mod Rheumatol* 2004；**14**：425-434.
18) Tsuboi H, *et al*：*Ann Rheum Dis* 2017；**76**：1980-1985.

第 2 章　病因・病態

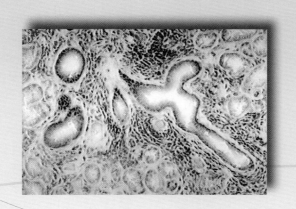

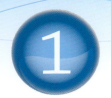

遺伝的背景

> **Essential Points!**
> - ゲノムワイド関連解析によって，Sjögren症候群（SS）の疾患感受性遺伝子領域が複数同定されたが，ほとんどの領域は全身性エリテマトーデスや他の自己免疫疾患と共通のものであった．
> - 原因遺伝子としては*HLA-DRB1/DQA1/DQB1*などのHLAクラスII遺伝子に加えて，*STAT4/IL12A*遺伝子のようにTh1細胞の活性化に関与するもの，*TNAFIP3/TNIP1*遺伝子のようにNF-κBシグナルの活性化に関与するものなどがあるが，これらは病態の各局面において寄与しているものと考えられる．

1 Sjögren症候群の遺伝性

SSは遺伝・環境因子が発症に関与する多因子疾患である．ヒトゲノムは約30億塩基対からなるが，その配列の約0.1％が個人間で異なる．この配列の個人差が遺伝子多型（genetic variation/genetic polymorphism）であるが，その大部分が一塩基多型（single-nucleotide polymorphism：SNP）である．この遺伝子多型が，遺伝子機能を質的・量的に変化させ，個人における体質や疾患感受性を規定している．他の多因子疾患と同様にSSにおいても，集団での頻度が高いありふれた遺伝子多型（common variation）が積み重なることによって個人の疾患感受性が規定される，すなわちポリジーン遺伝（polygenic inheritance）の形式をとるものと考えられる．この遺伝素因にウイルス感染などが環境因子として重なることによって，何らかの自己抗原に対しての免疫寛容が破綻し，涙腺や唾液腺などの腺組織における持続的な炎症につながると考えられている．

多因子疾患の遺伝性を評価する方法としては家系解析があるが，最近行われた台湾の全国規模の2,000万人超の解析によれば[1]，SS患者の一親等（父母もしくは子）の人たちのSS発症の相対リスクは12.4倍であった．また双生児に絞った解析により家族内伝達率（遺伝率に双生児間で共有されている環境因子の割合を加えたもの）は0.54と高いものであった．同様の家族集積性は欧米人集団でも報告されており，SSの遺伝性を強く示唆するものである．また，SS患者の一親等が他の自己免疫疾患を発症する相対リスクは関節リウマチで3.0倍，全身性エリテマトーデス（systemic lupus erythematosus：SLE）で6.3倍と高く，これらの自己免疫疾患と共通の遺伝因子の存在が示唆されている[1]．

2 HLA

他の多くの自己免疫疾患と同様に，SSにおいても最大の遺伝因子はヒト白血球抗原（human leukocyte antigen：HLA）領域の多型である．特に，クラスII分子であるHLA-DRのβ鎖をコードする*HLA-DRB1*と，HLA-DQのα・β鎖をコードする*HLA-DQA1/DQB1*遺伝子の多型との関連は世界中の様々な集団で報告されているが，疾患と関連する対立遺伝子（アレル）は集団によって異なる．その背景には，各アレルの分布が集団によって異なることに加えて，ハプロタイプ（複数の遺伝子多型のアレルの組合せ）の構造が異なることが考えられている．欧米・白人では*DRB1*03：01-DQA1*05：01-DQB1*02：01*ハプロタイプ，日本人では*DRB1*04：05-DQA1*03：01-DQB1*04：01*ハプロタイプとの関連が報告されている[2,3]（**表1**）．興味深いことに，欧米・白人と関連する*DRB1*03：01*は，SLEの疾患感受性と関連するのに対して，日本人で関連する*DRB1*04：05*は関節リウマチと強い関連を示すため，HLAのアレルはこれらの疾患の共通遺伝因子として寄与していることが考えられる．

HLA-DRやDQなどの多型が疾患と強く関連することは，自己抗原の提示にこれらのアレルが関与していることが示唆される．たとえば，関節

表1 HLA クラス II 遺伝子多型と SS の関連

集団	ハプロタイプ			文献
米国・白人	DRB1*03 : 01-DQA1*05 : 01-DQB1*02 : 01			Kang et al. 1993
ノルウェー・白人	DRB1*03 : 01-DQA1*05 : 01-DQB1*02 : 01			Bolstad et al. 2001
デンマーク・白人	DRB1*03 : 01-DQA1*05 : 01-DQB1*02 : 01			Morling et al. 1991
コロンビア・ヒスパニック	DRB1*03 : 01-	NA	-DQB1*02 : 01	Anaya et al. 2002
フランス・白人	DRB1*03 : 01-	NA	-DQB1*02 : 01	Jean et al. 1998
日本人	DRB1*04 : 05-DQA1*03 : 01-DQB1*04 : 01			Kang et al. 1993
中国人	DRB1*08 : 03-DQA1*01 : 03-DQB1*06 : 01			Kang et al. 1993
イスラエル・ユダヤ人	DRB1*14 : 01-DQA1*05 : 01-DQB1*03 : 01			Roitberg-Tambur et al. 1993
メキシコ・ヒスパニック	DRB1*01 : 01-	NA	- NA	Hernández-Molina et al. 2015

NA : not assessed.

〔Teos LY, et al : Clin Immunol 2017 : **182** : 41-47. より改変〕

リウマチと関連する DRB1*04 : 05 は，シトルリン化ペプチドと高い親和性があり，抗シトルリン化ペプチド抗体の出現と関連することが報告されているため，シトルリン化蛋白に対する免疫寛容の破綻に関与していると考えられる．一方で，SS における HLA と自己抗原の関係は不明な点も多いが，ヒトの DRB1*03 : 01，DRB1*15 : 02，DQA1*01 : 03/DQB1*06 : 01，DQA1*03 : 01/DQB1*03 : 02 の各アレルを用いたトランスジェニックマウスの解析では，ヒト Ro60 (SS-A) 蛋白を免疫した際に DRB1*03 : 01，DRB1*15 : 02，DQA1*03 : 01/DQB1*03 : 02 のトランスジェニックマウスにおいて T 細胞および B 細胞の活性化が認められたのに対して，DQA1*01 : 03/DQB1*06 : 01 のトランスジェニックマウスでは認められなかったとの報告がある[4]．したがって，SS における自己免疫応答には複数の HLA 遺伝子，およびそのアレルが関与していると考えられる．

3 Sjögren 症候群における GWAS

2000 年代に入り，様々な多因子疾患においてゲノムワイド関連解析（genome-wide association study：GWAS）が行われ，疾患感受性遺伝子領域が同定された．ヒトゲノムには約 1,000 万個の SNP が存在するが，GWAS では代表となる約 50～100 万個の SNP をジェノタイピングし，その遺伝子型の頻度を患者群・対照群で比較検定することによって，疾患感受性と関連する遺伝子領域を同定する．一度に多くの仮説検定を行うため，有意水準としては $\alpha = 5 \times 10^{-5}$ をゲノムワイド有意水準とすることが多い．これまで SS においても 4 つの GWAS が行われ[5-8]，感受性遺伝子領域が同定されてきている（**表2**）．これらの多くは，他の自己免疫疾患と共通の領域であるが，特筆すべきはほとんどの領域が SLE と共有されており，両疾患の合併率の高さの背景には遺伝学的な共通性があるものと考えられる．

GWAS で明らかになるのは，疾患感受性と関連する遺伝マーカーにすぎず，同定された遺伝子領域における原因遺伝子の同定のためには，疾患の原因となりうる遺伝子多型の同定が必要になる．単一遺伝病では，アミノ酸配列の置換などによって蛋白機能が変化することが疾患の原因となっていることが多いが，多因子疾患の GWAS で明らかにされた領域の多くは，遺伝子多型が転写因子の結合などを介して，遺伝子の発現量に影響を与えている発現定量的形質遺伝子座（expression quantitative trait locus：eQTL）であることが明らかになっている（**図1**）．SS においても同様であり，多くの領域が eQTL であるため，こ

1 遺伝的背景　　17

表2 GWASで明らかになったSSの感受性遺伝子領域

GWAS SNP ID	染色体	オッズ比(リスクアレル)	候補遺伝子	領域内の多型機能*	人種**	領域の他疾患との関連	文献
rs17339836	7	1.58	IRF5	eQTL/sQTL	Eu, *As*	SLE, RA, IBD, PBC	5
rs10553577	2	1.43	STAT4	eQTL	Eu, As	SLE, RA, T1D, MS, IBD	5
rs485497	3	1.30	IL12A	eQTL	Eu	SLE, MS, PBC	5
rs2736345	8	1.37	BLK	eQTL	Eu, *As*	SLE, RA	5
rs7119038	11	1.35	CXCR5, DDX6	eQTL?	Eu, *As*	SLE, RA, MS, IBD, PBC	5
rs6579837	5	1.43	TNIP1	eQTL/非同義SNP?	Eu, *As*	SLE, Ps, IBD	5
rs5029939	6	1.67	TNFAIP3	eQTL	*Eu*, As	SLE, RA, Ps, T1D, MS, IBD, PBC	6
rs117026326	7	2.20	GTF2I, NCF1	非同義SNP	*Eu*, As	SLE, RA	6

*：アミノ酸置換を伴うものを非同義SNP，eQTL効果をもつものをeQTLと表記した．
**：Eu：ヨーロッパ系白人，As：東アジア人（$p<0.05$の関連が報告されている場合，イタリック体で表記した）．
SLE：systemic lupus erythematosus，RA：rheumatoid arthritis，IBD：inflammatory bowel disease，T1D：type 1 diabetes，ATD：autoimmune thyroid disease，MS：multiple sclerosis，PBC：primary biliary cirrhosis，Ps：psoriasis.
他疾患との関連は，Immunobase（https://www.immunobase.org/）を用いて解析した．
領域内の多型機能の解析はHaploreg（http://archive.broadinstitute.org/mammals/haploreg/haploreg.php）を用いた．

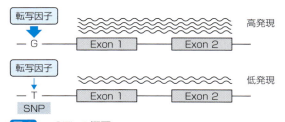

図1 eQTLの概要
SNPが転写因子の結合を介して発現を制御している．

れらの疾患感受性遺伝子の発現量の多寡が積み重なることによって，SS発症のリスクが規定されると考えられる（表2）．

4 GWASで明らかにされた遺伝子

個々の疾患感受性多型が疾患に寄与する程度は単一遺伝病と比較して小さいものであるが，病態の一局面を形成していることが考えられるため，その役割を明らかにすることは重要である．次に，GWASで明らかにされたSSの感受性遺伝子領域で，特に原因遺伝子が明らかにされた代表的なものをあげる（図2）．

1) STAT4 と IL12A

STAT4（signal transducer and activator of transcription 4）遺伝子は，関節リウマチ，SLEの共通遺伝因子として同定された[9]．これまで1型糖尿病，多発性硬化症，炎症性腸疾患などの多くの自己免疫疾患との関連が報告されているが，SSのGWASでもゲノムワイド水準の関連が報告されている[5,6,8]．STAT4分子は，Th1細胞の分化・活動に関与するinterferon（IFN）-γ，IL-12のサイトカインシグナルに加えて，I型インターフェロンであるIFN-αのシグナルに関与している転写因子である．SLE患者の末梢血分画細胞を用いた解析では，リスクアレルを保有するCD8陽性T細胞において，STAT4およびリン酸化STAT4の発現が増加しており，eQTLと考えられた[10]．また，この細胞ではIL-12刺激によって誘導されるIFN-γの発現も亢進しているため，STAT4多型はTh1サイトカインを強く誘導することによって疾患に寄与している可能性が示唆されている．一方で，IL12A（interleukin 12A）はTh1細胞の分化・活性化に重要なIL-12のα

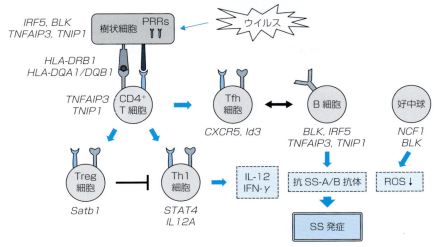

図2 SSの病態に関わる遺伝因子

PRRs：pattern recognition receptors，Tfh 細胞：濾胞性ヘルパーT細胞，Treg 細胞：制御性T細胞，ROS：reactive oxygen species.

鎖をコードするが，この遺伝子領域は，SSのGWASで関連が報告されている．疾患と関連を示したSNPは*IL12A*遺伝子に対してeQTL効果を認め，リスクアレルで発現が亢進する．*IL12A*領域はSLEにおいても関連を認めるのに対して，Th17細胞が病態に関与すると考えられている炎症性腸疾患や乾癬などでは関連を認めない．これらのことから，SSやSLEにおいてはIL-12を軸とするTh1細胞の活性化が重要であることを示唆する．

2) *IRF5*

IRF5（interferon regulatory factor 5）遺伝子は，最初，SLEの感受性遺伝子として報告された[11]．その後，SS，関節リウマチ，強皮症などの疾患感受性とも関連していることが報告され，複数の疾患において共通の遺伝因子であることが明らかになった．*IRF5*はリスクアレルで発現量が高くなるeQTLであるが，他にスプライシングに影響を与える多型もあり，領域内に原因多型は複数あることが示唆されている．IRF5はIRFファミリーに属する転写因子であるが，IFN-αなどのI型インターフェロンに加えて，IL-6，IL-12，IL-17，IL-23，tumor necrosis factor（TNF）-αなどの炎症性サイトカインの発現を制御するため，自己免疫疾患の炎症の様々な局面において重要な

役割を果たしていると考えられる．特にIRF5は，樹状細胞で高発現しており，ウイルスを認識するTLR3やTLR7などのパターン認識受容体（pattern recognition receptors：PRRs）が誘導するインターフェロンシグナルに関与している．実際，SLE患者血清での解析では，リスクアレルで血清のIFN-α活性が高いことが報告されている[12]．

3) *TNFAIP3* と *TNIP1*

TNFAIP3（tumor necrosis factor, alpha-induced protein 3）遺伝子はSS以外にも関節リウマチ，SLE，乾癬，炎症性腸疾患，1型糖尿病などの多くの自己免疫疾患と関連することが報告されており，*STAT4*，*IRF5*と同様に自己免疫疾患共通の感受性遺伝子と考えられる[13]．*TNFAIP3*遺伝子はA20蛋白をコードし，TNF-α，CD40，TLRなどによって誘導されるnuclear factor（NF）-κBシグナルを抑制する．*TNFAIP3*領域はeQTLであり，リスクアレルで発現が低下するため，A20蛋白による炎症性シグナルの抑制が不十分であることが疾患発症につながっていると考えられる．一方で，*TNIP1*（TNFAIP3 interacting protein 1）はA20と相互作用する分子をコードし，A20と同様にNF-κBシグナルを負に制御する．SS以外にも，SLE，乾癬やCrohn病との関連が報告されている[14]．この領域もeQTLであ

ることが明らかになっているが，GWAS SNP と連鎖関係にある非同義 SNP（Pro150Ala）も存在するため，この非同義 SNP の機能解明が待たれる．興味深いことに，*TNFAIP3* と *TNIP1* の機能欠失性の変異が B 細胞性の悪性リンパ腫に集積しているとの報告があり[15]，SS で悪性リンパ腫の発症リスクが高いこととあわせて，これらの遺伝子は共通して病態に寄与している可能性がある．

4）*NCF1*

中国人の SS の GWAS で最も強い関連を示したのが 7q11.23 領域に存在する SNP である．当初，近傍の *GTF2I* 遺伝子が候補原因遺伝子と考えられていたが，欧米人の SLE の検体を用いたこの領域の詳細な解析によって，*NCF1*（neutrophil cytosolic factor 1）遺伝子のアミノ酸変化をもたらす非同義 SNP（Arg90His）が SLE と SS 共通の原因多型として考えられるようになった[16]．*NCF1* は NADPH オキシダーゼのサブユニットをコードするが，好中球においてフリーラジカルである活性酸素（reactive oxygen species：ROS）を産生する．疾患のリスクアレル 90His では，オキシダーゼの活性が下がり，ROS の産生も低下する．ROS の低下が SLE 様の自己免疫疾患を引き起こすことは動物モデルにおいても示されているため，ROS を介した自己免疫のメカニズムが考えられている．なお，この領域は関節リウマチとの関連も明らかになっているが，欧米人の他の自己免疫疾患の GWAS での関連が当初明らかでなかった理由としては，領域内に存在するコピー数多型によって，これらの欧米人の GWAS では適切なマーカー SNP が利用できなかった可能性があげられる．

5）*CXCR5*

CXCR5（C-X-C chemokine receptor 5）遺伝子はケモカイン CXCL13 に対する受容体をコードする．隣の *DDX6* 遺伝子と合わせて *DDX6-CXCR5* 遺伝子領域は SS，SLE を含む複数の自己免疫疾患で関連が報告されているが，機能性多型および原因遺伝子については確立していない．CXCR5 は B 細胞がリンパ組織などで胚中心反応を起こす際に重要な役割を果たす濾胞性ヘルパー T 細胞に発現しており，リンパ濾胞へのホーミ

ングにおいて機能していると考えられている．SS の腺組織においても，異所性のリンパ濾胞が認められ，自己抗体の産生に関与しているものと考えられるが，*CXCR5* の遺伝子多型は，濾胞性ヘルパー T 細胞の活動性に影響を与えている可能性がある．

5　Sjögren 症候群のモデルマウス

SS の病態解析は non obese diabetes（NOD）マウスなどの SS 様の症状を呈する自己免疫疾患動物モデルにおいて解析されてきた．NOD マウスは複数の遺伝子座が関与している点でポリジーン遺伝するヒト疾患に近いモデルといえる．一方で単一の遺伝子のノックアウトマウスやトランスジェニックマウスでも SS 様の病態を示すものがある．これらの一遺伝子の機能が欠失・亢進する動物モデルは，ポリジーン遺伝を原則とする SS の病態をそのまま反映することはないが，SS の病態における個々の遺伝子機能の理解のためには有用と考えられる．

1）*Id3*

Id3（inhibitor of DNA binding 3, HLH protein）は T 細胞や B 細胞の分化において重要な転写因子 E2A に対して抑制的に機能する分子である．そのノックアウトマウスでは 6〜12 月齢において SS 様の症状（涙腺・唾液腺におけるリンパ球浸潤，涙液・唾液分泌低下，抗 SS-A/B 抗体の出現）を呈するが，細胞移入実験によって，この SS 様の病態をドライブするのは T 細胞であることが明らかにされている．*Id3* は T 細胞抗原受容体（T cell antigen receptor：TCR）刺激によって発現誘導され，胸腺における T 細胞選択に影響を与えるが，*Id3* ノックアウトマウスでは中枢性の免疫寛容の破綻が起きていると考えられ，自己応答 T 細胞クローンが出現しているものと考えられる．また，*Id3* の欠損によって CXCR5 陽性の濾胞性ヘルパー T 細胞の分化を誘導するとの報告もある．*CXCR5* 遺伝子領域がヒト SS の感受性と関連することとあわせて考えると，この細胞サブセットが SS の病態で重要な役割を果たしている可能性を示唆する．

2）*Satb1*

Satb1（SATB homeobox 1）遺伝子は，早期のリンパ球前駆細胞，特に胸腺細胞で発現する転写

因子をコードし，様々な遺伝子発現に関与する．制御性 T 細胞の解析では転写因子 Foxp3 が制御性 T 細胞での遺伝子発現に関与する前のエピゲノム変化に重要であることが報告されている．この Satb1 を血球細胞特異的にノックアウトしたマウスでは，4 週齢ごろに唾液腺へのリンパ球浸潤を認めたのち，抗 SS-A/B 抗体の出現，唾液分泌低下を認めるようになる[17)]．さらに 4 月齢ごろからループス様の腎炎を認め，平均 6 月齢で死亡する．このマウスでは出産直後には制御性 T 細胞を認めず，その後徐々に増えて 4 週齢ごろに正常数に戻ることから，初期の制御性 T 細胞の欠失が病態の背後にあるものと考えられる．一方で，ヒト SS における制御性 T 細胞の役割については，研究報告によって異なる結論がなされており，未解明な部分が大きい[18)]．

● おわりに

　本項では，SS の GWAS で明らかになった遺伝因子に加え，動物モデルにおける遺伝因子について概観してきた．ヒト SS においては，多くの感受性遺伝子領域が他の自己免疫疾患，特に SLE と共有される遺伝子領域であり，これらの疾患と共通の病態メカニズムが存在することが示唆された．個々の遺伝因子の疾患感受性に寄与する程度は小さいため，病態への寄与も小さいものと考えられるが，今後，動物モデルなどを用いて，これらの感受性遺伝子が果たす役割を明らかにする必要がある．

（高地雄太）

文 献

1) Kuo CF, *et al* : *Arthritis Rheumatol* 2015 ; **67** : 1904-1912.
2) Teos LY, *et al* : *Clin Immunol* 2017 ; **182** : 41-47.
3) Kang HI, *et al* : *J Immunol* 1993 ; **150** : 3615-3623.
4) Paisansinsup T, *et al* : *J Immunol* 2002 ; **168** : 5876-5884.
5) Lessard CJ, *et al* : *Nat Genet* 2013 ; **45** : 1284-1292.
6) Li Y, *et al* : *Nat Genet* 2013 ; **45** : 1361-1365.
7) Song IW, *et al* : *Hum Genet* 2016 ; **135** : 1287-1294.
8) Taylor KE, *et al* : *Arthritis Rheumatol* 2017 ; **69** : 1294-1305.
9) Remmers EF, *et al* : *N Engl J Med* 2007 ; **357** : 977-986.
10) Hagberg N, *et al* : *Ann Rheum Dis* 2018 ; pii : annrheumdis-

2017-212794. doi : 10.1136/annrheumdis-2017-212794. [Epub ahead of print]
11) Graham RR, *et al* : *Nat Genet* 2006 ; **38** : 550-555.
12) Niewold TB, *et al* : *Arthritis Rheum* 2008 ; **58** : 2481-2487.
13) Ma A, *et al* : *Nat Rev Immunol* 2012 ; **12** : 774-785.
14) G'Sell RT, *et al* : *Arthritis Rheumatol* 2015 ; **67** : 2292-2302.
15) Dong G, *et al* : *Clin Cancer Res* 2011 ; **17** : 1440-1451.
16) Zhao J, *et al* : *Nat Genet* 2017 ; **49** : 433-437.
17) Tanaka Y, *et al* : *J Immunol* 2017 ; **199** : 4016-4022.
18) Alunno A, *et al* : *Mediators Inflamm* 2015 ; **2015** : 243723.

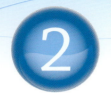# 環境要因・微生物感染

> **Essential Points!**
>
> ▶ Sjögren症候群（SS）の病因はいまだ明らかではなく，遺伝的素因や環境要因の解析が進められているが，環境要因では特にC型肝炎ウイルスや成人T細胞白血病ウイルスI（HTLV-I），EBウイルスなどの微生物感染の関与が示唆されている．
> ▶ 病態形成における詳細なメカニズムに関しては不明な点も多く，病変局所で検出される微生物は本症の病因となりうるのか，または過剰な免疫応答の結果なのか，これまでに数多くの議論がある．
> ▶ 本項ではSSの成因における微生物の関与について考察し，特にSSにおけるEBウイルスを介した発症機序について概説する．

1 微生物感染

SSを含めた自己免疫疾患の病因として，遺伝的素因，内分泌異常，免疫異常とともに，環境要因がその発症や病態形成に関与していると従来推察されている．環境因子のなかで最も考えやすいのは微生物感染であり，SSの発症に微生物感染の関与が強く示唆される根拠として，第一に涙腺，唾液腺などの外界に接している臓器に病変が初発すること，第二に前述した一卵性双生児での本症の一致率が低いことがあげられる．そして第三に，一部の症例ではEpstein-Barr（EB）ウイルスの関与が強く示唆されている伝染性単核球症の際に，EBウイルス感染Bリンパ球の活性化により免疫グロブリン産生が亢進し，血中に様々な自己抗体が出現することも知られており，伝染性単核症に引き続きSLEやSSの発症がみられることなど，EBウイルスは自己免疫疾患の発症要因としても注目されている．なかでもウイルスの関与を示唆する報告として，後述するEBウイルスとの関連やヒト免疫不全ウイルス（human immuno-deficiency virus：HIV）のキャリア，後天性免疫不全症候群（acquired immune deficiency syndrome：AIDS）患者または成人T細胞白血病（adult T-cell leukemia：ATL）の原因として知られている成人T細胞白血病ウイルスI（human T-cell leukemia virus type I：HTLV-I）感染者やC型肝炎患者が眼や口の乾燥症状を示し，SSに類似した病態が現れることが報告されている．

1）微生物感染による発症機序

微生物感染による発症には以下の機序が想定されている．

①ウイルスなど微生物感染により直接，過剰ないし異常な免疫反応が誘導される場合で，本症と関連の深いEBウイルスはヒトB細胞をポリクローナルに活性化させるウイルスとして知られている．またHTLV-I遺伝子にコードされているTax蛋白により，宿主細胞のサイトカイン遺伝子が活性化される機序も報告されている．この遺伝子を過剰発現させたトランスジェニックマウスで，本症に類似した病態が認められた．

②微生物がヒトの自己の抗原と共通抗原性をもつ場合で，分子相同性（molecular mimicry）とよばれる現象である．微生物の抗原が自己の抗原と共通する領域をもつために，微生物感染により産生された抗体，あるいは感作リンパ球が自己の抗原と交叉反応を起こすことにより，組織破壊や自己抗体の産生が誘導されるとする考えで，EBウイルスのgp110とHLA-DRB1の共通抗原性が問題となっているほか，EBウイルス感染細胞の表出抗原であるEBNA-1と自己抗原との相同性，患者血清中にみられるSS-B/LaはHIVやfeline sarcoma virusとの共通のアミノ酸配列があり，これらの関連性が議論されている．

③微生物感染を介して生体成分が変化を受け，新たな抗原性が発現することも推察される．ウイルス感染などによる抗原の変性・遊離により，本来腺組織には存在しない抗原が出現し，その抗原

に対応した免疫応答の結果，本症のような病態を形成するのではないかとする考えもある．

④近年注目されているスーパー抗原の多くは細菌の菌体成分であることから，このようなスーパー抗原を有する細菌やウイルス感染により，抗原性や主要組織適合遺伝子複合体（major histocompatibility complex：MHC）にまったく関係なくT細胞が活性化され，自己免疫応答が起こる可能性がある．

⑤自己免疫疾患の発症は，生体に存在する自己抗原に反応する自己反応性リンパ球の不活性化（clonal anergy）や除去（clonal deletion），抑制（suppression），無反応（ignorance）という機序により成立した生体の免疫学的寛容が，何らかの原因で破綻することに起因するとされ，この自己トレランス成立・維持機構の障害に関与する微生物が報告されている．

2 Sjögren 症候群と EB ウイルスとの関連

SS の病変の主座である唾液腺，涙腺にリンパ球浸潤を伴った組織破壊が認められ，患者の唾液腺組織で EB ウイルス早期抗原（early antigen：EA）や EB ウイルスの遺伝子も検出されている[1]．筆者らは SS 患者末梢血中，唾液中および口唇腺組織でのウイルスコピー数の上昇を報告し[2]，さらに SS 患者由来 B 細胞株を樹立し，これらの細胞が無刺激下で高率に EB ウイルスを産生することや，再活性化後期にカプシド抗原（viral capsid antigen：VCA）の発現がみられることなどを報告してきた[3,4]．これらはいずれも EB ウイルスの再活性化を示唆する報告であることから，何らかの機序により再活性化が生じ，直接的・間接的に病態が形成されると考えられている．

他の自己免疫疾患と EB ウイルスについて追跡調査も行われ，アメリカの健康保険加入者の医療記録を調査した結果では，血清中の EB virus nuclear antigen 1（EBNA-1）に対する抗体価が高いほど15〜20 年後に多発性硬化症を発症する確率が高いことが明らかになった．SLE 患者では発病以前より抗 SS-A/Ro 抗体が発現し，このエピトープは EBNA-1 のペプチドと交叉反応を示すことが報告された．これらの調査からも EB ウイルスは自己免疫疾患の発症に深く関与していることが推測される．

1）EB ウイルスの感染経過

EB ウイルスは唾液を介して口腔から体内に入り込み，口腔粘膜ならびに咽頭粘膜，唾液腺上皮細胞や，付近のリンパ組織内の B リンパ球に感染することにより，終生，生体内に生息し続ける．このような上皮細胞と B リンパ球という異なる細胞に感染する機序は，B 細胞上では CD21（補体レセプター CR2）とウイルスエンベロープ糖蛋白 gp350 が結合し，次に gp42 が HLA クラス II 分子と結合することで細胞とウイルスの融合が始まり，この反応には gp85/gp25 と gp110 が必要とされ，このような機序によるウイルスの侵入が明らかになってきた．上皮細胞への詳細な感染経路や感染様式には不明な点が多かったが，最近多くの知見が蓄積されつつある．上皮細胞や B 細胞への感染の仕組みを調べた結果，上皮細胞に感染し，そこで複製されたウイルスは B 細胞に感染しやすく，対照的に B 細胞で複製されたウイルスは上皮細胞に感染しやすいことも報告されている．唾液中に放出される EB ウイルスの大半は B 細胞由来であることから，次なる宿主に最適な状態で感染するために，ウイルスは自身のウイルスの糖蛋白である gH, gL および gp42 の複合体の比を変化させ，上皮細胞への侵入を準備している可能性が示されている．また，舌や鼻咽頭上皮の培養細胞を用いた検討で，apical cell membrane では EB ウイルス感染リンパ球との直接接触を介して，または基底膜側からはウイルスビリオンがウイルス糖蛋白の BMRF-2 を介して細胞の $\beta1$ あるいは $\alpha5\beta1$ インテグリンと直接結合することで感染することが示されている．感染 B 細胞を介した上皮細胞への感染は gp350 と CD21 が複合体を形成することで接合し，その後 gp85 と gp110 を介したウイルスの感染機構も報告されている．最近ではモノサイトやランゲルハンス細胞への感染も認められ，これらの細胞が上皮細胞への感染拡大に寄与している可能性も示唆されている．

2）EB ウイルスによる Sjögren 症候群の病態の成立機序

EB ウイルスの再活性化を介した病態の成立には，ウイルスの再活性化により末梢でのウイルス抗原，自己抗原の発現量の増加による末梢性の免疫学的寛容が破綻される機序，ウイルス抗原によ

2 環境要因・微生物感染

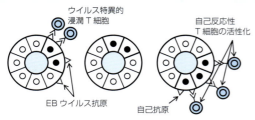

図1 EBウイルス再活性化による腺組織障害の機序

る宿主細胞の抗原提示機能の質的あるいは量的変化，またウイルス抗原と自己抗原の分子相同性によるもの，ウイルス複製に伴う感染細胞の破壊，あるいは再活性化に伴うウイルス感染細胞から産生されるサイトカインの関与などが想定される（図1）．

① cryptic epitope

ウイルス感染を介して生体成分が変化を受け，新たな自己免疫を誘導するような抗原性が発現することも推察される．ウイルス感染などによる抗原の変性・遊離により，本来，生体には存在しない抗原が出現し，その抗原に対応した免疫応答の結果，本症のような病態を形成するのではないかとする考えもある．ある種の自己抗原の核蛋白はウイルスRNAと結合することが示され，SS-B/La蛋白はRNAポリメラーゼⅡで転写されたEBウイルスやアデノウイルス由来の低分子RNAと結合する．このことから，ウイルスRNAと自己抗原との結合が新たな抗原性（cryptic epitope）を獲得し，免疫学的寛容を逸脱することにより自己免疫反応の引き金となる，という仮説が考えられている．

② 分子相同性

EBウイルスの抗原と自己抗原とが共通抗原性をもつ場合で，近年のゲノム解析の結果から微生物や自己抗原遺伝子の一次構造が明らかにされると，多くの自己抗原のアミノ酸配列がウイルスの一部の構造と類似していることが示された．

EBウイルス再活性化関連抗原が自己抗原と相同性があるような場合，このウイルス抗原に対する抗体やリンパ球が自己の抗原と交叉反応を起こすことによって唾液腺組織破壊や自己抗体の産生が誘導される．α-フォドリンの抗原として提示されているエピトープとEBウイルス抗原に分子相同性があるような場合，再活性化EBウイルスに対する抗体が自己抗原であるα-フォドリンに交叉反応している場合も考えられる．

③ B細胞の活性化

EBウイルスなど微生物感染により直接，過剰ないし異常な免疫反応が誘導される場合で，EBウイルスはヒトB細胞をポリクローナルに活性化させるウイルスとして知られ，その構造遺伝子の1つであるEBNA-2は宿主DNA結合蛋白（CBF-1）と結合し，感染B細胞を活性化させることが示されている[5]．このような機序を介して本症のみられる自己抗体の産生が生じることも想定されている．

④ スーパー抗原

スーパー抗原は細菌などの微生物に認められ，その作用はMHCに拘束されずにT細胞を活性化することが知られている．最近ではEBウイルス抗原がこのような活性を有することが明らかにされ，新たなT細胞の活性化機構が示された[6]．

⑤ 免疫学的寛容の破綻

自己反応性リンパ球の不活性化（clonal anergy）や除去（clonal deletion），抑制（suppression），無反応（ignorance）により成立した生体の免疫学的寛容が，何らかの原因で破綻することが発症に関与するとされ，この自己トレランスの成立・維持機構の障害とウイルスとの関連が報告されている．すなわち，ウイルスの再活性化により末梢でのウイルス抗原の発現量の増加が生じ，それにより末梢性の免疫学的寛容が破綻される機序が考えられる．免疫学的寛容とは，本来生体には自己の抗原に反応する自己反応性リンパ球が存在するものの，健常者においては自己の抗原とは反応せず，寛容状態を呈する機序である．EBウイルスはヒトの大半に潜伏感染しており，健常者末梢血中にはEBウイルス特異的細胞傷害性T細胞が存在するが，その感染細胞が発現するウイルス抗原量が少ない場合，生体内では免疫系の標的とはならないような末梢性寛容が成立していることが報告されている．しかし，このような末梢性寛容がEBウイルス再活性化によりそのウイルス抗原量が増加すると寛容状態が破綻をきたし，EBウイルス感染細胞がEBウイルス特異的細胞傷害性

T細胞の標的として認識され破壊される可能性がある．事実，Zinkernagelらのグループは，lymphocytic choriomeningitis virus（LCMV）抗原を膵臓β細胞に発現させたトランスジェニックマウスの結果から末梢組織で発現しているウイルス抗原量が少ない場合には，LCMV特異的細胞傷害性T細胞が存在するにもかかわらず末梢性寛容が維持されると報告している．さらに，このマウスに対してLCMV感染やLCMV抗原ペプチド感作によって末梢での抗原量を増加させると末梢性寛容が破綻をきたし，細胞傷害性T細胞による膵臓β細胞の破壊を伴った自己免疫性糖尿病を発症することを報告している[7]．同様の現象はChisariらのグループによるHBV（hepatitis B virus）抗原を肝臓に発現させたトランスジェニックマウスでも観察され，HBV抗原特異的T細胞のadoptive transferによって自己免疫性肝炎の発症を誘導している[8]．このことから，SSにおいても何らかの原因による唾液腺病変局所でのEBウイルス再活性化に伴ってウイルス粒子およびウイルス抗原が増加した結果，EBウイルスに対する宿主の末梢性寛容が破綻をきたし，EBウイルス特異的細胞傷害性T細胞によって唾液腺組織破壊が引き起こされている可能性がある．

⑥ ウイルスの活性化を介した自己抗原の形成

自己抗原の成立機序には不明な点が多い．本自己抗原の発現機序の1つとして筆者らは，EBウイルスの再活性化時に誘導されるプロテアーゼにより分断化が誘導され，自己抗原が表出する可能性も考えている．患者唾液腺局所ではEBウイルスの再活性化時に発現されるZEBRA蛋白が検出され，120 kDa α-フォドリン抗原陽性細胞と同一部位に局在を認めた．従来よりウイルスの再活性時にその感染細胞はアポトーシスにより細胞死を生じることが知られており，近年，このアポトーシスを介し自己抗原の成立することも報告されている[9]．このことから，われわれはEBウイルスの再活性化に伴う自己抗原の発現をin vitroで検討した．その結果，ウイルスの活性化を誘導することによりアポトーシスが誘導され，同時にZEBRA抗原の発現に伴い自己抗原である120 kDa α-フォドリンの発現誘導が認められた．

この自己抗原の発現は再活性化を介したアポトーシスに関連するプロテアーゼの阻害薬により抑制されることから，唾液腺，涙腺に潜伏感染しているEBウイルスが何らかの刺激によって活性化されることにより，感染細胞自身のアポトーシスが誘導され，この際に活性化されるシステインプロテアーゼを介して，SSに特異的な本抗原が形成される可能性が示唆された[10]．このような機序を介して自己抗原の末梢での発現量が増加した結果，前述したトレランスの障害が起き自己免疫反応が起こっている可能性も考えられる．すなわち，自己抗原であるα-フォドリンがウイルスの再活性化により多量に産生された場合，末梢での自己抗原量が増加し，健常者に存在する自己反応性T細胞が寛容状態から覚醒し自己組織の破壊が引き起こされることも推測される．

⑦ ウイルスによる抗原提示機能の質的あるいは量的変化

ウイルス抗原による宿主細胞の抗原提示機能の質的，量的制御も考えられる．感染細胞内でのウイルス再活性化に関連して，本来抗原として提示されない抗原が表出されるような場合である．LevitskayaらはEBウイルス潜伏感染抗原であるEBNA-1のグリシン，アラニンリピート部位はウイルス抗原のプロセッシングを阻害することにより抗原提示能を抑制すると報告している[11]．EBNA-1はEBウイルス潜伏感染細胞には必ず発現する核内蛋白であるが，いったんウイルスが再活性化すると，その転写が抑制されることが知られている．よって再活性化に伴いEBNA-1発現が抑制されると，潜伏感染時には提示されえなかったウイルス抗原やα-フォドリンなどの自己抗原が宿主細胞に多量に発現されるようになり，細胞傷害性T細胞の標的となることも考えられる．

⑧ ウイルス複製に伴う感染細胞の破壊

ウイルスの細胞内での再活性化や増殖により，宿主細胞が直接障害される可能性が考えられる．ヘルペス科ウイルスは再活性化に伴ってウイルスゲノムの複製およびウイルス粒子の複製を起こし，最終的には宿主細胞の破壊を伴って増殖，新たな感染源となる．よって腺組織に潜伏感染しているウイルス再活性化の結果，感染細胞である唾液腺上皮細胞が障害される可能性もある．

⑨ 感染細胞から産生されるサイトカイン

ウイルス感染細胞から再活性化時に産生されるサイトカインにより，病態が形成される可能性も考えられる．ウイルスなどの微生物の感染細胞からは様々なサイトカインが産生されることが知られており，特にIL-10はEBウイルスの構造遺伝子であるBCRF-1領域と高い相同性が認められ，ウイルス感染細胞から高発現することが知られている．そこで筆者らは，IL-10を本症の病変の主座である腺上皮細胞に人為的に強制発現させることにより，SSの病態が再現できるか否かをトランスジェニックマウスで検証したところ，マウス唾液腺・涙腺にリンパ球の浸潤を認める結果を得た[12]．この結果から，EBウイルス感染細胞から産生されるIL-10がSSやリンパ増殖性病変の発症に関与している可能性が示唆された（**図2**）[11]．さらに最近では，EBウイルスがSSの唾液腺局所の自己免疫応答に関与しているとの報告や[13]，SS特異的自己反応性B細胞の活性化におけるEBウイルス感染の役割についても検討されている[14]．

3）EBウイルスによる発症機序の問題点

前述したようなEBウイルスによる発症機序のいくつかが複雑に関連し，自己免疫疾患に特有の病態が形成されると推論できるが，多くの矛盾点や不明点があることから，今後さらに解析を進めなくてはならないことは自明である．特にSSにおいては，筆者は**図1**に示したような腺組織破壊の機序を想定しているが，健常者の大半に潜伏感染しているEBウイルスが，患者ではどのような機序でウイルスの再活性化が生じるかはいまだに明らかではない．EBウイルスの再活性化は*in vitro*ではTPA処理，カルシウムイオノフォア処理，膜表面IgG架橋，一酸化窒素の阻害薬，n-butyrate処理，P3HR-1細胞株からのEBウイルス重感染によるhet DNA形成，human herpes virus 6（HHV-6）の重感染，TGF-βなどで誘導されることが報告されているものの，病変局所ではどのような刺激によって生じるかはいまだ明らかではない．他のウイルスとの重感染や様々な免疫異常によって誘導される可能性が考えられ，本症の病変局所にはHTLV-Iのような既知のウイルスや未知のレトロウイルスが存在することが明らかにされていること，HIV感染患者でEBウイルス

の再活性化が起こることが報告されていることから，これらのウイルス由来の未知の因子がトランスにEBウイルスの再活性化を引き起こしている可能性も考えられる．また病変局所で産生されたTNF，IFN-γなどのサイトカインによってMHCクラスⅡの発現が誘導され感染細胞は活性化状態にあることから，さらに何らかのサイトカイン，細胞増殖因子などによる副刺激が加わった場合には再活性化刺激とクロストークするようなシグナルが伝達され，EBウイルスの再活性化をきたす可能性もある．EBウイルスがその発症に関与している状況証拠は年々蓄積されていることから，再活性化の機序の把握が病態抑制の鍵になるとも考えられ，筆者らはダイオキシン類によるEBウイルス再活性化の可能性を検討した．内分泌撹乱物質として知られるダイオキシン類はインフルエンザウイルス，HIV，ヒトサイトメガロウイルス複製を促進させることなどが報告されている．また，非Hodgkin患者の血中抗EBウイルス抗体と患者脂肪中のダイオキシン類に相関が認められたことなどから，EBウイルスとダイオキシンの関連も報告されているものの，実際に生体内のダイオキシンのウイルスに対する作用については不明である．このことから著者らはSSにおけるEBウイルス再活性化とダイオキシンの関与の有無について検討を行い，SS患者10例，健常人10例の唾液を比較したところ，EBウイルス再活性化関連遺伝子活性とダイオキシン受容体の標的遺伝子（CYP1A1）活性に正の相関が認められ，SS患者唾液では両活性とも有意に高い値を示すことを明らかにしてきた[15]．

しかしながら，性差なく感染しているEBウイルスが，どのような機序で女性に多く本症を発症するのかも明らかでなく，加えて，幼少期に大半のヒトに初感染しているウイルスが，本症の好発年齢である更年期まで潜伏し，どのような機序で再活性化するのかなど，遺伝的素因や性ホルモンとの関連の解析が求められており，前述した他の病因も含めてさらなる検討が必要である．最近筆者らは，女性ホルモンのエストロゲンによりEBウイルスの遺伝子発現が制御されるメカニズムを確認できたことから，更年期女性での本症の発症の原因に一歩近づいたと考えており，現在さらな

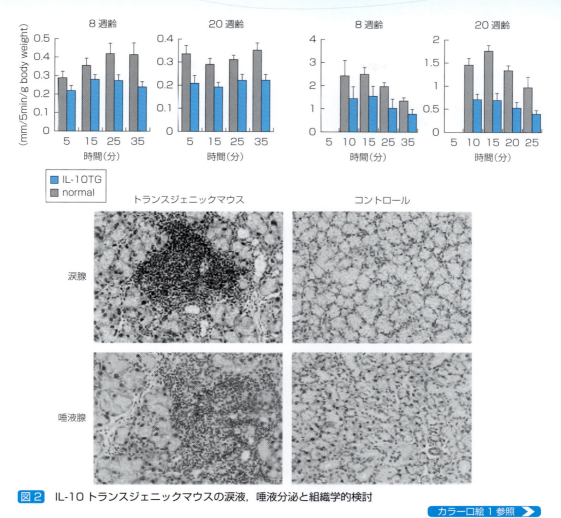

図2 IL-10 トランスジェニックマウスの涙液, 唾液分泌と組織学的検討

カラー口絵1参照

〔Saito I, et al : J Immunol 1999 ; **162** : 2488-2494.〕

る検討を行っている．

おわりに

SS の環境因子としての微生物感染について概説し，特に EB ウイルスの病因的役割について述べた．今後の SS 研究の一助となればと期待している．

（斎藤一郎）

文献

1) Fox RI, et al : J Immunol 1986 ; **137** : 3162-3168.
2) Saito I, et al : J Exp Med 1989 ; **169** : 2191-2198.
3) Saito I, et al : Arthritis Rheum 1996 ; **39** : 773-782.
4) Tateishi M, et al : Arthritis Rheum 1993 ; **36** : 827-835.
5) Henkel T, et al : Science 1994 ; **265** : 92-95.
6) Sutkowski N, et al : J Immunol 1996 ; **184** : 971-980.
7) Ohashi PS, et al : Cell 1991 ; **65** : 305-317.
8) Wirth S, et al : J Immunol 1995 ; **154** : 2504-2515.
9) Casiano CA, et al : J Exp Med 1996 ; **184** : 765-770.
10) Levitskaya J, et al : Proc Natl Acad Sci USA 1997 ; **94** : 12616-12621.
11) Saito I, et al : J Immunol 1999 ; **162** : 2488-2494.
12) Inoue H, et al : J Immunol 2012 ; **188** : 4654-4662.
13) Onuora S : Nat Rev Rheumatol 2014 ; **10** : 384.
14) Croia C, et al : Arthritis Rheumatol 2014 ; **66** : 2545-2557.
15) Inoue H, et al : J Immunol 2001 ; **166** : 5801-5809.

3 免疫異常

Essential Points!

▶ Sjögren 症候群（SS）では，抗 SS-A 抗体，抗 SS-B 抗体をはじめとして抗 M3 ムスカリン作動性アセチルコリン受容体（M3R）抗体，抗 α - フォドリン抗体などの自己抗体産生が認められる．

▶ 末梢血では，follicular helper T 細胞の増加と制御性 B 細胞の減少が認められる．唾液腺浸潤リンパ球は初期は T 細胞優位，病期が進展すると B 細胞が増加する．浸潤 T 細胞は，CD4 ＞ CD8 でその多くは活性化された状態にあり，T 細胞レセプターが限定されている．唾液腺上皮細胞は CD40，CD80/86 を発現しており，これらは IFN-γ などのサイトカインにより誘導される．

▶ 末梢血では IFN signature および B cell activating factor belonging to the TNF family （BAFF）の高発現が認められる．唾液腺に発現しているサイトカインは IL-2，IL-6，IL-10，IFN-γ などがあり，IFN-γ 誘導性のケモカイン，IP-10，Mig，I-TAC の発現が導管上皮細胞に認められる．

1 自己抗体

SS においては，ポリクローナルな高 γ - グロブリン血症が高頻度に認められる．病期の進展に伴いポリクローナルからオリゴクローナルとなり，リンパ腫発症例では通常モノクローナルとなる．リウマトイド因子は 50％ 以上，抗核抗体は約 80％ 以上の症例で陽性となる．本症候群でしばしば認められる自己抗体としては抗 SS-A 抗体および抗 SS-B 抗体がある．抗 SS-A 抗体は約 70％ 程度陽性となり単独で発現するが，抗 SS-B 抗体は約 30％ 程度の陽性率で単独発現はまれである．両抗体ともに SS に出現しやすいものの，絶対的な特異性はない[1]．唾液腺浸潤リンパ球から樹立された T 細胞株が SS-A 蛋白に対して増殖反応を示し，特定の T 細胞レセプターの発現が認められている[2]．また唾液腺浸潤リンパ球には，抗 SS-A 抗体，抗 SS-B 抗体を産生する B 細胞の存在が確認されている[3,4]．一方，ヒトの唾液腺上皮細胞株である HSG 細胞をグランザイム B で分解すると，SS 血清中にこれに対する自己抗体が認められ，その分解産物は抗 SS-B 抗体により認識される[5]．

またSS においては唾液腺上皮細胞上に発現している抗 M3 ムスカリン作動性アセチルコリン受容体（M3 muscarinic acetylcholine receptor：M3R）

に対する自己抗体が産生されている[6]．日本人における 122 例の一次性 SS および 102 例の二次性 SS の血清を用いた検討では，抗 M3R 抗体の出現頻度は一次性 SS において 11 例（9％），二次性 SS において 14 例（14％）であった[7]．これに関連して，唾液腺上皮細胞における Ca^{2+} の動態が解析されており，一次性 SS から得た IgG 分画は M3R アゴニストによって惹起された細胞内 Ca^{2+} 流入を阻止し，ヒト SS 血清中の抗 M3R 自己抗体は機能的であることが示されている[8]．

SS では，細胞骨格蛋白の一種である α - フォドリンに対する自己抗体の存在が認められる[9]．ヒト SS のモデルである non-obese diabetic（NOD）マウスにおいて抗 120 kDa- α - フォドリン抗体の産生が自己免疫性唾液腺炎の発症と関連していることが示され[10]，NOD マウスの鼻粘膜に α - フォドリンを投与すると唾液腺炎が抑制された[11]．

2 リンパ球と唾液腺上皮細胞

1）末梢血リンパ球

SS においては，末梢血リンパ球数の減少が認められる．分画では，健常群と比較し $CD3^+$ T 細胞，$CD8^+$ T 細胞および $CD8^+CD11^+$ T 細胞が減少している[12]．一方，$CD21^+$ の B 細胞および $HLA^-DR^+CD3^+$ の活性化 T 細胞の増加が同時に

認められる．CD4$^+$T 細胞，NK 細胞は健常群と差がなかった[12]．

最近の報告[13]では，腺外病変を有する SS 症例において末梢血における CD4$^+$CXCR5$^+$ICOS$^+$PD-1$^+$の follicular helper T 細胞（Tfh）が有意に増加しており，血清 IgG 値や抗 SS-A 抗体，抗 SS-B 抗体と正の相関を示したとされる．唾液腺の focus score とも有意な正の相関を示したとされ，病態の進展に Tfh が一定の役割を果たしていることが推定されている．

B 細胞については，SS 末梢血において CD27$^+$メモリー B 細胞の減少が認められており，同様の phenotype をもつ B 細胞が唾液腺に多数認められ，自己免疫性炎症部位へのメモリー B 細胞の集簇が想定されている[14]．制御性 B 細胞の検討では，CD19$^+$CD38 high IgG$^+$IL-10$^+$の制御性 B 細胞数が対照および非活動期 SS と比較し活動期 SS において有意に減少していたことが報告されている[15]．また CD19$^+$CD24 high CD38 high の制御性 B 細胞は，SS 末梢血において対照と比べて有意に増加していたものの T 細胞との共培養系を用いたサイトカイン産生能の検討においてその制御能が低下していたことが示されている[16]．

2) 唾液腺浸潤リンパ球

T 細胞については，その多くが HLA-DR 抗原[17,18]および IL-2R[19]を発現しており，CD4＞CD8，CD45RO＞CD45RA である[20]．T 細胞レセプターについては，Vβ2 と Vβ13 が高頻度に認められ，Jβ，Vα，Jα も比較的限定されている[21]．これらは SS 唾液腺に浸潤する T 細胞の一部がある特定の抗原刺激により増加していることを示している．

最近の報告[22]では，SS 唾液腺浸潤リンパ球は，その大部分が T 細胞と B 細胞であり，CD68$^+$マクロファージ，S100$^+$interdigitating dendritic cells や fascin$^+$follicular dendritic cells が種々の程度に認められ，CD56$^+$NK 細胞はまれとされている．リンパ球のうち，CD3$^+$T 細胞は浸潤の周辺部に多く，CD20$^+$B 細胞は中心部に多く分布している．

唾液腺局所の炎症進展に伴い，T 細胞は減少し B 細胞が増加していく．T 細胞は，大部分が CD4$^+$T 細胞であり，炎症の進展に伴い CD4$^+$T 細胞は減少する．一方，CD8$^+$T 細胞は変化が乏しい．FoxP3$^+$の制御性 T 細胞は軽度の炎症期には少なく，炎症の進展とともに増加し，さらに炎症が高度となると減少する．また炎症の進展とともに CD68$^+$マクロファージは増加傾向を示し，S100$^+$interdigitating dendritic cells は減少傾向を示す．fascin$^+$follicular dendritic cells と CD56$^+$NK 細胞は炎症の程度にかかわらず一定の傾向とされる．

唾液腺の focus score との関連では，CD3$^+$T 細胞，CD4$^+$T 細胞，S100$^+$interdigitating dendritic cells は負の相関を示し，CD20$^+$B 細胞および CD68$^+$マクロファージは正の相関を示す．CD8$^+$T 細胞，FoxP3$^+$制御性 T 細胞，fascin$^+$follicular dendritic cells と CD56$^+$NK 細胞は focus score との関連はなかった．また唾液腺における germinal center 形成と focus score，CD20$^+$B 細胞は正の相関を示し，CD4$^+$T 細胞は負の相関を示した．唾液腺における germinal center 形成はリンパ腫発症と関連していた．

3) 唾液腺上皮細胞

唾液腺上皮細胞は CD80，CD86 を高頻度に発現しており[23]，IFN-γ がこれら分子の発現を増大させる[24]．CD40 は導管上皮細胞での発現が確認されており[25]，これも IFN-γ が発現を誘導する[26]．著者らの検討において，CD40 刺激は SS 唾液腺上皮細胞に ICAM-1 発現を誘導した[27]（**図1**）．

SS 唾液腺より樹立された上皮細胞株を用いた検討[28]において，SS 唾液腺上皮細胞は toll-like receptor（TLR）-1，2，3，4 分子の mRNA を構成的に発現しており，フローサイトメトリーによりそのうち TLR-2，3，4 分子を発現していることが確認された．これらの TLR 分子をそれぞれに対するリガンドで刺激すると ICAM-1，CD40 および MHC-I の発現が誘導された．TLR-1,2,4 の mRNA はコントロール細胞と比べて SS 唾液腺上皮細胞において有意に高発現していた．

また唾液腺組織を用いた検討[29]では，TLR-7 と TLR-9 が SS 唾液腺において高発現しており，それらは浸潤リンパ球のみならず唾液腺上皮細胞にも認められている．

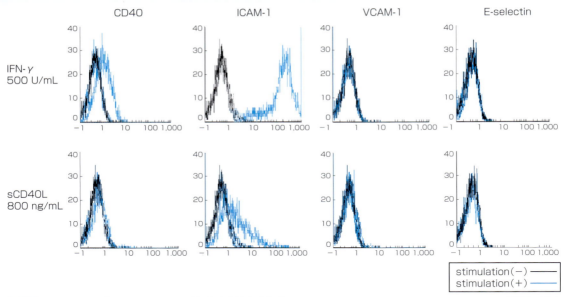

図1 IFN-γおよびsCD40Lのヒト培養唾液腺上皮細胞のCD40, ICAM-1, VCAM-1, E-selectin発現に対する作用

IFN-γはCD40およびICAM-1発現を誘導し, sCD40LはICAM-1発現を誘導した.
〔Saito M, et al : Modern Rheumatol 2007 ; 17 : 45-53.〕

3 サイトカイン

1) 唾液腺

　SS唾液腺におけるサイトカイン産生についてはこれまでに多くの報告がなされているが[30-36], 見解の一致がみられていない. この理由として, 国際的に通用する分類基準を欠いていたことによる対象患者の相違, 対象臓器の相違（大唾液腺と小唾液腺）, サイトカインの検出手法の相違, またステロイド剤等の治療などが結果に影響を与えている可能性が示唆される. 筆者らの検討では[37], 口唇小唾液腺を用いたRT-PCR法による解析にてIL-1α, IL-1β, IL-2, IL-6, IL-10, IFN-γ, TGF-βなどのmRNAが発現しており, なかでもIL-2, IL-6, IL-10の発現率はfocus scoreの増大に伴って増加していた（図2）. 一方, TGF-βはfocus scoreの増大につれてmRNA発現が低下する傾向が認められた. さらにELISA法を用いた唾液腺上皮細胞の培養上清中の蛋白レベルでの解析により, TGF-βはfocus scoreの高い例で産生が減少していた. TGF-βは免疫組織染色において主に上皮細胞が産生していることが示され, 同

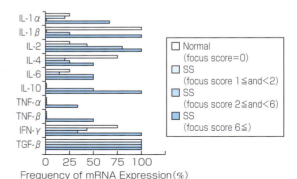

図2 SS（n=20）および正常唾液腺（n=4）におけるサイトカインmRNA発現頻度

RT-PCR法を用いて解析し, SS群はfocus scoreにより3群に分類した. SS唾液腺ではfocus scoreが増大するに従って, IL-2, IL-6, IL-10 mRNAの発現頻度が増大した.
〔Ogawa N, et al : J Interferon Cytokine Res 1995 ; 15 : 759-767.〕

様にfocus scoreの増大とともに同部位での発現が低下していた. ヒト培養唾液腺上皮細胞を用いて検討した結果, SS唾液腺上皮細胞はIFN-γ刺激により大量のIL-6産生を示し, これとは逆にTGF-βの産生が減少している傾向が認められた[38]（図3）.

2）Interferon（IFN）signature

全身性エリテマトーデス（systemic lupus erythematosus：SLE）を中心として，患者末梢血にIFN signatureが認められることが報告され[39]，全身性自己免疫疾患におけるIFNの関与について精力的な研究が行われるようになった．

Båveらは，SS唾液腺において多数のIFN-α産生細胞が浸潤リンパ球中に認められることを報告した[40]．彼らはこのIFN-α産生メカニズムを *in vitro* の系を用いて詳細に検討し，正常リンパ球を死細胞とSS患者より得たIgGで刺激すると大量のIFN-αが産生されることを見出した．この現象はRNA結合蛋白に対する自己抗体に依存しており，細胞から放出されたRNAと自己抗体により形成された免疫複合体が形質細胞様樹状細胞（plasmacytoid dendritic cell：pDC）を刺激してIFN-α産生を促していることが判明した．彼らにより，細胞死に陥った細胞由来の核代謝産物に抗SS-A抗体などが結合するとⅠ型IFNが産生されることが示され，SSにおけるⅠ型IFN過剰産生メカニズムの一端が明らかにされた．

Gottenbergらは，SS唾液腺においてIFN signatureが認められること，SS唾液腺上皮細胞をIFN-αで刺激するとIFN誘導遺伝子の1つである *IFN-induced transmembrane protein 1（IFITM1）* が強く誘導されること，そしてSS唾液腺にはCD123またはBDCA2陽性のpDCが存在することを報告し[41]，前述のBåveらの報告[40]と整合性のある結果であった．

Nordmarkらは，SLE発症との関連が示されているInterferon Regulatory Factor（IRF）-5と *Signal Transducers and Activator of Transcription（STAT）4* 遺伝子における遺伝子多型のリスクアレルを多く有するほどSS発症リスクが増大することを報告した[42]．すなわち，ⅠおよびⅡ型IFNが産生されやすいヒトほどSSを発症するリスクが高いことが示唆された．

以上より，少なくとも一部のSS症例においては遺伝的にIFN系が活性化されやすい形質をもっており，そのような個体においてウイルス感染などにより細胞死が生じると細胞由来の核代謝産物に未知のメカニズムにより産生された自己抗体が結合し，Ⅰ型IFNが過剰産生されるメカニズ

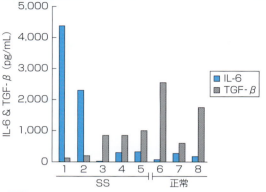

図3 IFN-γ刺激ヒト培養唾液腺上皮細胞によるIL-6およびTGF-βの産生

SS 5例，正常3例より得た唾液腺上皮細胞をIFN-γ存在下で6日間培養し，上清中のサイトカインレベルをELISA法にて測定した．SSにおいて高いIL-6産生を示す例を認め，それらにおいてはTGF-β産生が減少している傾向を認めた．

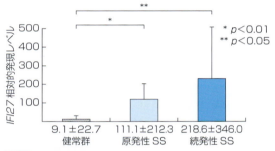

図4 RT-PCR法による末梢血における *IFI27* 遺伝子発現量の比較

IFI27 発現量は，一次性SS 111.1±212.3，二次性SS 218.6±346.0，健常群9.1±22.7であり，一次性SS（*p*<0.01），二次性SS（**p*<0.05）において健常群に比し有意に増大していた．
〔Kimoto O, et al：*J Rheumatol* 2011；**38**：310-316.〕

ムが存在する可能性が考えられる．

著者らは日本人SS症例において，末梢血を用いてIFN関連分子の検討を行った[43]．その結果，多くのIFN関連遺伝子の高発現を認め，最も高発現していた遺伝子は *interferon-inducible protein 27（IFI27）* であった．これはRT-PCR法を用いた定量的検討においても確認された（**図4**）[43]．*IFI27* 発現レベルと種々の臨床データとの関連を検討し，血清IgG値（*p*<0.01），血清β_2ミクログロブリン値（*p*<0.05），可溶性IL-2レセプター値（*p*<0.01），赤沈値（*p*<0.05），斑紋型の抗核

抗体値（$p<0.05$）と正の相関を認めた．これらは，IFN および IFN 関連遺伝子が SS の病態に密接に関連していることを示唆するものである．

最近では，Hall らにより SS 唾液腺では I 型および II 型 IFN 誘導遺伝子産物が発現し，唾液腺の IFN 活性が亢進している症例はより severe な phenotype と関連していたと報告されている[44]．また Nezos らは，リンパ腫合併 SS では唾液腺における IFN-γ 発現が IFN-α 発現より優位であり，リンパ腫非合併 SS と比較し IFN-γ/α 発現比が有意に高値を示したと報告している[45]．われわれの検討でも，悪性リンパ腫を合併した SS 症例は，末梢血においてリンパ腫非合併 SS と比較して異なる遺伝子発現パターンを呈しており[46]，腫瘍化には IFN をはじめとする複数の遺伝子が関与していることが示唆される．

以上より，IFN および IFN 誘導遺伝子は，SS の病態と密接に関連しており，より重症な SS やリンパ腫を合併した SS のバイオマーカーとなりえる可能性をもつと考えられる．

3）BAFF

SS においては B 細胞の異常活性化が認められることより，これまで B 細胞活性化作用をもつ BAFF についての検討が数多くなされてきた．

SS 唾液腺から得た上皮細胞は無刺激の状態では低レベルの BAFF 発現が認められるのみであったが，上皮細胞を IFN-α または IFN-γ により刺激すると大量の BAFF 産生が認められた[47]．一方，SS 唾液腺浸潤リンパ球においても，T 細胞および B 細胞に BAFF が発現，産生していることが報告されている[48]．また可溶性 BAFF の血中レベルがヨーロッパリウマチ学会（The European League Against Rheumatism：EULAR）Sjögren's Syndrome Disease Activity Index（ESSDAI）と正の相関関係にあること，SS 唾液腺における B 細胞のクローナルな増殖と関連があること，さらにリンパ腫および前リンパ腫様病変の存在と関連があることが報告されている[49]．

BAFF については抗 BAFF モノクローナル抗体であるベリムマブが 30 例の SS 患者に投与された成績が報告されている[50]．ベリムマブの投与により，ESSDAI は平均 8.8±7.4 から 6.3±6.6（$p=0.0015$）に低下し，EULAR Sjögren's Syndrome Patient Reported Index（ESSPRI）は平均 6.4±1.1 から 5.6±2.0（$p=0.0174$）に低下した．乾燥自覚症状は 7.8±1.8 から 6.2±2.09（$p=0.0021$），疲労感は 6.9±1.8 から 6.0±2.2（$p=0.0606$）と改善を示した．この成績は，BAFF をターゲットにした治療が有望であることを示唆している．

4 ケモカイン

SS 唾液腺における細胞浸潤の形成にはサイトカインや接着因子が関与していることが知られているが，その詳細なメカニズムは不明である．炎症性細胞浸潤形成にはケモカインが重要な役割を果たしている．筆者らは 4 種類の T 細胞特異的ケモカイン，IP-10（CXCL10），Mig（CXCL9），SDF-1（CXCL12），I-TAC（CXCL11）について検討した[51,52]．

口唇小唾液腺組織より RNA を分離し，RT-PCR 法にて上述のケモカイン mRNA の発現を解析したところ，SS 唾液腺において IP-10，Mig，I-TAC の強い発現が認められた．一方，SDF-1 の発現は SS および正常唾液腺において同程度であった．

次に免疫組織染色法を用いて，SS 唾液腺におけるこれらのケモカイン産生細胞の同定を行った（図 5）．SS 唾液腺では導管上皮細胞が IP-10，Mig，I-TAC を強く発現していた．これらのケモカインはとりわけ周囲に強い細胞浸潤を伴っている導管に強く発現していた．

同様に，IP-10，Mig，I-TAC に対するレセプターである CXCR3，および SDF-1 に対するレセプターである CXCR4 の SS 唾液腺における発現を免疫組織染色法により検討したところ，唾液腺浸潤細胞は細胞浸潤の強い部位（dense foci）では大部分が CXCR3+ であり，比較的浸潤がまばらな部位では CXCR4+ 細胞が多数を占めていた（図 5）．CXCR3+ 細胞はほとんどが CD3+T 細胞であった（図 6）．

以上より，SS 唾液腺においては，導管上皮細胞が IP-10，Mig，I-TAC を産生し，これに対して CXCR3 を発現した活性化 T 細胞が集簇し，細胞浸潤を形成するメカニズムが示唆された．

周囲に細胞浸潤を伴う導管に強いケモカインの

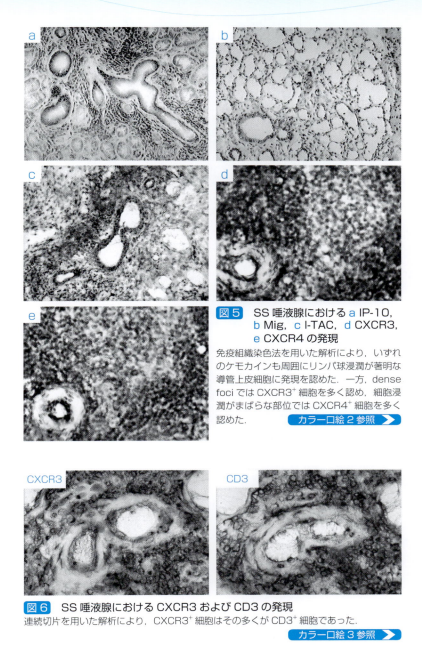

図5 SS唾液腺における a IP-10, b Mig, c I-TAC, d CXCR3, e CXCR4 の発現
免疫組織染色法を用いた解析により，いずれのケモカインも周囲にリンパ球浸潤が著明な導管上皮細胞に発現を認めた．一方，dense fociではCXCR3⁺細胞を多く認め，細胞浸潤がまばらな部位ではCXCR4⁺細胞を多く認めた．
カラー口絵2参照

図6 SS唾液腺におけるCXCR3およびCD3の発現
連続切片を用いた解析により，CXCR3⁺細胞はその多くがCD3⁺細胞であった．
カラー口絵3参照

発現が認められたことより，導管周囲の浸潤細胞から何らかのケモカイン産生促進因子が分泌されている可能性が考えられた．これを調べるため，ヒト培養唾液腺上皮細胞をIFN-γ存在，非存在下で12時間培養し，RT-PCR法にてケモカインmRNAの発現を解析したところ，IFN-γはSS，正常唾液腺上皮細胞の両者にIP-10，Migの発現を誘導した（図7）．

またIFN-γ非存在下ではSS，正常唾液腺上皮細胞ともにケモカイン（IP-10，Mig）の産生を認めなかったが，IFN-γを添加するとこれらのケモカインの培養上清中への産生が認められた（図8）．興味深いことに，IFN-γ誘導性ケモカインのmRNA発現はSS，正常唾液腺上皮細胞間で差

3 免疫異常　33

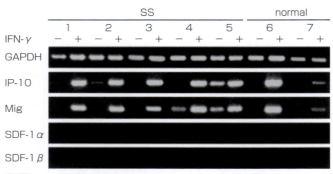

図7 ヒト培養唾液腺上皮細胞（SS 5例，正常2例）をIFN-γ存在，非存在下で培養した際のケモカインmRNA産生
IFN-γはヒト培養唾液腺上皮細胞にIP-10およびMig mRNA発現を誘導した．

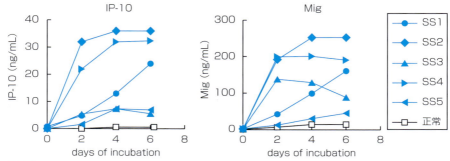

図8 ヒト培養唾液腺上皮細胞をIFN-γで刺激した際の上清中へのケモカイン産生
SS症例では正常例に比べてIFN-γによるIP-10およびMig産生が増大していた．

を認めなかったのにもかかわらず，上清中のケモカイン産生はSS唾液腺上皮細胞において亢進していた．IFN-γ以外にSS唾液腺上皮細胞にこれらのケモカインを誘導するサイトカインがあるかどうかを検討するために，SS唾液腺における発現が報告されているIL-1β，IL-4，IL-6，IL-10，TNF-αおよびTGF-βを用いて，IP-10, Mig発現に与える影響をRT-PCR法にて解析したが，IFN-γ以外ではTNF-αがIP-10の発現を誘導したのみであり（図9），ここでもSS唾液腺におけるIFN-γの重要性が示唆された．

以上より，SS唾液腺におけるIP-10, Mig, I-TACなどのT細胞遊走性ケモカインの産生にはIFN-γが重要な役割を果たしていることが示唆され，SS唾液腺上皮細胞はIFN-γに対するケモカイン産生反応が亢進しており，これは上皮細胞の活性化を反映する所見ではないかと考えられる．

また著者らはリンパ球のケモカインレセプター発現に対するIFN-γの影響について検討した．分離した末梢血リンパ球をIFN-γとともに12時間培養し，CXCR3およびCXCR4発現をRT-PCR法にて検討したところ，IFN-γはCXCR3の発現を増大させたが，CXCR4の発現は誘導しなかった．このCXCR3 mRNA発現の増大は細胞表面のCXCR3発現の増大を引き起こした（図10）．発現したCXCR3は機能的であることが遊走能実験にて確認された．すなわち，IFN-γはT細胞遊走性ケモカインを導管上皮細胞に誘導するだけでなく，リンパ球にこれらケモカインに対するレセプターであるCXCR3の発現を誘導することが判明した．

ケモカインについては，SSモデル動物であるMRL/lprマウスにCXCL10/IP-10のtruncated formのアナログをアンタゴニストとして投与したところ，リンパ球浸潤および腺細胞破壊が抑制されたと報告されている[53]．また最近，SS様病

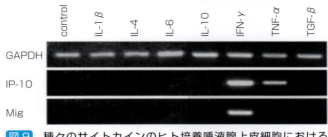

図9 種々のサイトカインのヒト培養唾液腺上皮細胞における IP-10 および Mig mRNA 発現に対する作用

両者の mRNA 発現を誘導したサイトカインは IFN-γ のみであった．

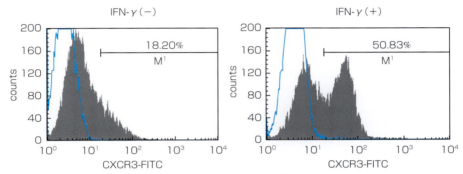

図10 IFN-γ のヒト末梢血単核球における CXCR3 発現に及ぼす作用

IFN-γ はヒト末梢血単核球に CXCR3 発現を誘導した．

態発症前の NOD マウスに CXCR3 に対する遮断抗体を投与してその効果を検証した報告がなされている[54]．その結果，CXCR3 抗体の投与は，唾液分泌量を有意に改善させた．またこの抗体は唾液腺浸潤細胞の量を顕著に変化させなかったが，浸潤細胞のうち CXCR3⁺CD8⁺ および CXCR3⁺CD44⁺CD8⁺ T 細胞数を有意に減少させた．また唾液腺における腫瘍壊死因子-α (tumor necrosis factor-α：TNF-α) 発現が著明に減少し，TNF-α によって抑制される tight junction protein である claudin-1 とアクアポリン 5 の発現が増加した．一方，CXCR3 抗体の投与によりマウス血清中の抗核抗体価および抗ムスカリン M3 受容体に対する抗体価が増加した．ヒト SS 唾液腺においては TNF-α の特異的発現は認められず，また TNF 阻害薬はヒト SS に対し有効でないことが報告されている．そのため NOD マウスにおける知見をそのままヒトに適用することは難しいが，ケモカインターゲット療法が SS の新たな治療となりうる可能性を示唆するものであり，興味深い．

その他，SS 唾液腺において発現が報告されているケモカインには MIP-1α (CCL3)[55]，MIP-1β (CCL4)[55]，IL-8[55]，RANTES (CCL5)[56]，BCA-1 (CXCL13)[57-60]，ELC (CCL19)[57]，PARC (CCL18)[58]，SLC (CCL21)[59,60] などがあげられる．このうち CXCL13 については，SS の疾患活動性と関連するバイオマーカーを high-throughput プロテオミクス解析を用いて行った報告[61]において，ESSDAI のリンパ節腫脹，腺症状，肺病変の 3 つのドメインと有意に関連していた．SS においては疾患活動性や臓器障害と関連する適切なバイオマーカーが乏しいため，ケモカインが疾患特異的で有用なバイオマーカーとして同定された意義は大きい．

おわりに

SS における免疫異常を自己抗体，リンパ球および唾液腺上皮細胞，サイトカイン，ケモカイン

の面から概説した．今後は，これらの知見を踏まえて，さらに SS の病態カスケードを解明することが望まれる．ただし治療の面からすると，病因や病態が必ずしも完全に解明されなくともよいことは，関節リウマチにおける抗サイトカイン療法

の成功から明らかである．その意味で，今後は本項で述べた免疫異常に基づいた治療法が開発されることを期待したい．

（小川法良）

文献

1) 下山久美子・他：Medicina 2005 増刊号これだけは知っておきたい検査のポイント第 7 集；**42**：434-435.
2) Namekawa T, *et al*：*J Rheumatol* 1995；**22**：2092-2099.
3) Halse AK, *et al*：*Clin Exp Immunol* 1999；**115**：203-207.
4) Tengner P, *et al*：*Arthritis Rheum* 1998；**41**：2238-2248.
5) Huang M, *et al*：*Clin Exp Immunol* 2005；**142**：148-154.
6) Bacman S, *et al*：*Clin Exp Immunol* 1996；**104**：454-459.
7) Naito Y, *et al*：*Ann Rheum Dis* 2005；**64**：510-511.
8) Dawson LJ, *et al*：*Arthritis Rheum* 2006；**54**：1165-1173.
9) Haneji N, *et al*：*Science* 1997；**276**：604-607.
10) Yanagi K, *et al*：*Eur J Immunol* 1998；**28**：3336-3345.
11) He J, *et al*：*Arthritis Res Ther* 2008；**10**：R44.
12) Ichikawa Y, *et al*：*Clin Exp Rheumatol* 1989；**7**：55-61.
13) Szabo K, *et al*：*Clin Immunol* 2013；**147**：95-104.
14) Hansen A, *et al*：*Arthritis Rheum* 2002；**46**：2160-2171.
15) Furuzawa-Carballeda J, *et al*：*Arthritis Res Ther* 2013；**15**：R68.
16) Lin W, *et al*：*Arthritis Res Ther* 2014；**16**：R118.
17) Moutsopoulos HM, *et al*：*Ann Rheum Dis* 1986；**45**：677-683.
18) Fox RI, *et al*：*Arthritis Rheum* 1986；**29**：1105-1111.
19) Segerberg-Konttinen M, *et al*：*Ann Rheum Dis* 1987；**46**：649-653.
20) Matthews JB, *et al*：*Virchows Archiv A Pathol Anat* 1991；**419**：191-197.
21) Matsumoto I, *et al*：*J Clin Invest* 1996；**97**：1969-1977.
22) Christodoulou MI, *et al*：*J Autoimmun* 2010；**34**：400-407.
23) Manoussakis MN, *et al*：*Arthritis Rheum* 1999；**42**：229-239.
24) Matsumura R, *et al*：*Ann Rheum Dis* 2001；**60**：473-482.
25) Dimitriou ID, *et al*：*Clin Exp Immunol* 2002；**127**：386-392.
26) Ping L, *et al*：*Arthritis Rheum* 2005；**52**：573-581.
27) Saito M, *et al*：*Modern Rheumatol* 2007；**17**：45-53.
28) Spachidou MP, *et al*：*Clin Exp Immunol* 2007；**147**：497-503.
29) Zheng L, *et al*：*Oral Surg Oral Med Oral Pathol Oral Radiol Endod* 2010；**109**：844-850.
30) Oxholm P, *et al*：*Autoimmunity* 1992；**12**：185-191.
31) Fox RI, *et al*：*J Immunol* 1994；**152**：5532-5539.
32) Boumba D, *et al*：*Br J Rheumatol* 1995；**34**：326-333.
33) Ohyama Y, *et al*：*Arthritis Rheum* 1996；**39**：1376-1384.
34) Sun D, *et al*：*Autoimmun* 1998；**28**：125-137.
35) Konttinen YT, *et al*：*Scand J Rheumatol* 1998；**28**：106-112.
36) Fox PC, *et al*：*Arch Oral Biol* 1999；**44**：S49-S52.
37) Ogawa N, *et al*：*J Interferon Cytokine Res* 1995；**15**：759-767.
38) Kawanami T, *et al*：*PLOS one* 2012；**7**：e45689.
39) Baechler EC, *et al*：*Proc Natl Acad Sci USA* 2003；**100**：2610-2615.
40) Båve U, *et al*：*Arthritis Rheum* 2005；**52**：1185-1195.
41) Gottenberg JE, *et al*：*Proc Natl Acad Sci USA* 2006；**103**：2770-2775.
42) Nordmark G, *et al*：*Genes Immun* 2009；**10**：68-76.
43) Kimoto O, *et al*：*J Rheumatol* 2011；**38**：310-316.
44) Hall JC, *et al*：*Arthritis Rheumatol* 2015；**67**：2437-2446.
45) Nezos A, *et al*：*J Autoimmun* 2015；**63**：47-58.
46) Ogawa N：*Inflammation and Regeneration* 2010；**30**：169-175.
47) Ittah M, *et al*：*Arthritis Res Ther* 2006；**8**：R51.
48) Daridon C, *et al*：*Arthritis Rheum* 2007；**56**：1134-1144.
49) Quartuccio L, *et al*：*Rheumatology (Oxford)* 2013；**52**：276-281.
50) Mariette X, *et al*：*Ann Rheum Dis* 2015；**74**：526-531.
51) Ogawa N, *et al*：*Arthritis Rheum* 2002；**46**：2730-2741.
52) Ogawa N, *et al*：*Clin Immunol* 2004；**112**：235-238.
53) Hasegawa H, *et al*：*Arthritis Rheum* 2006；**54**：1174-1183.
54) Zhou J, Yu Q：*Lab Invest* 2018, Epub ahead of print
55) Cuello C, *et al*：*Br J Rheumatol* 1998；**37**：779-783.
56) Xanthou G, *et al*：*Arthritis Rheum* 2001；**44**：408-418.
57) Amft N, *et al*：*Arthritis Rheum* 2001；**44**：2633-2641.
58) Salomonsson S, *et al*：*Scand J Immunol* 2002；**55**：336-342.
59) Barone F, *et al*：*Arthritis Rheum* 2005；**52**：1773-1784.
60) Barone F, *et al*：*J Immunol* 2008；**180**：5130-5140.
61) Nishikawa A, *et al*：*Arthritis Res Ther* 2016；**18**：106.

4 組織障害機序

Essential Points!

▶ Sjögren 症候群（SS）では，唾液腺，涙腺への CD4[+]T 細胞を中心とする単核球浸潤に伴う口腔・眼乾燥症状や間質性腎炎，レイノー現象など多彩な腺外症状，抗 SS-A/Ro 抗体，抗 SS-B/La 抗体など自己抗体の出現がみられる.

▶ 唾液腺・涙腺の組織障害機序としてはこれまでいくつかの報告がみられ，Fas/Fas L や細胞傷害性顆粒によるアポトーシス，いくつかの自己抗原に対するモノクローナルな細胞傷害性 T 細胞増多による組織障害などがあげられる.

▶ これらのアポトーシスにおける女性ホルモンの関与や，成人 T 細胞白血病ウイルス I 型（HTLV-I）などのレトロウイルス，EB ウイルスなどによる組織障害機序が想定されているが，唾液腺障害分子に対する拮抗分子や細胞増殖因子のはたらきについてもいくつかの報告が散見される.

1 Sjögren 症候群唾液腺におけるアポトーシス

アポトーシスは，Fas/Fas ligand（Fas L）システム，tumor necrosis factor（TNF）-α，放射線など多彩な刺激により細胞膜変性，核クロマチンの濃縮後の DNA の断片化，アポトーシス小体の形成などの特徴をもち，関節リウマチ滑膜細胞など多くの自己免疫疾患の細胞障害機序の1つと考えられている.

最初に注目された SS 唾液腺のアポトーシス誘導分子として，膜型の Fas/Fas L が知られている（**図1**）. Fas は TNF/NGF 受容体スーパーファミリーに属する I 型膜蛋白であり，そのリガンドである Fas L との結合により三量体を形成する. Fas は細胞内の death domain である Fas-associated death domain protein（FADD）を介して，順次 caspase を活性化しアポトーシスを誘導する. Kong ら[1]は，terminal deoxynucleotidyltransferase-mediated dUTP nick end-labeling（TUNEL）法を用い，SS 唾液腺導管細胞に TUNEL 陽性のアポトーシス細胞がみられることを報告し，われわれも同様の細胞死を確認した[2]. Manganelli のグループ[3]は，SS 唾液腺のアポトーシスを TUNEL 法を用いて定量化し，コントロール群の3%に比し，SS 唾液腺導管上皮では68%にアポトーシスが観察されたと報告している. これに対し Ohlsson ら[4]の報告では，18 人の SS 唾液腺上皮細胞における検討から，アポトーシスはむしろ少ないとしている.

膜型の Fas/Fas L に対し，選択的スプライシングにより生じる可溶性 Fas および可溶性 Fas L の存在が知られている[5]. 血清での可溶性 Fas レベルは，特に全身性エリテマトーデス（systemic lupus erythematosus：SLE）では高値であるが，SS を含む自己免疫疾患でも正常コントロールと比較すると高値であることが報告されている[6]. 一方 Fujihara ら[7]は，血清での可溶性 Fas レベルは他の膠原病と比較して，原発性 SS で特に高値であることを報告した. われわれの検討[8]では，SS 患者唾液中の可溶性 Fas L レベルが健常者唾液中より高値であり唾液腺破壊の程度が進んでいるほど，唾液中の可溶性 Fas L レベルは高値であった. 唾液腺のアポトーシスにおける可溶性 Fas，可溶性 Fas L の詳細な作用機序は不明であるが，過剰な Fas/Fas L システムの作動の結果により生じるものか，あるいは膜型の Fas の中和作用を有している可能性が推測される（**図2**）.

浸潤単核球上の Fas L を介する唾液腺のアポトーシスはおもに CD4[+]T 細胞により誘導されるが，SS の腺破壊には CD8[+] 細胞傷害性 T 細胞による機序が考えられている. 涙腺の *in situ* hybridization を用いた検討で，細胞傷害性顆粒であるパーフォリンおよびグランザイム B の mRNA の発現が Tsubota ら[9]により示された. さらに Fujihara ら[10]は，腺組織周囲には CD4[+]T 細胞ではなく，むしろ割合の少ない CD8[+]T 細胞が存在

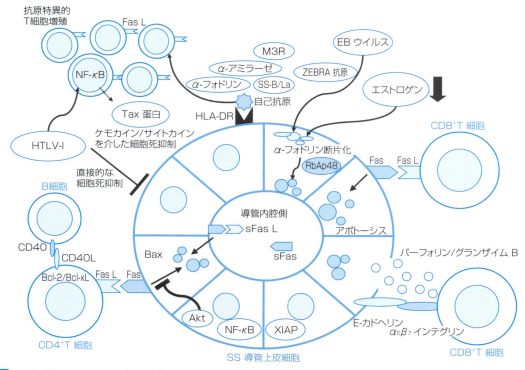

図1 SSの唾液腺における細胞障害調節機構（仮説）

SS唾液腺局所では，ウイルス感染やα-フォドリン，α-アミラーゼ，M3ムスカリン作動性アセチルコリン受容体（M3R），SS-B/La抗原などの自己抗原ペプチドのHLA-DRへの表出により抗原特異的なT細胞増殖が起こる．これらのT細胞はFas ligand（Fas L）を発現しており，Fasを発現している唾液腺上皮細胞を破壊すると考えられる．Bcl-2/Bcl-xLを発現したCD4+T細胞は，CD40-CD40 ligandとともにアポトーシスから免れ，表出したFas Lで唾液腺上皮細胞を攻撃し，caspaseの活性化を伴うアポトーシスを惹起する．一方，可溶性のFas L（sFas L）がSS唾液内に増加し，導管内腔からのアポトーシスに関与していると考えられる．また，腺組織近傍に存在するCD8+T細胞は，$\alpha_E\beta_7$インテグリン/E-カドヘリンを介して腺組織に接着し，Fas/Fas Lあるいは，パーフォリン/グランザイムBといった細胞傷害性顆粒により唾液腺細胞のアポトーシスを誘導する．エストロゲン低下やEBウイルス感染では，感染自体による宿主細胞破壊もあるが，120 kDa α-フォドリンの発現を介するアポトーシスを唾液腺上皮細胞に誘導する．HTLV-Ⅰ感染では，唾液腺への慢性炎症細胞浸潤をきたすが，同時に唾液腺細胞死抑制あるいは増殖を促すことが想定される．また，SS唾液腺上皮細胞は，EGFによるPI3K/Akt経路あるいはNF-κB活性化，XIAPなどによりアポトーシスから保護されていると推測される．

し，$\alpha_E\beta_7$インテグリンが特異的に発現していることを示した．TUNEL法によるアポトーシス細胞の半数近くの周囲にCD8+T細胞の蓄積が観察され，このCD8+T細胞はパーフォリンおよびグランザイムBの強い発現を示した．これらの知見により，SS唾液腺アポトーシスの機序として，$\alpha_E\beta_7$インテグリン/E-カドヘリンによりCD8+T細胞が腺房細胞へ接着し，細胞傷害性顆粒あるいは，Fas/Fas Lにより細胞死が誘導されることが示された．

女性ホルモン欠乏とアポトーシスの関連についてIshimaruら[11]は，C57BL/B6マウスに卵巣摘出を行うと，摘出後早期にα-フォドリンの断片化を伴うアポトーシスが腺組織に誘導されることを示した．さらに彼らは，エストロゲン欠乏により誘導されるRbAp48トランスジェニックマウスの検討で，外分泌腺における同蛋白の過剰発現とともにTUNEL染色による細胞死が誘導されることを見出した．これらの知見は，女性に多いSSの唾液腺破壊機序を考慮するうえで，エストロゲン欠乏の自己免疫疾患への関与を示唆する重要な所見と考えられる．

唾液腺上皮細胞のアポトーシスの実行分子として，caspase 3の活性化が関与していると想定さ

れている．Jimenezら[12]は，caspaseとその基質であるDNA修復酵素の1つpoly（ADP-ribose）polymerase（PARP）のSS唾液腺組織での発現を検討した．この結果，PARPとcaspase 3の発現はSS唾液腺の導管・腺房上皮細胞にみられたが，caspase 9の発現はみられないことを示した．SS唾液腺におけるcaspase 3の意義は，アポトーシスそれ自体のみならずα-フォドリンの120 kDaフラグメントへの分断を誘導することが知られており[13]，自己反応性T細胞への分化へも関与していると思われる．われわれは，SS唾液腺のアポトーシスにおけるcaspaseの意義を培養唾液腺細胞を用いて*in vitro*で検討し，Fas刺激およびTRAILによるアポトーシスの違いを示した（図2）[14]．最近われわれは，toll-like receptor 3（TLR3）を介するシグナルもSS唾液腺でアポトーシスを惹起することを報告した[15]．このことから，自然免疫の関与も考えられる（図3）．

2 自己反応性T細胞による組織障害

自己抗原に対する抗原特異的なT細胞増殖による組織障害機序も，SSにおける唾液腺・涙腺の破壊機序の1つであると考えられている．Francoら[16]は以前，SS唾液腺上皮細胞は抗原提示能を有するHLA-DRを発現しており，HLA-DRを発現した上皮細胞近傍に浸潤リンパ球が観察されることを示した．SSにおける自己抗原として Matsumotoら[17]は，唾液腺のα-アミラーゼの合成アミノ酸とSS患者末梢血をincubateし，T細胞レセプターのsingle-strand conformation polymorphism（SSCP）解析を行った結果，27％のSS患者唾液腺においてα-アミラーゼ反応性のT細胞の存在を確認した．またHanejiら[18]は，NFS/sldマウスを用いた検討から，分断化された120 kDa α-フォドリンに対する自己反応性T細胞の活性化を見出し，これがヒトにおいてもSS特異的抗原であることを報告した．さらに，α-フォドリンに対するCD4$^+$T細胞が有するFas Lにより唾液腺障害が誘導されることも示している．近年，Naitoら[19]は，SS患者におけるM3ムスカリン作動性アセチルコリン受容体（muscarinic acetylcholine receptor：M3R）に対する自己反応性T細胞の存在を示し，SS唾液腺障害に関与していることを示唆した．

ウイルス感染による唾液腺炎についてInoueら[20]は，Epstein-Barr（EB）ウイルスの再活性化とα-フォドリンとの関連について検討を行った．すなわち，EBウイルスの活性化によりアポトーシスが誘導され，これに伴いEBウイルス関連蛋白であるZEBRA抗原が120 kDa α-フォドリンとともに発現していることが示された．Saitoら[21]は，EBウイルス構造遺伝子であるBCRF-1領域と相同性の高いサイトカインであるinterleukin（IL）-10産生に着目し，唾液腺破壊機序について検討を行った．その結果，IL-10トランス

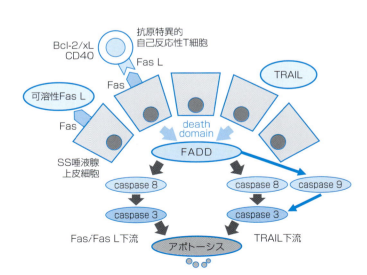

図2 FasとTRAILにおけるアポトーシス誘導性機序の違い

自己反応性CD4$^+$T細胞はBcl-2/xLを発現することにより細胞死を免れ，発現したFas Lが唾液腺のFasとの結合でdeath domainおよびcaspase 8/3を介したアポトーシスを生じる．同様の機序は可溶性Fas Lの刺激でも生じる可能性がある．一方，TRAILによるアポトーシスでは，ミトコンドリア経路の関与を示すcaspase 9の活性化を伴うアポトーシスが生じる．

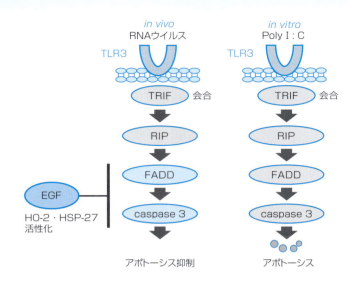

図3 TLR3を介するアポトーシスとその制御

In vivo では RNA ウイルス等を認識した TLR3 により TRIF の会合が生じ，caspase 3 の会裂を伴うアポトーシスを伴う．*In vitro* では poly I：C によりアポトーシスが生じるが *in vivo* では，FADD 以下の活性化は起こっておらず，EGF によって誘導される HO-2 や HSP-27 が TLR3 誘導性アポトーシスを制御していると考えられる．

ジェニックマウスには Fas L 陽性 CD4⁺T 細胞を介したアポトーシスがみられることが明らかとなり，EB ウイルス感染と唾液腺破壊の関連が示唆された．また，1989 年に Green ら[22]は，レトロウイルスである成人 T 細胞白血病ウイルス I（human T-cell leukemia virus type Ⅰ：HTLV-Ⅰ）の *tax* 遺伝子を導入したマウスにおいて，SS に酷似した唾液腺炎および涙腺炎の発現を報告した．興味あることに，このトランスジェニックマウスにおいては，外分泌腺へのリンパ球浸潤とともに，導管上皮の増生が生じることを報告している．HTLV-Ⅰ感染の場合は後述するように，外分泌腺炎を生じるのみならず，腺組織側への影響も示唆される．

3 Sjögren 症候群唾液腺における抗アポトーシス蛋白の関与

唾液腺での Fas/Fas L システムに対し，Bcl-2 ファミリーの関与がこれまでに報告されている．Moutsopoulos のグループ[23]は，Fas, Fas L およびアポトーシスを促進する Bax 蛋白が，SS 唾液腺の導管・腺房上皮細胞のいずれにも発現しているが，アポトーシスを抑制する Bcl-2 は浸潤リンパ球にのみ発現していることを報告した．われわれの検討[24]でも，唾液腺浸潤単核球は Bcl-2, Bcl-x は CD40 とともに，アポトーシスから免れ

（図2），表面に発現する Fas L によって慢性的に唾液腺細胞障害をきたしうることが示唆された．また，SS 末梢血において CD40 L の発現は認められなかったが，唾液腺浸潤単核球には CD40 L が発現しており，唾液腺局所における浸潤単核球がアポトーシスと自己抗体産生に強く関与していることが示された．さらに，CD40 の下流に存在する mitogen activated protein kinase（MAP kinase）スーパーファミリーの発現も検討したが，c-Jun N-terminal kinase（JNK），p38 の浸潤単核球における発現が観察され，SS 唾液腺の慢性炎症に関与していることが示唆された[25]．

次に，われわれは SS 唾液腺における増殖因子によるアポトーシス抑制について検討した．マウスにおいて唾液腺除去を行うと血清中の epidermal growth factor（EGF）濃度が減少することから，EGF が唾液腺から分泌される増殖因子の 1 つであることが知られている[26]．このため，SS 唾液腺での EGF およびその下流の分子発現について検討した[27]．SS 唾液腺組織では，コントロールに比して導管上皮に強いリン酸化された Akt の発現が観察され，nuclear factor（NF）-κB は SS 唾液腺上皮細胞の核に染色されることが示された．培養唾液腺上皮細胞を用いた検討では，EGF 刺激により Akt も活性化されることが示された．NF-κB は EGF 刺激 30 分で細胞質から核への translocation をきたしたが，phosphatidylinositol-3 kinase（PI3K）インヒビターではNF-κBの活性化は抑制されず，NF-κBとPI3K-Akt経路がEGFにより別々に活性化される可能性が示唆された．さらに，抗Fas抗体およびPI3Kインヒビター，NF-κBインヒビター単独では培養唾液腺上皮細胞はアポトーシス抵抗性であったが，抗Fas抗体とそれぞれの阻害薬を組み合わせると6〜25％程度のアポトーシスが誘導されることが明らかとなった（図4）[28]．これらの結果から，SS唾液腺細胞はFasによる単一刺激では細胞死に陥らず，様々な抗アポトーシス分子によって保護されていることが示唆された．前述のTLR3誘導性アポトーシスもEGFによって抑制されることを報告した（図3）[29]．

われわれは以前，SS唾液腺細胞におけるその他の抗アポトーシス分子として，X chromosome-linked inhibitor of apoptosis protein（XIAP）の発現を検討した[30]．XIAPはSS唾液腺の導管上皮細胞，腺房細胞に発現しており，唾液腺のcell lineであるhuman salivary gland cell line（HSG cells）を用いた検討では，XIAPの発現はTNF-αによりdownregulationを受け，IL-1β，transforming growth factor（TGF）-β，IL-10はTNF-αの作用を拮抗した．XIAPはSS唾液腺における抗アポトーシス分子の1つと考えられるが，ヒト唾液腺（human salivary gland：HSG）細胞と性質が異なり，培養唾液腺上皮細胞はTNF-αにより全くアポトーシスを起こさない（未発表データ）ことから，今後は培養唾液腺上皮細胞を用いたさらなる検討が必要であると考えられる．

SS唾液腺破壊抑制におけるウイルス感染，特にHTLV-Iの関与については，われわれを含めこれまでいくつかの報告がみられる．長崎における検討[31]で，SS患者における抗HTLV-I抗体の陽性率は23％であり，コントロール群の3％と比して統計学的に有意であった．またHTLV-I関連脊髄症（HTLV-I associated myelopathy：HAM）患者においては，高率にSSを合併していることが明らかである[32]．以前われわれは，HAM患者においては唾液腺造影などの画像的唾液腺破壊所見に乏しいことを報告した[33]．抗HTLV-I抗体陰性および陽性SS患者について，比較検討した[34]．両群で自己抗体の出現頻度やfocus scoreの頻度に有意差はみられなかったが，唾液腺造影陽性頻度と口唇生検陽性頻度を比較すると両群に有意差が生じることがわかった．すなわち，抗HTLV-I陽性群では，炎症細胞浸潤は観察されるものの，唾液腺造影で点状陰影が出現するような画像的な陽性像が少ないことが明らかとなった．HTLV-I感染細胞株と唾液腺上皮細胞の共培養では，アポトーシス誘導・抑制分子両者が活性化するがアポトーシスはみられなかった（図5）[35]．少なくともEBウイルスなどでは，ウイルスの再活性化による宿主細胞の破壊が考えられるが，HTLV-I感染の場合には，Greenら[22]が最初

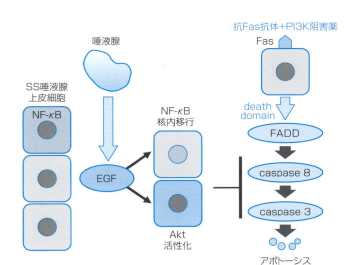

図4 EGFによるNF-κBおよびPI3K/Aktの活性化とFas誘導性アポトーシスの制御

唾液腺から分泌されるEGFによりNF-κBの核内移行とPI3K/Akt活性化が独立して生じる．抗Fas抗体単独ではアポトーシス誘導は生じないが，PI3K阻害薬同時投与で唾液腺細胞にcaspase 8/3の会裂を伴うアポトーシスが誘導される．このアポトーシスはEGF濃度依存性に抑制が起こる．

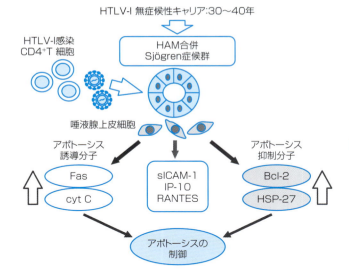

図5 唾液腺上皮細胞へのHTLV-I感染によるアポトーシスと関連分子発現

HTLV-I関連脊髄症（HAM）はHTLV-Iキャリアから長期間を経て発症するが，HAMには高率にSSを合併する．HAM由来のHTLV-I感染T細胞株とSS唾液腺上皮細胞を共培養すると，HTLV-I感染が成立し可溶性ICAM-1/RANTES等接着分子や遊走因子が増加する．アポトーシス誘導・抑制分子両者の発現も増加するが，アポトーシスの誘導は観察されない．

に報告したように，唾液腺炎は生じても，導管上皮細胞はむしろ増殖傾向を示した．HTLV-I感染により活性化されるtransactivatorであるTax蛋白によるアポトーシス抑制が想定されるが，Taxによる直接的な細胞死抑制であるのか，Taxにより活性化されるサイトカインやケモカインによる間接的な作用であるかは，今後の研究の蓄積を待たなくてはならない．

● おわりに

SS唾液腺破壊におけるアポトーシスについて概説した．Fas/Fas L，細胞傷害性顆粒やTLR3を介したアポトーシスが想定されるが，これらの分子発現には様々な自己抗原やホルモンバランス，あるいはウイルス感染などが契機になっているものと予想される．SS唾液腺細胞死は様々な抗アポトーシス蛋白から守られており，遺伝的背景やウイルス感染がその制御にかかわっている可能性もある．

（中村英樹）

文献

1) Kong L, et al : Arthritis Rheum 1997 ; 40 : 87-97.
2) Nakamura H, et al : Clin Exp Immunol 1998 ; 114 : 106-112.
3) Manganelli P, et al : J Rheumatol 1997 ; 24 : 1552-1557.
4) Ohlsson M, et al : Lab Invest 2001 ; 81 : 95-105.
5) Cheng J, et al : Science 1994 ; 263 : 1759-1762.
6) Nozawa K, et al : Arthritis Rheum 1997 ; 40 : 1126-1129.
7) Fujihara T, et al : Clin Rheumatol 1998 ; 17 : 496-499.
8) Nakamura H, et al : Clin Exp Rheumatol 2005 ; 23 : 915.
9) Tsubota K, et al : Am J Ophthalmol 1994 ; 117 : 120-121.
10) Fujihara T, et al : J Immunol 1999 ; 163 : 2226-2235.
11) Ishimaru N, et al : Am J Pathol 1999 ; 155 : 173-181.
12) Jimenez F, et al : Rheumatology (Oxford) 2002 ; 41 : 338-342.
13) Hayashi Y, et al : J Med Invest 2003 ; 50 : 32-38.
14) Nakamura H, et al : Apoptosis 2008 ; 13 : 1322-1330.
15) Nakamura H, et al : Rheumatol Int 2013 ; 33 : 441-450.
16) Franco A, et al : Clin Exp Rheumatol 1987 ; 5 : 199-203.
17) Matsumoto I, et al : Int J Mol Med 1999 ; 3 : 485-490.
18) Haneji N, et al : Science 1997 ; 276 : 604-607.
19) Naito Y, et al : Ann Rheum Dis 2006 ; 65 : 269-271.
20) Inoue H, et al : J Immunol 2001 ; 166 : 5801-5809.
21) Saito I, et al : J Immunol 1999 ; 162 : 2488-2494.
22) Green JE, et al : Nature 1989 ; 341 : 72-74.
23) Polihronis M, et al : Clin Exp Immunol 1998 ; 114 : 485-490.
24) Nakamura H, et al : Lab Invest 1999 ; 79 : 261-269.
25) Nakamura H, et al : Ann Rheum Dis 1999 ; 58 : 382-385.
26) Tsutsumi O, et al : J Endocrinol 1987 ; 113 : 193-197.
27) Nakamura H, et al : Rheumatol Int 2007 ; 28 : 127-136.
28) Nakamura H, et al : Clin Exp Rheumatol 2007 ; 25 : 831-837.
29) Horai Y, et al : Mod Rheumatol 2016 ; 26 : 99-104.
30) Nakamura H, et al : Lab Invest 2000 ; 80 : 1421-1427.
31) Terada K, et al : Lancet 1994 ; 344 : 1116-1119.
32) Nakamura H, et al : Ann Rheum Dis 1997 ; 56 : 167-172.
33) Izumi M, et al : J Rheumatol 1999 ; 26 : 2609-2614.
34) Nakamura H, et al : Clin Exp Rheumatol 2008 ; 26 : 653-655.
35) Nakamura H, et al : Arthritis Rheumatol 2015 ; 67 : 1096-1106.

第 3 章　診断手技・手法

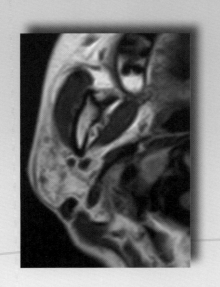

1 唾液分泌量の測定

Essential Points!

▶ 唾液分泌量の測定方法としては，刺激時唾液を測るガムテストと Saxon テスト，安静時唾液を測る吐唾法が一般的である．

▶ わが国の Sjögren 症候群（SS）の診断基準（1999 年に厚生省特定疾患免疫疾患調査研究班が改訂）ではガムテストと Saxon テストが検査項目として入っており，SS の診断に際してはガムテストと Saxon テストの両方かあるいはどちらかを実施すべきである．

▶ ここでは，唾液分泌量の測定方法を解説し，実施や判定の際の注意点について述べる．

1 唾液分泌量の測定の有用性と種類

SS の病態の主体は外分泌腺の障害であり，外分泌腺の 1 つである唾液腺障害により口腔乾燥症状を生じるのが特徴である．患者の多くは，口渇，飲水切望感，唾液の粘稠感，口腔粘膜や口唇の乾燥感や疼痛，味覚異常，乾いた食物を嚥下しにくいなどの自覚があるが，このような症状を客観的に評価することは困難である．そのため，外分泌腺機能の評価の 1 つとして唾液分泌機能を客観的に定量する唾液分泌量の測定は，SS の診断には重要なものである[1,2]．

唾液分泌量の測定方法は，刺激時唾液分泌量を測る方法と安静時唾液分泌量を測る方法の 2 つに大別でき，前者ではガムテスト[3] と Saxon テスト[4] が，後者では吐唾法[5] が一般的である．刺激時には耳下腺からの分泌が多く漿液性であり，安静時には顎下腺からの分泌が多く粘液性であるという特徴がある．わが国で現在用いられている，1999 年に厚生省特定疾患免疫疾患調査研究班が改訂した SS の厚生省改訂診断基準[6] ではガムテストと Saxon テストが検査項目として採用されており，SS の診断に際してはガムテストと Saxon テストの両方かあるいはどちらかを実施すべきである．

その他の唾液分泌量の測定あるいは類似した検査として，ワッテ法による安静時唾液分泌量の測定，口腔水分計を用いた口腔粘膜水分量測定，検査紙を用いた唾液湿潤度検査，曳糸性測定器（石川鉄工所：NEVA-METER®）を用いた唾液の物性検査などがある[2,7]．いずれも簡便な方法であり，短時間で評価が可能であったり，高齢者，障害者，顎機能障害がある患者などでも実施可能であったりと，それなりの利点もある．ただし，現時点ではガムテスト，Saxon テスト，吐唾法との関連性は十分に検討されておらず，SS の診断に適切とはいえない．

なお，2016 年に発表された米国リウマチ学会（American College of Rheumatology：ACR）／ヨーロッパリウマチ学会（European League Against Rheumatism：EULAR）分類基準[8,9] や 2012 年に発表された ACR 分類基準[10] では，口腔に関する検査項目は口唇腺生検病理診断のみで，唾液分泌量の測定は含まれていない．その理由は，国際的な汎用性を重視してより少ない検査項目とし，最も感度や精度が高いものが選ばれたためと考えられる．確かに，唾液分泌量の測定は再現性が決して高くはない．しかし，口腔乾燥症の原因は SS だけではなく，神経性や薬物性も多く，時には全く唾液分泌が低下していない心因性の場合もある．日常診療で口腔乾燥を訴える患者を診る場合には，まず唾液分泌機能を定量的に調べるのは当然であり，後述するように鑑別診断にも有用であるので，唾液分泌量の測定は欠かすべきではないだろう．

2 ガムテスト

ガムを噛むことによって唾液の分泌を刺激し，10 分間に分泌される唾液を測定する方法である．わが国では従来から普及している検査で，1977 年にわが国の厚生省特定疾患シェーグレン症候群研究班が定めた SS の診断基準[4] ではこの方法のみが採用されていた．日常生活のなかから考えられた検査なので容易に実施することができ，被験

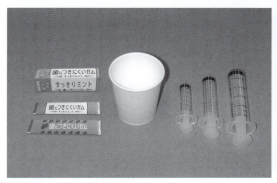

図1 ガムテストに必要なもの
ガム（歯につきにくいもの），唾液を集めるコップ，唾液の量を測る適当なサイズの注射器あるいはメスシリンダーが必要である．

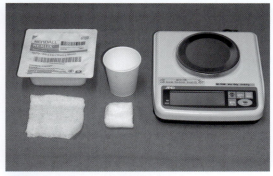

図2 Saxonテストに必要なもの
専用のガーゼ（米国Kendall：Kerlix® spongeを四折りにして使用），ガーゼと唾液を入れるコップあるいはシャーレ，1/100 gが測定できる秤が必要である．

者に苦痛を与えることがほとんどないが，正確性や再現性に若干の問題がある．

1) 方法（図1）

水で口腔内を軽くすすいだのち，1枚のガムを10分間噛み，分泌される唾液をコップなどの容器にとり，その量を注射器やメスシリンダーなどで測定する．10分間で10 mL以下であれば唾液分泌量が減少していると判定する[3]．

2) 注意点

①ガムの種類や噛む速度などの測定条件についての厳密な規定はないが，条件に多少の差があっても結果はそれほど左右されないようである．ただし，極端に刺激の強いガムは患者が嫌がることもあるので避けたほうが無難である．また，正確に測定し，経時的に比較をしようとするのであれば，ガムの種類や噛む速度などの測定条件を一定にする工夫が必要である．ちなみに筆者の施設では，歯につきにくく，かつキシリトール入りのガム（ロッテ：フリーゾーンガム®）を用い，毎秒1回程度の頻度で噛むようにしている．

②義歯を装着していたりしてガムをうまく噛めない場合には実施が困難である．検査前にガムを十分に噛めるかどうかを確認すべきである．また，実施できたとしても，実際にガムを十分に噛めたかどうかを確認しないと，唾液分泌量を実際よりも低く評価してしまう可能性があるので注意が必要である．

③唾液分泌機能が極端に低い場合には，微量の唾液のすべてを回収し，測定することは困難である．そのような場合に，測定誤差が大きくなるので注意が必要である．

3 Saxonテスト

ガムテストより正確で再現性のある検査として考案されたのがSaxonテストであり，国際的に用いられている[4]．ガムテストではガムを噛むことで分泌された唾液を口腔内より排出して測定するが，この検査ではガムの代わりにガーゼを噛み，分泌された唾液をガーゼに吸収させ，吸収された唾液の重さを測定する．少量の唾液であってもガーゼに吸収されるために，唾液分泌機能が極端に低い場合でも実施することが可能である．また，ガムテストを実施することが困難な義歯を装着している場合でも問題なく実施できる．

1) 方法（図2）

口腔内にガーゼを含み，毎秒1回の頻度で2分間噛む．メトロノームの音やストップウォッチの表示などに合わせて噛むと容易に実施できる．その後，ガーゼに含まれた唾液の重さを測るが，次のように測れば簡単である．

①前もってガーゼをコップやシャーレなどに入れて一緒に重さを測る．
②2分間ガーゼを噛んだのち再びその容器に戻す．
③その重さを測り，増加した重さを計算する．

2分間に2 g以下であれば唾液分泌量が減少していると判定する[4]．

なお，原法[4]では専用の10 cm×10 cmのガーゼ（米国Kendall：Kerlix® sponge）を四折りにし

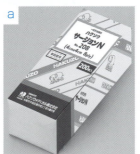 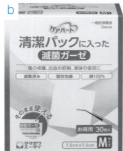

©ハクゾウメディカル株式会社　©玉川衛材株式会社

図3　Saxonテストに用いる国産のガーゼ
a　サージョン®N．
b　ケアハート®清潔パックに入った滅菌ガーゼM．

て使用しているが，現在のところわが国で入手することはできない．そのため，日本シェーグレン症候群研究会で国産のガーゼを検討したところ，下記の2種類のガーゼで専用のガーゼとほぼ同じ測定結果が得られ，問題なく使用できることがわかっている．いずれのガーゼも，専用のガーゼと同様に四折りにして口腔内に入れる．

①ハクゾウメディカル：サージョン®N（200枚入り）（図3-a）
②玉川衛材：ケアハート®清潔パックに入った滅菌ガーゼM（10枚入り）（図3-b）

2) 注意点

①唾液の重さは小数点第2位まで測定する必要があるので，1/100gが測定できる秤が必要である．

②検査の直前に含嗽をすると，口腔内に残った水の分が重たくなるので，検査の前には含嗽をしないようにする．

③唾液分泌量が多い場合には，分泌された唾液のすべてがガーゼに含まれないことがあるので，ガーゼとともに口腔内に残った唾液も容器に吐き出す必要がある．

④味のない乾燥したガーゼを口腔内に含むことは決して気持ちのよいものではなく，吐き気を訴えて実施が困難なこともあるので注意が必要である．

4　吐唾法

安静時あるいは無刺激時の唾液分泌量を測定する方法であり，アメリカとヨーロッパで用いられているSSの診断基準[5]で採用されている．検査に時間を要し，検査環境や精神状態などにも左右され，正確性に乏しいのが欠点である．

1) 方法

原則として椅子に座った状態で安静を保ち，15分間に口腔内に溜まった唾液を紙コップなどの容器に吐き出してもらい，その量を計測する．15分間に1.5mL以下であれば唾液分泌量が減少していると判定する[5]．

2) 注意点

①検査の前には含嗽や喫煙などをしないようにし，検査を行う15分間は口唇を軽く閉じ，咀嚼や噛みしめをせずに顎の安静を保つ必要がある．筋緊張のないリラックスをした状態が望ましい．

②精神的にも安静を保つ必要があり，過度の不安や緊張は唾液分泌量の減少を，飲食物などを想像すれば唾液分泌量の増加を生じるので注意が必要である．

③容器に唾液を無理に吐き出すのではなく，自然に溜まった唾液を容器に移すようにすべきである．

5　その他の測定法

高齢者や障害者などの口腔機能が低下した患者では，咀嚼や唾液を吐き出すことが困難で，前述の測定法では唾液分泌量を正確に評価できないことが多い．その場合，口腔機能や全身状態に依存せずに口腔乾燥度（湿潤度）を評価する方法として，ライフ：口腔水分計ムーカス®がある（図4）．この装置は口腔粘膜に先端のセンサーを2秒間接触させることで，口腔粘膜の乾燥状態を数値化することができるため，非侵襲で簡便な測定方法として経時的な評価にも有用である．

6　検査の実際と判定における注意点

前述のように，1999年にわが国の厚生省特定疾患免疫疾患調査研究班が改訂したSSの診断基準[6]にはガムテストとSaxonテストの両方が採用されているが，「または」という言葉を用いて併記されているので，どちらか一方の検査を行えばよいということになる．ただし筆者の施設では，2つの検査の長所と欠点を考え，可能な限り両方の検査を行い，両方の検査で唾液分泌量が減少していると判定された場合に「有意な減少」と判断して

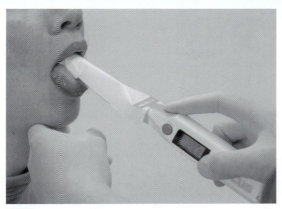

図4 口腔内の湿潤度評価（ライフ：口腔水分計ムーカス®）

いる．その理由は，SS患者の場合には唾液腺障害による唾液分泌減少が主体であるので，何らかの理由で唾液分泌量が本来より少なくなることはあっても，多くなることはないという考えからである．診療時間を考えるとどちらか一方の検査のみで済ませたいところであるが，可能な場合は両方の検査を行うのがより正確であろう．

同一の被検者でガムテストとSaxonテストの両方を行い，それらの結果を比較した報告がある[11]．その報告では，2つの検査は測定結果が相関はするものの，Saxonテストの方が1分あたりの唾液分泌量で換算すると高値であり，その理由として唾液分泌量が少なくても測定可能であることと唾液分泌刺激が強いことをあげている．確かにガムテストでは，唾液分泌機能が低い場合には分泌された唾液が口腔内に残存し，正確に測定することが困難であるので，唾液分泌量が減少しているSS患者ではSaxonテストのほうがより正確な検査といえよう．義歯を装着している場合でも問題なく実施できるということもあり，どちらか1つの検査を選択する場合には，Saxonテストをまず行い，吐き気などの問題があればガムテストを行うという方針がよいであろう．

日常の自覚症状との関連性を考えると，安静時唾液分泌量を測定することは有用であろう．ただし，前述のように測定条件により正確性や再現性に乏しいという欠点がある．口腔乾燥症の原因で多いのは神経性あるいは薬物性のものであり，抑うつ，ストレスなどの精神状態や抗不安薬，抗うつ薬，降圧薬などの薬剤によることが多いとされている[2,12]．これらは副交感神経の抑制あるいは遮断によるものと考えられ，唾液腺の器質的変化はみられず，刺激時よりも安静時の唾液分泌低下が著明にみられるという特徴がある．初診あるいは初回の検査時には不安や緊張を伴うために，安静時の唾液分泌は低下する可能性があろう．一方，SSでは唾液腺障害を伴うために刺激時，安静時ともに唾液分泌は低下する．そのため，神経性や薬物性の口腔乾燥症の可能性があって鑑別を要する場合には，刺激時と安静時の両方の唾液分泌量を調べ，両方の検査結果を比較することは有用である[13]．

経過観察や唾液分泌促進剤の効果を評価する際には，検査を繰り返し行うことによる学習効果に注意しないといけない．測定を繰り返しても唾液分泌量の測定結果は変わらないという報告があるが[4]，初診あるいは初回の検査時には唾液分泌量は少ないという報告もあり[11]，筆者の施設でも初めは測定結果が低めになる患者を数多く経験している．初診あるいは初回の検査時には不安や緊張を伴いやすく，検査を繰り返すたびに慣れてくることもあり，このような学習効果は無視できない．前述のように特に安静時唾液分泌量はその影響を受けやすいと考えられるので，初診あるいは初回の検査の場合，経過観察で変化を調べる場合，唾液分泌促進剤の効果を評価する場合などには，刺激時唾液分泌量を選択するほうが無難であろう．

（森山雅文，中村誠司）

文献

1) 中村誠司：ドライマウスの臨床．斎藤一郎（監），医歯薬出版，2007；9-18．
2) 安細敏弘・他：今日からはじめる！口腔乾燥症の臨床―この主訴にこのアプローチ．医歯薬出版，2008；11-68．
3) 大藤 真：昭和52年度研究報告総括 厚生省特定疾患シェーグレン病調査研究班，昭和52年度研究業績．1978；3-6．
4) Kohler PF, et al：Arthritis Rheum 1985；**28**：1128-1132．
5) Vitali C, et al：Ann Rheum Dis 2002；**61**：554-558．
6) Fujibayashi T, et al：Mod Rheumatol 2004；**14**：425-434．
7) 柿木保明・他：歯界展望 2004；**103**：47-52．
8) Shiboski CH, et al：Ann Rheum Dis 2017；**76**：9-16．
9) Shiboski CH, et al：Arthritis Rheumatol 2017；**69**：35-45．
10) Shiboski SC, et al：Arthritis Care Res 2012；**64**：475-487．
11) 宮脇昌二・他：リウマチ 1985；**31**：22-27．
12) 中村誠司：口腔内科学．尾崎登喜雄（編），飛鳥出版室，2008；403-407．
13) Hayashida JN, et al：J Oral Maxillofac Surg Med Pathol 2015；**27**：96-101．

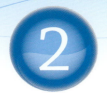

Schirmerテスト・涙液層破壊時間・角結膜染色検査

> **Essential Points!**
> - 涙液検査として，Schirmerテストは涙液の分泌量を簡便に測定する検査法であり，Schirmer試験紙を用い5分間測定し，5mm以下を異常と判定する．涙液層破壊時間（BUT）は，角結膜の表面を被う涙液膜の安定性を評価する検査法で，ドライスポットが出現するまでの時間を測定し，5秒以下をドライアイとしている．
> - 角結膜上皮障害は，ローズベンガル，フルオレセイン，リサミングリーンによる染色後，van Bijsterveld scoreに準じ半定量的に評価する．
> - Sjögren症候群（SS）の厚生省改訂診断基準（1999年）では，涙液分泌量の検査として，Schirmerテストが，また，角結膜染色検査として，ローズベンガルテスト，フルオレセインによる蛍光色素試験が採用されている．

現在わが国で汎用されている厚生省改訂診断基準（1999年）では，SSの主症状であるドライアイの診断は，Schirmerテスト，蛍光色素試験，ローズベンガルテストによって判定されている（表1）[1]．一方，ドライアイの臨床および基礎研究の進歩にともない，2016年にわが国のドライアイの定義，診断基準が10年ぶりに改訂された（表2）[2]．ドライアイを「涙液層の安定性が低下する疾患」と捉えることにより，SSのような涙液分泌低下型のドライアイから，蒸発亢進型，水漏れ低下型といった様々なタイプのドライアイまで幅広く診断できるようになった．診断基準としては，自覚症状とともに，涙液層破壊時間（tear film breakup time：BUT）検査が重視され，SSの診断に用いられているSchirmerテストや角結膜染色検査を用いなくてもドライアイと診断することが可能となった．これには，Schirmerテストの再現性が低いことや，Schirmer値が低値を示す場合は，BUTも異常として反映されることが多数例の検討で明らかとなり[3]，ドライアイの診断においては，BUT検査の妥当性が確認されたといった経緯がある．しかし，ドライアイの原因検索において，涙液分泌低下の判定においてはSchirmerテストの意義はある．

本項では，SSの診断に必要なドライアイの検査法について，その実際と評価法を述べるとともに，最近のドライアイ診断の考え方についても触れる．

1 Schirmerテストの実際と読み方

1) Schirmer-Iテスト

Schirmerテスト[4]は涙液の分泌量を簡便に測定する検査法の1つで，わが国のSSの診断基準にも採用されている．測定に用いるSchirmer試験

表1 SSの厚生省改訂診断基準（1999年）における眼科検査

眼科検査でいずれかの陽性所見を認めること
A) Schirmerテストで5分間に5mm以下で，かつローズベンガルテスト（van Bijsterveld score）で3以上
B) Schirmerテストで5分間に5mm以下で，かつ蛍光色素試験で陽性

〔Fujibayashi T, et al : Mod Rheumatol 2004；14：425-434.〕

表2 ドライアイの定義と診断基準（2016年，ドライアイ研究会）

ドライアイの定義
ドライアイとは，様々な要因により涙液層の安定性が低下する疾患であり，眼不快感や視機能異常を生じ，眼表面の障害を伴うことがある．

ドライアイの診断基準
1，2の両者を有するものをドライアイとする
 1．眼不快感，視機能異常などの自覚症状
 2．涙液層破壊時間（BUT）が5秒以下

〔島崎 潤・他：あたらしい眼科2016；34：309-313. より改変〕

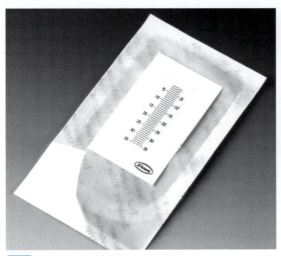

図1　Schirmer 試験紙

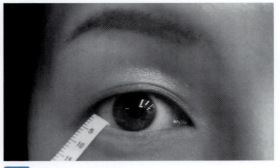

図2　Schirmer テスト
Schirmer 試験紙の先端 5 mm を折り曲げ，下眼瞼結膜に濾紙をはさみ 5 分間測定する．

紙は幅 5 mm，長さ 35 mm の短冊状の Whatman No.41 の濾紙とされている．濾紙の先端 5 mm を折り曲げて使用する．検査後の測定を簡便に行うために 1 mm 幅の目盛りが印刷されているもの（シルメル試験紙：あゆみ製薬）もある（図1）．Schirmer-I テストは，座位で正面視した状態で行う．無麻酔の状態で行うため，濾紙のあたる部分は，検査中や検査後しばらく多少痛みがあることをあらかじめ説明しておく．涙液の分泌は瞬目以外にも，種々の刺激により亢進することがある．反射性分泌をできるかぎり減らすために，明るすぎる部屋や検査の結果にばらつきが出ることが多い空調の風があたる場所での検査は避けたほうがよい．下眼瞼を軽く引き下げ，耳側 1/3 の下眼瞼結膜に折り曲げた部分の濾紙をはさむ（図2）．濾紙が角膜にあたると，反射性分泌を促進するので，濾紙は角膜にあたらない部位に挿入する．検査中，眼球を動かすと濾紙が角膜に接触する場合もあり，自然な瞬目は差し支えないが，できるだけ正面やや上方を見つめているように説明する．5 分後に濾紙の挿入時と同様，下眼瞼を引き濾紙を取り出す．ドライアイ患者では，結膜に濾紙がはりついてしまう場合があるので，注意しながらゆっくりはがすことも大切である．

　5 分後に濾紙の折り目を 0 mm として，涙で濡れたところまでの長さを測定し，ミリ単位で表す．5 分以内で濾紙全体が濡れた場合には，その時間を記録する．点眼麻酔を用いず自然な瞬目のもとで測定する方法が Schirmer-I テストであり，この方法は自然な状態の涙液の貯留量と分泌量（基礎分泌量と刺激分泌量）の総和を反映していると考えられている．健常者の Schirmer-I テストの値は年齢とともに低下するが，5 mm 以下を異常と判定する．手技が簡便という利点があり，眼科医以外でも検査が可能であり，SS の涙液分泌低下型ドライアイのスクリーニング検査としては有用である．一方，測定値が試験紙の違いなど種々の要因によりばらつきやすいこと，再現性に乏しいことなどの問題もある．

2) Schirmer-I テスト変法

　Schirmer-I テスト変法は 0.4% 塩酸オキシブプロカイン（ベノキシール®点眼液）による点眼麻酔 5 分後に Schirmer-I テストを行うもので，涙液の基礎分泌と涙液の結膜嚢内貯留量を反映していると考えられている．この方法による測定値は，Schirmer-I テストによる測定値の約 40% の値となる．

3) 鼻刺激 Schirmer テスト

　刺激を加えたときの涙液分泌量を反映する Schirmer-II テストの 1 つである．鼻粘膜を刺激し涙腺からの反射性分泌を測定し，涙腺の残存機能を評価する[5]．乾いたベビー綿棒を無麻酔で，正面視した状態の片方の鼻腔に水平に鼻中隔に沿って篩骨洞の入り口付近まで挿入する．この状態で Schirmer-I テストを行う．Schirmer 値が 10 mm 以下の場合，涙腺予備機能が低下していると考える．Schirmer-I テストが低値を示す症例で，

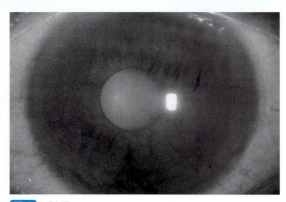

図3 BUT
ドライアイスポットが観察されている．

カラー口絵 4 参照

② 涙液層破壊時間の実際と読み方

　涙液は瞬目により眼表面を被う．瞼を開くときに眼表面に均一に広がるが，瞼を開いている間に，角膜表面の涙液層が部分的に欠損を生じる．BUTは，角結膜の表面を被う涙液層の安定性を評価する検査法の1つである．測定法は，コバルトフィルターを用いた細隙灯顕微鏡下で，フルオレセイン試験紙（または2％フルオレセイン点眼液）を用い，涙液層を染色後，数回瞬目させ，眼表面の涙液膜に均一にフルオレセインを行き渡らせる．染色による眼表面に存在する涙液量の変化を最小限にするためには，フルオレセイン試験紙の先端に生理食塩水を滴下し濡らした後，試験紙を2，3回振って余分な水分を取り，その後，試験紙の先端の一部を瞼縁に軽くあてるといった工夫が必要である．涙液層はフルオレセインを含んで緑色に観察されるが，しばらくすると角膜上の涙液層の一部が途切れ，角膜が露出し暗い部分（ドライスポット）が出現する（図3）．観察開始から，このドライスポットのでき始めるまでの時間を秒で表す．BUTが短いほど，涙液層の安定性が悪い．ドライアイの診断基準では5秒以下を陽性としている．細隙灯顕微鏡下で涙液層を観察しながら正確に時間をはかるためには，メトロノームを使用するとよい．3回測定しその平均値をとる．涙液の蒸発の速度は，環境の湿度や風量などに影響される．厳密には検査時の環境を一定にする必要があるが，日常診療で行う場合にはむずかしい．せめて観察を行う細隙灯顕微鏡の近くに空調の風が直接あたらないような注意が必要である．

　涙液層はおもにマイボーム腺から分泌される油層と，涙腺から分泌される涙液と結膜の杯細胞から分泌されるムチンからなる液層とから構成され，角膜上皮が発現する膜型ムチンにより眼表面にひきつけられ安定した涙液層が形成されている．この涙液層の安定化を乱すいずれの原因によってもBUTに異常が生じる．BUTは涙液層の不安定化を時間で表しているが，最近では涙液層の破壊パターン，すなわち，破壊のタイミング，位置，広がりから，涙液層不安定化の原因となる障害部位を推定し，治療法を選択することができるようになってきた．SSの典型的なドライ

涙腺が障害されているSSと，SS以外のドライアイとの鑑別に有用な検査法である．

4）涙液クリアランステスト

　Schirmer-Iテストの結果は涙液の貯留量も反映しているため，涙点や涙管の閉鎖や狭窄など涙液の排出路の異常を伴う場合には，涙液の分泌が低下しているドライアイでもSchirmer-Iテストの値が正常範囲を示すことになる．涙液クリアランステストでは，涙液ダイナミクスを考慮したドライアイの評価ができる．0.5％のフルオレセイン入り0.4％オキシブプロカイン10μLをマイクロピペットで点眼し，自然な瞬目を行いながら開瞼で5分間待ち，その後，閉瞼の状態でSchirmer-Iテストを行う．試験紙の濡れた長さをSchirmer値とし，その色を比色表と比べ，5分間の涙液交換率とする．正常値は8倍以上，異常値は4倍以下としている[6]．

5）涙液メニスカス

　涙液メニスカスは眼瞼縁に沿って広がる帯状の涙液の貯留部位で，フルオレセイン染色を用いれば，細隙灯顕微鏡下で明瞭に観察される．この部位の涙液貯留量は眼表面全体の70〜95％を占めるとされ，これから眼表面に供給される涙液貯留量を反映している．涙液量が多いほど涙液メニスカスは高くなる．メニスカスの曲率半径を画像解析することで半定量的に涙液貯留量を判定する方法もある[7]．

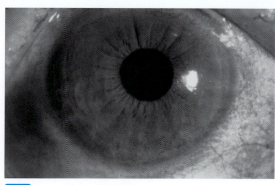

図4 ローズベンガル染色
乾燥した角結膜上皮が点状に染色されている．ローズベンガルスコア6．

カラー口絵5参照

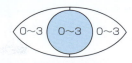

図5 角結膜上皮障害の半定量評価
耳側球結膜，角膜，鼻側球結膜の染色程度を3点満点で判定し，合計（9点満点）．

アイでは，涙液層のなかでも液層の異常を呈することが多く，重症例では開瞼直後から角膜下方に広範囲なドライスポットを呈するパターン（area break）や，軽症から中等症では，瞼裂後数秒後に，瞼裂の下方に線状のドライスポットを呈するパターン（line break）を示すことが多い[8]．

3 角結膜染色検査の実際と読み方

角結膜上皮障害の程度を評価する方法として，染色にはローズベンガル，フルオレセイン，リサミングリーンが用いられる．SS の改訂診断基準では染色液としてローズベンガルが，蛍光色素試験としてフルオレセインが用いられている．

1）ローズベンガル染色

角結膜上皮の異常を評価する方法で，ムチンに覆われていない乾燥した上皮が点状に赤紫色に染色される（図4）．ローズベンガル試験紙または，1% ローズベンガル液による染色を行い，細隙灯顕微鏡下で，角膜上皮および結膜上皮を観察する．ローズベンガル染色による角結膜上皮障害の半定量的評価には，van Bijsterved score[9]に準じた評価法（図5）が用いられている．すなわち，角結膜を鼻側球結膜，角膜，耳側球結膜の3箇所について，それぞれの部位のローズベンガル染色の程度を，無染色（0点），軽度：その部位の約 1/3（1点），中等度：その部位の約 2/3（2点），全面（3点）とし，3点満点で評価し，3箇所の合計を9点満点で評価する．

ローズベンガルはフルオレセインと異なり，高濃度で細胞毒性があり，また，点眼時の刺激が強いことや，検査後，結膜が赤紫色になるなど問題もあることから，検査には必要最小限の濃度，用量を用いる工夫も必要である．1% フルオレセイン溶液と 1% ローズベンガル溶液の混合液をマイクロピペットで 2 μL 点眼し染色する方法[10]もある．

2）フルオレセイン染色

水溶性の色素であるフルオレセインは角結膜上皮障害の程度の評価に用いられているが，その他にもドライアイの診断において，涙液貯溜量を反映する tear meniscus（涙三角）や BUT の検査にも応用されている．

フルオレセイン試験紙に生理食塩水を滴下し，水滴を払ったのち，下眼瞼に軽く接触させて染色する．2% フルオレセイン点眼液を点眼してもよい．コバルトフィルターを用いた細隙灯顕微鏡下で観察する．ドライアイでは，上皮障害のある部位が緑色（蛍光）の点状の染色として観察される（図6）．障害された上皮が点状に染色される．

SS の診断基準では，角膜上皮の異常を評価する方法に蛍光色素試験としてフルオレセイン染色が採用されており，角膜に染色が認められれば「陽性」と評価する．ドライアイにおける角結膜上皮障害は，結膜から始まり，重症化に伴い角膜にまで広がることが多いため，角膜のみの染色でもある程度重症度の反映はできるが，この判定には結膜の評価は含まれていない．フルオレセイン染色により結膜を観察する場合，結膜は角膜に比しフルオレセインが拡散しやすく，染色後すぐに観察する必要がある．結膜も含め眼表面の十分な観察のためには，フルオレセインに染色された 520 nm 付近の蛍光緑色光を選択的に透過させるブルーフリーフィルター[11]を用いることで鮮明な

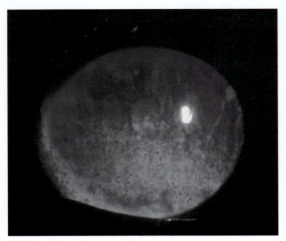

図6 フルオレセイン染色
障害を受け染色された部位が角膜中央から下方にかけ認められる.
カラー口絵6参照

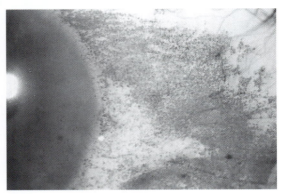

図7 リサミングリーン染色
カラー口絵7参照

観察像を得ることができる．この方法を用いて，ローズベンガル染色と同様，van Bijsterveid score[9]に準じた角結膜上皮障害の評価が可能である．

3）リサミングリーン染色

リサミングリーンでは，変性した角結膜上皮が青緑色に染色される（図7）．ローズベンガルとほぼ同等の評価が可能であるが，細胞毒性が低く刺激も少ない．1%リサミングリーン液を1滴点眼し，細隙灯顕微鏡で観察する．検査後しばらく染色部位の結膜に緑色の色調が残る．米国食品医薬品局（Food and Drug Administration：FDA）では認可されている色素であり安全性も高いが，日本では入手がむずかしい．

（高村悦子）

文 献

1) Fujibayashi T, et al : *Mod Rheumatol* 2004 ; **14** : 425-434.
2) 島崎 潤・他：あたらしい眼科 2016 ; **34** : 309-313.
3) Yokoi N, et al : *Am J Ophthalmol* 2015 ; **159** : 748-754.
4) Schirmer O : *von Graefes Arch Ophthalmol* 1903 ; **56** : 197-291.
5) Tsubota K : *Am J Ophthalmol* 1991 ; **111** : 106-108.
6) 小野眞史・他：臨眼 1991 ; **45** : 1143-1147.
7) Yokoi N, et al : *Br J Ophthalmol* 1999 ; **83** : 92-97.
8) Yokoi N, et al : *Am J Ophthalmol* 2017 ; **180** : 72-85.
9) Van Bijsterveld OP : *Arch Ophthalmol* 1969 ; **82** : 10-14.
10) Toda I, et al : *Cornea* 1993 ; **12** : 366-368.
11) Koh S, et al : *Am J Ophthalmol* 2003 ; **136** : 513-519.

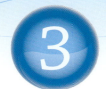

唾液腺の画像診断：唾液腺造影，超音波画像，MRイメージングを用いた診断法

> **Essential Points!**
> - 超音波画像検査や，MRイメージング（MRI）など非侵襲的な検査は，唾液腺組織の破壊の程度，リンパ球浸潤の程度，唾液腺管系の異常所見，唾液腺実質無内血流の変化などSjögren症候群（SS）患者唾液腺の病態の理解に有用である．
> - 一方，これまでSS診断基準に組み込まれていたX線唾液腺造影検査法やシンチグラフィは最新の診断基準からはずされため，これらの分類基準のみでは唾液腺病態の重症度を知ることができなくなった．
> - しかしながら，診断能が改善されたといいながらもACRやACR/EULARなどのSS新診断基準には，臨床診断との間にいまだに無視できない乖離があり，超音波画像検査などの画像診断を新たにその基準項目として含めるなど，今後改善の余地が残されている．

ここで話題にする3種類の画像検査法のうち，わが国においても，またヨーロッパ・アメリカにおいても診断基準として利用されてきたのは唾液腺造影法のみである[1]．X線唾液腺造影検査によって得られる造影像はSS患者唾液腺に非常に特異的で，類似の結果が小児の慢性再発性耳下腺炎などで得られることはあるが，血液検査など他の臨床検査結果と併わせるとこの造影像だけでも十分にSSを疑わせる根拠となる．しかし残念なことに，その手技の煩雑さ，および患者また手技によっては術者への被曝も災いして，SSの診断にほとんど使われなくなった．実際，最近公表されたSS診断基準からは，唾液腺造影検査はシンチグラフィとともに省かれてしまった[2,3]．一方，MRを使っても唾液腺造影検査は可能である．このMR唾液腺造影検査では，造影剤を必要とせず，したがって，カテーテル挿入のような技術を習得する必要がない．また当然のことながら，被曝もない．しかしながら，X線唾液腺造影検査と比べると，検査費用が高く（日本に比べると欧米ではさらに高い），MR検査まで長く待たされることも多い．これは検査結果を迅速に得たい主治医にとっては耐え難いであろう．これに比べると，超音波画像検査は，費用もさほど高くなく，またベッドサイドで手軽に利用できるため，主治医にも好評である．また，大きな病院であれば，超音波診断を引き受けるセンターが存在する場合もあり，そちらを利用することも可能である．最近になって，ようやく超音波画像診断の有用性が論議されているが，一般に認知され，広く応用されるまでにはまだまだ時間がかかりそうである[4-6]．あとで述べるように，SS診断基準のなかに超音波画像検査項目を追加しようという動きはあるが，まだその有用性が確立されているとは言い難い[7]．

放射線科医としては，被曝がなく，かつ侵襲性の低い超音波画像検査やMRイメージングをすべてのSS疑いの患者に施行して，これら画像検査のもつポテンシャルを利用して，SS患者唾液腺の病態を解き明かしていきたいのであるが，実際の臨床ではそれは叶わない．本項では超音波検査法やMRイメージングの長所を概説し，またX線唾液腺造影検査の結果とどのように相関し，またどう違うのかについて触れてみたいと思う．

1 唾液腺造影法

現在われわれが用いているX線唾液腺造影法はRubinとHoltが1957年に発表したものと基本的には同じである[8]．変わった点は，水溶性で非イオン性の造影剤を使って患者への侵襲を低くしたことと，撮像系がデジタル化されたことぐらいである．以前は尿路系造影剤を使っていたが現在はCT用の造影剤を使っている．撮像系は富士メディカルのコンピューテッドラジオグラフィ（CR）〔現行品：富士フィルムメディカルの富士コンピューテッドラジオグラフィ（FCR）®〕シス

テムを使っている．ただし，この際に用いるイメージングプレートは高分解能タイプ（現行品：高鮮鋭度タイプ）を用いてほしい．標準タイプでは唾液腺管系，特にSSに特有な末端部の微細な変化を捉えることができないことがある．線量は標準タイプに比べて4倍ほど必要だが，CR撮影ではもともと線量が1/4程度に抑えることができるのでさほど気にしなくていい．造影剤の注入はカテーテルを使ってやっている．この特注カテーテルはガデリウス・メディカルから購入することができる（唾液腺造影カテーテル SIA2）．このカテーテルは中にリード線を通すことで唾液腺開口部への挿入が楽にできるよう工夫されている．ただし，重度の患者で唾液がほとんど排出されない場合は，あらかじめカテーテルを造影剤で満たしたうえで挿入をしないといけないので少々コツがいる．欠点は価格が少し高いことである．撮影はブラインドでできないことはないが，造影効果確認の意味もありX線透視下で行ったほうがよい．造影剤の量は最初0.5 mL程度注入した直後に側方から一枚撮影しておく．たいていの場合，この段階で診断には十分な情報が得られるはずである．念のため，患者の反応を見ながらあと0.2〜0.5 mL程度追加してもう一枚側方から撮影しておく．患者が痛がられるようなら無理はしないようにしてほしい．この後われわれは頸椎と耳下腺とが重なって導管末梢部の描出が不十分になることを恐れて，側方斜位で1枚さらに後前方向で1枚撮影している．しかしこれは場合によっては不要かもしれない．もちろん，いずれか片側の耳下腺の検査のみで十分である．左右の耳下腺造影像の間にきわめて高い相関があることはすでにわかっている．

このようにして撮影したSS患者の耳下腺造影画像を図1に示した．われわれはRubinとHoltの分類法に準拠する形で，造影画像をG0〜G4にグレード分類している．このグレード分類法は耳下腺を対象としているがSaxonテストの結果と比較してみるとグレードが高くなるにつれて唾液分泌量もそれに応じて減少していることがわかる．したがって，耳下腺の病期分類法はすなわち口腔乾燥症の重症度の指標としても使うことができる．ちなみにわれわれはSaxonテストで2 g/2

min以下を分泌機能低下としてとらえている．このSaxonテストでの境界が耳下腺造影グレードのG0とG1との境界にほぼ相当している．

図1で示した分類法は耳下腺にのみ適応可能である．実際のSS診断の臨床で顎下腺造影検査をする必要性に頻繁に遭遇することはないと思うが，その際は注意してほしい．耳下腺と顎下腺とでは得られる造影像がはっきりと違うのである．耳下腺で見られる典型的な末梢導管の拡張所見は顎下腺ではほとんど認められない．同一患者での耳下腺と顎下腺の変化の違いは造影検査のみでなく後で述べる超音波画像診断やMRイメージングにおいても認められることから，この耳下腺と顎下腺はSSにおける腺破壊の様相が明らかに異なっていると考えたほうがよさそうである．理由ははっきりしない．耳下腺と顎下腺とでは腺房細胞の種類が異なっている（耳下腺は純漿液腺であり，一方顎下腺は漿液腺と粘液腺との混合腺である）ことや，その口腔内での位置の違いにより，顎下腺のほうが炎症を起こしやすいことに起因するのかもしれない．

2 超音波画像診断

われわれが超音波画像診断をSS唾液腺の診断に取り入れたのは1996年で，世界的にもかなり早い時期だった[9]．それ以来，その手軽さと患者への負担の少なさとが好まれたのか，SS診断の際には唾液腺造影法と合わせて検査依頼が来るようになった．超音波画像におけるSS診断のポイントは①円あるいは類円形の複数の低あるいは無エコー領域と②高エコー線条をみつけることである（図2）．こうした所見の出現パターンによってわれわれはSS耳下腺を5つのグレード（G0〜G4）に分類している．ここで定義したグレーディングは唾液腺造影像を使った前出のグレーディングとよく相関する．最近になって，超音波画像診断の有用性がようやく認められるようになり，また議論されるようになった[4,7]．細部においては検討の余地があるとしながらもおおむね肯定的である[2]．やっと皆が追いついてきたなという感じがする．しかし，われわれは超音波画像診断の有用性には明らかな限界があることも知っている．

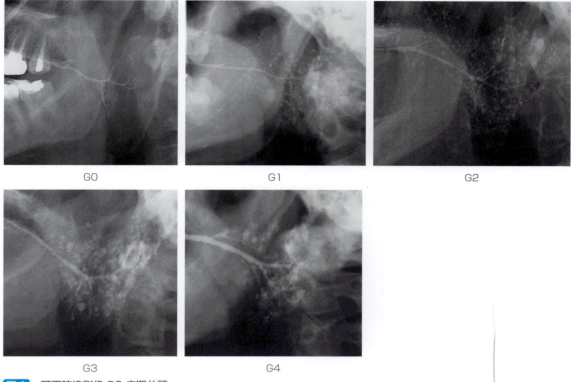

図1 耳下腺造影像 SS 病期分類
末梢導管の拡張像の大きさをもとに G1 (punctuate)，G2 (globular)，G3 (cavitary)，および G4 (destructive) に分類する．G0 は口腔乾燥症や自己免疫疾患の存在を疑わせる血清学的異常を認めるにもかかわらず，末梢導管の拡張所見がないものを分類する．読影の際は，造影剤の過剰や併発した炎症によって引き起こされた像と SS に特異的な末梢導管の拡張像とを混同しないようにする．このためにも，異なった量の造影剤を使った側面方向からの造影像を比較するといい．また，頸椎との重なりで拡張像の確認が難しい場合でも，後前方向あるいは斜位方向から撮影した画像が役に立つことがある．末梢導管のみならず，2〜3 次導管の描出が十分にされているかどうかにも留意してほしい．このような所見を得るためには高解像度のフィルムあるいはイメージングプレートが必須である．

まずは再現性の問題がある．超音波画像診断は探触子（プローブ）を手動で操作するために，違う検査者，あるいは同じ検査者でも違う日に検査する際，同一部位を画像化するのが難しい．つぎに，画像の評価にどうしても主観が入りやすい点があげられる．これは最初の点とも関連している．この問題を克服するために超音波画像の定量化が試みられてきた[9]．しかしながら，画像の定量化と評価を簡便に実施できるシステムがないと臨床の場での応用は難しい．SS 耳下腺の超音波画像の特徴を**表1**にまとめた．診断の際の参考にしてほしい．

われわれのグループは以前の研究において，外来では古典的な唾液腺造影法と超音波画像検査法を比較し，超音波画像検査法の有用性を検討したことがある[10]．その研究では，814 名の口腔乾燥症患者で唾液腺造影検査と超音波画像検査をともに実施した．そのうち 240 名ではどちらの検査でも SS と合致する所見が得られ，499 名についてはどちらの検査にてもこの疾患を示唆する所見は得られなかった．つまり，814 名中 739 名（91%）については，唾液腺造影検査はしてもしなくても結果に違いはなかったということになる．問題は残りの 75 名である．この内訳は，唾液腺造影検査で陽性であったにもかかわらず超音波画像検査では陰性だった患者が 56 名，唾液腺造影では陰性であるにもかかわらず超音波画像検査で陽性の患者が 19 名であった．唾液腺造影で陽性と診断できる患者の 19%（56/296）が超音波画像検査で SS と診断できなかったことになる．この 56 名の

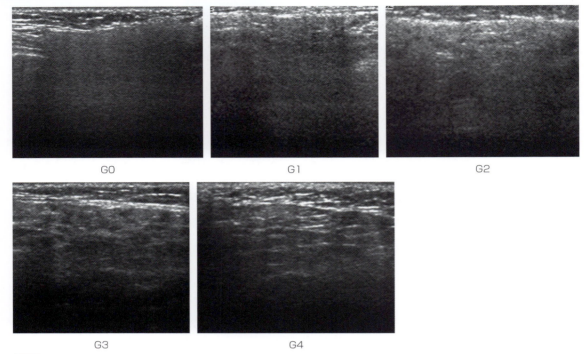

図2 耳下腺超音波像 SS 病期分類
円形あるいは楕円形の低あるいは無エコー領域と線状の高エコー帯の存在が SS 耳下腺の特徴的な所見である．低あるいは無エコー領域の大きさとその辺縁が滑らかなのか不規則なのか，また線状の高エコー帯の有無を判断して，G0〜G4 に分類する．G3 と G4 に分類される耳下腺はその外形もはっきりしないことが多い．しかしながら，実際は静止画像だけではその判断に迷うことが多い．動画として保存した画像を見て後で診断するか，あるいは検査中にリアルタイムで診断をすることが望ましい．検査には 10 MHz 程度の波長の長い探触子を使う．**表1** を参照．

患者のなかにかなりの割合で初期のステージの患者が含まれていたとすると，この結果は SS 診断における超音波画像診断の価値を著しく減じてしまう．ましてや，唾液腺造影検査を超音波画像検査に置き換えるというわけにはいかなさそうである．唾液腺造影検査，超音波画像検査，Saxon テスト，Schirmer テスト，および SS-A ならびに SS-B 抗体検査をすべて実施した患者 294 名について調べると，これら 2 つの画像診断のみが SS の診断をする際に有効な検査法であることがわかった．しかしながら診断能を個別に解析してみると，唾液腺造影検査と比べて超音波画像検査はやや感度（sensitivity）が低いことがわかる[10,11]．こうした点，つまり軽微な唾液腺の変化を超音波画像ではとらえられない可能性が高いということが第 3 の問題点としてあげることができる．とはいっても，超音波画像検査のもつ簡便性と患者へ

表1 SS 患者耳下腺超音波画像の病期分類

US 所見	US グレード				
	G0	G1	G2	G3	G4
腺外形	滑らか	滑らか	滑らか	不規則	不規則
低エコー領域	(−)	(+)	(+)	(+)	(+)
		小さい	(楕)円形	(楕)円形	不規則
高エコー線条	(−)	(−)	(−)	(+)	(+)

の負担の少なさは何物にも代えがたい．

3 MR イメージング

唾液腺造影検査では唾液腺管系が評価の対象となる．それに対して，超音波検査法では隣接する

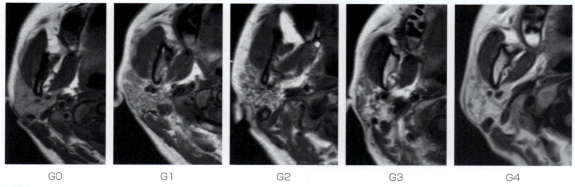

図3 耳下腺MR像 SS病期分類（T1強調画像）

耳下腺実質への脂肪沈着の程度によってG0～G4に分類できる．耳下腺実質全体の5％以上の部分に脂肪沈着が認められればSSを疑う．大雑把に言うと，G1では耳下腺実質の25％未満，G2ではその50％未満，G3では75％未満，そしてG4では75％以上に脂肪沈着が認められる．X線唾液腺造影像によるグレード分類とT1強調画像での脂肪沈着程度を基にしたグレード分類との間には非常に高い相関が認めうれる．ここではT1強調画像のみを載せたが，脂肪抑制T2強調画像を使うと耳下腺の分葉構造が病期の進行に伴って消失していくさまを評価することができる．この方法を使っても同様にX線唾液腺造影像と高い相関をもった病期分類が可能である．

組織のインピーダンスの差によって生じた超音波の反射（エコー）を画像化しているので組織特異性の低い検査法である．つまり，エコーが高い部分と近傍のよりエコーが低い部分では違うインピーダンスをもった組織ということまでは推定できてもそれらの異なる組織が何なのかということまでは，解剖学的な同定ができない限りはわからない．一方，MRイメージングは組織分解能が非常に高いうえ，上手にシーケンスを利用すれば組織特異性の高い画像が得られる．実は，SS患者大唾液腺では腺組織の破壊に伴い脂肪変性が進んでいることはMRイメージングをしてみて初めて確かめられたのである[12,13]．そのときまでそのような報告は全くといっていいほどなかったのは不思議なくらいであった．この成果は脂肪を特異的に同定する能力に優れたMRイメージングあってのものである．おそらく，このときまでSS患者の耳下腺や顎下腺を剖検する機会が少なかったことが大きく影響したであろう．そして剖検の機会があったとしても，特に耳下腺の場合では老化に伴う脂肪沈着との区別がつかなかったかもしれない．

こうしたことでもわかるように，MRは唾液腺の実質を評価するに適した検査法といえる．MR画像におけるSS唾液腺の特徴は腺房細胞の破壊とそれに伴う腺組織の脂肪組織への置換である（図3）．唾液腺造影像や超音波画像の場合と同様にしてSS耳下腺のMR画像もT1強調画像上で計測した耳下腺実質への脂肪の沈着あるいは脂肪抑制T2強調画像にて評価した腺房細胞組織の破壊・消失の程度を基に定義したG0～G4の5段階のグレードに分類可能である[12,13]．MRイメージング，X線唾液腺造影検査をともに施行した患者で比較してみると，MRグレーディングも唾液腺造影像でのグレーディングとよく相関することがわかった．現在われわれの研究室では前述した唾液腺の組織学的変化をどのようにすれば定量化できるか考えている．これまでの研究では，脂肪沈着あるいは腺房細胞の破壊・消失の程度をそれぞれの変化を示す画像上の領域の相対的な面積比で定量してきたが[14]，これでは論文のデータにはなっても臨床では手間がかかりすぎて敬遠されるであろう．われわれは，縦緩和時間（T1 relaxation time）および 横緩和時間（T2 relation time）を計測することでSS唾液腺の組織変化の簡便な定量化ができるかもしれないと期待している．

MRイメージングの得意技はこれだけではない．拡散強調撮像法を使うことで唾液腺組織あるいは細胞内にある水分子の自由運動（いわゆるBrown運動）を定量することができる．定量には，見かけの拡散係数（apparent diffusion coefficient：ADC）という値を使うことになっている．

水分子の自由運動は活発になれば，ADC は高くなる．たとえば，細胞の外，つまり間質に存在する水分子は細胞内のそれと比べて一桁高い拡散性を有している．したがって細胞の占める割合が減少するとその組織は一般に ADC が高くなる．同じ細胞内にある水分子でも細胞の種類が異なると水分子の動きにも影響が出てくる．耳下腺，顎下腺，舌下腺の ADC を定量してみると，舌下腺が最も低く，次いで顎下腺，耳下腺の順番になる[15]．組織を構成する腺房細胞の種類と割合の違いが大きく ADC に影響していると考えられる．ADC を定量することで，SS とそれ以外の疾患，たとえば炎症との鑑別，また SS 唾液腺の病期分類が可能なことがわかった[16]．これらの結果は唾液腺の画像診断学にとって画期的なことであった．なぜなら，SS 診断が分子イメージングの臨床応用に大きく足を一歩踏み入れた瞬間だったから．この研究の後も，唾液腺腫瘍の良悪性の鑑別においても拡散強調撮像法の有用性が確認された[17]．唾液腺疾患診断に際してこれからこの撮像法がますます利用されていくだろう．

　MR イメージングは組織コントラストに優れているので，解像度を高くすれば病理組織レベルにより近づいた診断も可能である．耳下腺が比較的表層部にあることが幸いして，通常の表面コイルよりもさらに解像度にすぐれたマイクロスコピーコイルが利用できる[18]．径が 47 mm 程の大きさのこのコイルは 140 mm 径の表面コイルと比べると約 2 倍の解像度がある．高解像度描出を可能にする小口径表面コイルが使えるのは頸部領域MR イメージングにおける特質の 1 つで，耳下腺に限らずたとえば頸部リンパ節診断においても広く応用できる技術である．SS 診断を目的とした生検はできないが，マイクロスコピーコイルを併用することでリンパ球の集簇のようなこの疾患に特徴的な病理所見を窺い知ることも可能である[19]．

　これまで SS 診断における唾液腺造影検査の役割は大きかった．しかしながら，前述したようにその手技が煩雑なこと，また術者ならびに患者に被曝や造影剤注入による侵襲を与えてしまうことを考えると，X 線唾液腺造影検査は MR イメージングを使った唾液腺造影法（MR sialography：MRS）に置き換えてしまいたい．おそらく近いう

ちにそうなるであろう．MR sialography は基本的には生体内の静止した水成分を選択的に画像化する MR hydrography である．この撮像法は膵液や胆汁を画像化するための MR cholangiopan-creatography（MRCP），脳脊髄液の画像化を目的とした MR myelography（MRM），尿管の描出に用いる　MR urography（MRU）として利用されている．撮像時間も比較的短くて済むため，ルーチンの MR 検査として診療に組み入れることができる．得られる画像の質については，われわれは十分に満足しているが，現時点では利用する MR 撮像システムに大きく依存しているようである．しかし，この点については心配いらない．この撮像法の利点についての理解が進むにつれて改良が進むであろう．最初に報告した論文ではマイクロスコピーコイルを使ったが[18]，その後の検討で，それよりやや大きい 110 mm 径の表面コイル（S コイル）でも十分な診断情報が得られることがわかった．われわれが使っている撮像シーケンスを**表 2** に掲げておくので参考にしていただきたい．スライス厚を耳下腺の大部分を含む程度に十分に取って撮像する．加算回数（number of signal acquisition：NSA）を多くしていけば得られる画像はよくなるが撮像時間が長くなる．しかしながら，1 枚の画像に対し 4 回も加算すれば十分である．1 回の加算に約 30 秒必要だから，長くても　2 分ほどで 1 枚の画像を得ることができる（**図 4**）．MR sialography によって得られた画像と X 線唾液腺造影像とを比較してみると，グレード G0〜G3 については高い相関を示したのに対し，グレード G4 ではこの 2 つの唾液腺造影像の間ではっきりとした乖離が認められた（**図 1**，**図 4**）．管系を介して逆行性に造影剤を注入することで画像を作る X 線唾液腺造影法と静止した水成分を画像化する MR sialography との根本的な違いが反映された結果であろう．

　1999 年の厚労省シェーグレン症候群診断基準には唾液腺シンチグラフィが要件の 1 つとして載せられている．しかしながら，実際はシンチグラフィを利用しづらい環境にある．どうもこの検査を口腔乾燥症状の有無を判定するための客観的必須要件としたところに問題があると思われる．放射線科医の立場からいえば，唾液腺シンチグラ

表2 MRシアログラフィ撮像条件（Philips Healthcare）

sequence	2D turbo spin echo（TSE）
repetition time（TR）	8000 ms
echo time（TE）	80 ms
no. of signal acquisition（NSA）	4
fat suppression	spectral presaturation inversion recovery（SPIR）
TSE factor	54
flip angle	90°
image compensation	constant level appearance（CLEAR）
field of view（FOV）	80 mm
slice thickness	35 mm
scan time	2 s
coil	110-mm S coil

フィによって得られた結果がSSに特異的な変化とはいえないこと，また時間経過に対するアイソトープ集積の変化を定量的に評価する方法が一般化されているとは言い難いこと，さらに極端に唾液分泌機能が低下した患者では治療前後の比較などができないことや費用も高くルーチン検査としても不向きであることなどこの検査に伴ういくつかの欠点が解決されていないと考えている．われわれもずっと以前，この検査法が定量性に欠ける点を問題視し，single photon emission CT（SPECT）を実施することでこの欠点を補う試みをしたほどである[19]．少なくとも，唾液分泌量の低下を判断するのが目的であれば，Saxonテストで事足りると思われる．

最近，われわれの施設ではRIを用いない唾液腺機能検査法をSS患者に応用して，その有用性について検討してみた．arterial spin labeling（ASL）法というのは，組織の灌流状況を造影剤を使わずに解析するMRイメージング手法である．この方法では，磁化された血中のプロトンが内在性のトレーサーとして働き，その動きをMR

画像として捉え，これにより組織の血流量を推測することができる．なるべく高い信号を得たいので，この手法では高磁場のMR装置を使ったほうが信頼性の高い結果を得ることができる．したがって，通常は3T MR装置を使う．プロトン磁化によるラベリングは動脈流が目的の組織に流入する直前で行う必要がある．そこで，唾液腺内の灌流を調べたい場合には，通常総頸動脈で磁化を行うのが普通である．唾液腺機能を調べるために，患者はレモン刺激による唾液分泌促進の前後で撮像し，唾液腺組織のT1値の変化量を基に特定の計算式で血流量（blood flow）を算出する．ASL法はもともと脳血流量を推定する目的で考案されたものなので，購入したMR装置に載せられている解析プログラムは脳血流量解析のために組まれている．このため，唾液腺の血流量を知りたいのであれば，既存のプログラムに設定されている定数を唾液腺に適した数値に変えなければならない．詳細は論文を参照いただきたい[20]．このMR撮像法によりSS患者唾液腺の血流病態がある程度明らかになった．この研究で得られた知見は，大雑把な言い方をすれば，SS患者唾液腺は，いわば充血した状態にあって，それは健常者と比べると，唾液刺激がない状態でも血流量が高い状態に置かれているということである．刺激後はさらに血流量が増加し，刺激後もより長くその状態が持続することがわかった．それにもかかわらずSS患者で唾液流量が少ないのは，唾液を産生する腺房細胞が破壊されているためであり，SS患者唾液線で認められる血流量増加は，これに対する一種の代償作用か，あるいは血流を制御する副交感神経の異常などが原因であろうと推定できる．

MRイメージングは超音波画像やCT画像と比べると画像そのものの解像度は格段に低い．しかしながら，これまで述べたように，MR画像が示す結果は，生体内での分子レベルあるいはそれ以下のサイズレベルにおける異常を映し出しており，ある意味で，分子イメージング手法の1つとして捉えることができる．現在での医療環境では，MRイメージングをSS患者診断に存分に適用することは難しいかもしれない．しかしながら，MRイメージングのもつポテンシャルはいま

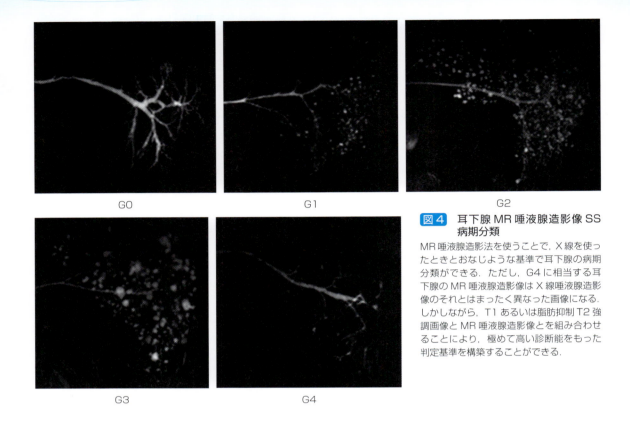

図4 耳下腺 MR 唾液腺造影像 SS 病期分類

MR 唾液腺造影法を使うことで，X 線を使ったときとおなじような基準で耳下腺の病期分類ができる．ただし，G4 に相当する耳下腺の MR 唾液腺造影像は X 線唾液腺造影像のそれとはまったく異なった画像になる．しかしながら，T1 あるいは脂肪抑制 T2 強調画像と MR 唾液腺造影像とを組み合わせることにより，極めて高い診断能をもった判定基準を構築することができる．

だに計り知れないものがある．今後 MR イメージングに革新的な改良は施され，もっと容易に臨床に使うことが可能になれば SS 患者を含めた自己免疫疾患患者病態解明に大きな手がかりを与えることができると思われる．

4　ACR および EULAR/ACR Sjögren 症候群新分類基準

これまで日本では，SS を診断するにあたっては，1999 年の厚生省診断基準，あるいは場合によっては 2002 年の米国・ヨーロッパ（American-European Consensus Group：AECG）診断基準[1]を用いてきた．その後，米国リウマチ学会（American College of Rheumatology：ACR）のもとで，AECG 診断基準をより使いやすい分類にすべく検討され，2012 年に ACR 診断基準として公表された[2]．その結果，新しい診断基準からは画像診断がすべて除外されることになった．現在，ACR 診断基準については，その妥当性が検討され始めているが，診断項目を，血清学的検査，口唇腺生検，および眼染色の3つに限定したことによる弊害が指摘されている．特に，ACR 基準では，比較的軽度の SS 患者を見逃してしまう可能性が指摘されている[4]．画像診断をすべて排除したことに対する反省もされている．このなかで，超音波画像診断のような，簡便で診断能の高い画像検査を診断項目として追加すべきだとの要望もでている[7, 21]．続いて，2016 年には ACR とヨーロッパリウマチ学会（The European League Against Rheumatism：EULAR）が共同で新基準（EULAR/ACR 診断基準）を公表したが，この基準においても，画像診断が復活することはなかった[3]．画像診断を加えることで，これらの新基準の診断能を高め，臨床診断にどれだけ近づけることができるかについては今後の推移を見守りたい[22]．

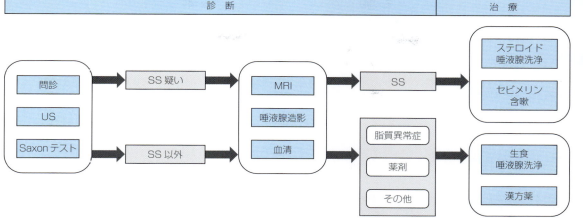

図5 口腔乾燥症診断・治療のフローチャート

ここには，長崎大学病院口腔乾燥症外来における診断の手順および唾液分泌機能改善のための治療手段を示した．診断はSSとそれ以外の原因による口腔乾燥症治とを鑑別することに重点が置かれている．診断の結果によって，改善治療の手段が異なるので，診断は血清学的検査，眼症状をあわせて慎重に決定する．SSと診断された場合には，セビメリンあるいは最近ではピロカルピンを使った含嗽療法とステロイド水溶液（プレドニゾロン）を使った唾液腺洗浄療法とを併用する．SS以外の場合には，生理食塩水を使った唾液腺洗浄療法が主体となる．診断は，超音波画像診断（US）とMRイメージング（MRI）がルーチンである．場合によってはX線唾液腺造影法を実施する．RI検査は基本的には実施しない．

5 Sjögren症候群画像診断のフローチャート

最後に，われわれが長崎大学病院で開設している口腔乾燥症外来でのSS診断のフローチャートをみてほしい（図5）．この外来では，初診の際に患者すべてにSSを疑っているわけではない．したがって，最初から唾液腺造影というわけにはもちろんいかない．われわれの外来では，Saxonテストと超音波画像診断が患者に最初に受けていただく検査である．超音波画像検査はこれまでSSのサーベイの目的で使ってきた．超音波画像検査は脂質異常症に伴う口腔乾燥症とSSとの鑑別にも役に立つ．これらの検査結果を見てSSが疑わしければ，MRイメージングを使った精密検査を勧めている．血清学的検査も必要になる．内科などからの紹介患者であればもうすでに実施されていることがほとんどだが，そうでなければ，われわれの検査と並行して，内科での検査を受けていただくことになる．超音波画像検査で異常所見が得られなかった患者についても，SSとしての危険因子をおもちで，かつ薬剤など他の要因による乾燥症状とは考えにくい患者については，極力MR検査を受けていただくようお勧めしている．これはごく初期のSSの唾液腺の場合，超音波画像検査ではその変化を捉えることができない可能性を考えてのことである．MRイメージングも脂質異常症との鑑別に有用である[23]．また，われわれの外来ではSSに対しては副腎皮質ホルモン，あるいはその他の原因による口腔乾燥症に対しては生理食塩水を使った唾液腺洗浄療法を用いて，患者の唾液分泌機能改善に取り組んでいる[24-26]．最近多くの施設で処方されている塩酸セビメリンやピロカルピンなどの内服はその副作用が高頻度であることを考慮してわれわれの外来では用いず，代わりにこれらの薬剤を使った含嗽療法を唾液腺洗浄療法と併用して実施して，良好な結果を得ている．この際の治療効果判定にも超音波検査は有用である．図5のなかでは，X線唾液腺造影検査の役割は実際より少なめに描いている．まだ現時点ではなかなか認知されていないが，MRイメージングを利用した診断をルーチン検査としてとらえるべきであり，X線唾液腺造影法はMRが使えない患者，たとえば閉所恐怖症であったりペースメーカーを装着されていたりといったMRイメージング禁忌の患者のための検

査法として用意すべき手段であると考えている。
このシステムは，SS 類似の唾液腺疾患，たとえ
ば IgG4 関連 Mikulicz 病の診断やステロイド治療

の効果判定にも応用可能であり，特に超音波画像
診断の有用性は強く提唱されている[27]。

（中村　卓）

文 献

1) Vitali C, *et al*：*Ann Rheum Dis* 2002；**61**：554-558.
2) Shiboski SC, *et al*：*Arthritis Care Res（Hoboken）* 2012；**64**：475-487.
3) Shiboski CH, *et al*：*Ann Rheum Dis* 2017；**76**：9-16.
4) Vitali C, *et al*：*Ann Rheum Dis* 2013；**72**：476-478.
5) Tzioufas AG, Moutsopoulos HM：*Nat Clin Pract Rheumatol* 2008；**4**：454-455.
6) Wernicke D, *et al*：*J Rheumatol* 2008；**35**：285-293.
7) Vitali C, *et al*：*Arthritis Rheum* 2013；**65**：1950.
8) Rubin P, Holt JF：*AJR Am J Roentgenol* 1957；**77**：575-598.
9) Ariji Y, *et al*：*AJR Am J Roentgenol* 1996；**166**：935-941.
10) Yonetsu K, *et al*：*Ann Rheum Dis* 2002；**61**：276-277.
11) Takagi Y, *et al*：*Ann Rheum Dis* 2010；**69**：1321-1324.
12) Izumi M, *et al*：*AJR Am J Roentgenol* 1996；**166**：1483-1487.
13) Izumi M, *et al*：*AJNR Am J Neuroradiol* 1997；**18**：951-958.
14) Takagi Y, *et al*：*J Magn Reson Imaging* 2005；**22**：29-37.
15) Eida S, *et al*：*AJNR Am J Neuroradiol* 2007；**28**：116-121.
16) Sumi M, *et al*：*AJR Am J Roentgenol* 2002；**178**：959-965.
17) Sumi M, *et al*：*Radiology* 2012；**263**：770-777.
18) Takagi Y, *et al*：*AJNR Am J Neuroradiol* 2005；**26**：1207-1214.
19) Nakamura T, *et al*：*Acta Radiol* 1991；**32**：406-410.
20) Kami YN, *et al*：*PLoS ONE* 2016；**11**（3）：e0150680.
21) Takagi Y, *et al*：*Rheumatology* 2014；**53**：1977-1983.
22) Takagi *et al*：*PLoS ONE* 2018, in press.
23) Izumi M, *et al*：*AJR Am J Roentgenol* 2000；**175**：829-834.
24) Izumi M, *et al*：*Ann Rheum Dis* 1998；**57**：464-469.
25) Takagi Y, *et al*：*J Rheumatol* 2008；**35**：2289-2291.
26) Takagi Y, *et al*：*Ann Rheum Dis* 2004；**63**：749.
27) Takagi Y, *et al*：*Clin Exp Rheumatol* 2013；**31**：773-775.

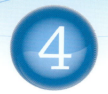

4 唾液腺シンチグラフィ

> **Essential Points!**
>
> ▶ Sjögren症候群（SS）における唾液腺シンチグラフィの検査方法と評価方法について，筆者の施設の方法を紹介した．検査方法は以下の通りである．
>   ① $^{99m}TcO_4^-$ 静注直後より2分ごとに頭部正面像を16枚連続的に撮像し，酸刺激前に頭部正面・左右側面像を撮像．
>   ② 10%クエン酸0.5 mLを口腔内に滴下し，酸刺激後の頭部正面・左右側面像を撮像．
>   ③撮像と同時に動態曲線を作成するために，1 flame 20秒間のデータ収集を撮像と同時に行う．
> ▶ 評価方法は，以下のとおりである．
>   ①集積状態：集積正常，集積増加，集積低下，集積なし
>   ②動態曲線パターン：正常型，集積増加型，排出障害型，機能低下型，無機能型
>   ③パラメータ解析：最大貯留係数，刺激分泌係数，貯留評価，刺激評価
> ▶ それぞれについて，筆者の施設の症例を用いて解説した．

　SSは自己免疫疾患であり，涙腺や他の組織に影響を及ぼすが，特に口腔乾燥は最も一般的な症状である．だが，口腔乾燥の訴えは主観的なもので，唾液腺疾患の重症度を必ずしも反映していない．そのため，より客観的かつ信頼できる評価方法として画像検査が用いられてきた．

　SSの画像検査としては，唾液腺造影法が確定診断の手段として重要な地位を占めてきた．唾液腺造影検査はSSの診断基準として広く用いられているが，侵襲的で合併症があり問題点が多い検査である．このため近年では，簡便で非侵襲的に全唾液腺を同時に精査できる唾液腺シンチグラフィが口腔乾燥患者の唾液腺機能評価に用いられてきた．

　こうした背景により1999年にSSの診断基準が改訂されたときに，口腔検査の画像検査として唾液腺造影検査のほかに唾液腺シンチグラフィが追加された[1]．しかし，唾液腺シンチグラフィの評価方法は各施設で異なり，まだ確立したものはない．今回の改訂では，唾液腺シンチグラフィの診断基準は単に機能低下とされているのみで，その詳細な陽性基準は提示されていなかった．

　本項ではそうした現況を踏まえ，SSに対する唾液腺シンチグラフィの検査方法，評価方法について，筆者の施設で行っている方法を紹介する[2]．

1 唾液腺シンチグラフィの実際

　唾液腺シンチグラフィの検査方法は各施設の状況に応じて様々な方法が実施されている．唾液分泌は種々の影響を受け，かなり変動するので，その解釈にはある程度の幅をもつ必要がある．したがって各施設では，経時的に集積状態，左右集積の対称性，酸刺激に対する反応についても評価できる方法が行われている．

　筆者の施設の検査方法は以下の通りである（**図1**）． $^{99m}TcO_4^-$ を前肘静脈から注入し，その直後より2分ごとに頭部正面像を16枚連続的に撮像する．続いて $^{99m}TcO_4^-$ の唾液腺への集積状態を評価するため，頭部正面・左右側面像を撮像する．こののち，刺激に対する唾液腺機能を評価するため，負荷試験として酸刺激を加える．酸刺激はフルーツガム，レモンジュース，酒石酸などが用いられているが，筆者の施設では10%クエン酸0.5 mLを酸刺激として口腔内に滴下している．酸刺激前後の撮像はクエン酸滴下4分前から行い，2分ごとに5枚連続撮像する．最後に酸刺激後の唾液腺への集積状態を評価するため頭部正面・左右側面像を撮像する．一方，動態曲線を作成するため，撮像と同時にデータ収集も行う．1 flame 20秒間のデータ収集を静注と同時に開始し，90

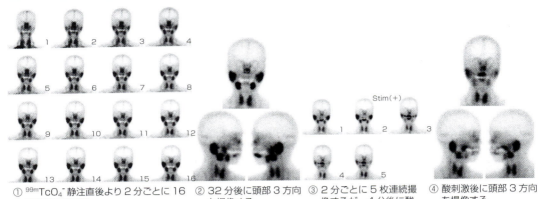

① ⁹⁹ᵐTcO₄⁻静注直後より2分ごとに16枚連続撮像する．
② 32分後に頭部3方向を撮像する．
③ 2分ごとに5枚連続撮像するが，4分後に酸刺激を負荷する．
④ 酸刺激後に頭部3方向を撮像する．

図1 検査方法

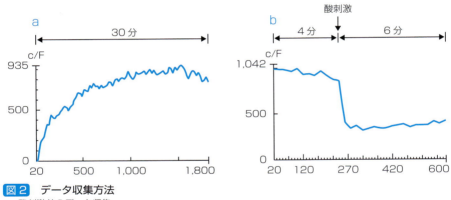

図2 データ収集方法
a 酸刺激前のデータ収集
⁹⁹ᵐTcO₄⁻静注後，1 flame 20秒で90 flames（30分）データを収集し，動態曲線を作成する．
b 酸刺激前後のデータ収集
頭部3方向撮像後，1 flame 20秒で30 flames（10分）のデータを収集する．酸刺激を12 flames（4分）後に行う．

flames（30分間）を収集する．酸刺激前後も1 flame 20秒間で30 flames（10分間）を収集する（図2）．データ収集後に耳下腺，顎下腺および鼻腔に関心領域（region of interest：ROI）を設定し，動態曲線を作成する．

2 画像解析

⁹⁹ᵐTcO₄⁻の唾液腺への集積および排泄の様子は唾液腺機能を反映している．しかし，SSは臨床症状が多彩であるため，その評価方法も様々である．これまでの報告を総括すると，集積状態，動態曲線パターンおよび動態曲線から得られたパラメータを用いた評価方法に大別される．そこで，筆者の施設の症例を用いて，筆者の施設で実施しているそれぞれの評価方法を解説する．なお，本項における対象は，口腔乾燥を主訴として来院し，初診時に唾液腺シンチグラフィが施行され，SSと確定された15例（男性4例，女性11例，年齢25～79歳，30腺）および口腔乾燥症29例（男性11例，女性18例，年齢31～83歳，平均年齢60.1歳，58腺）である．SSの診断は1977年診断基準あるいは1999年診断基準で行った．

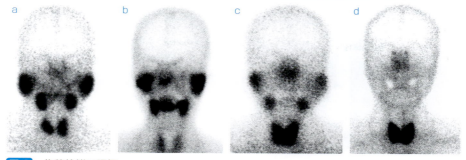

図3　集積状態の評価
a　集積正常，b　集積増加，c　集積低下，d　集積なし．

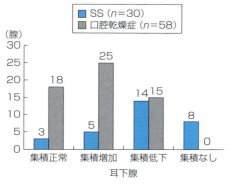
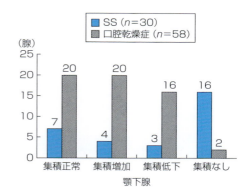

図4　集積状態の結果

1）集積状態の評価

　唾液腺シンチグラフィにおける SS の集積状態は，集積が正常なもの（図3-a：集積正常），正常よりも集積が増加しているもの（図3-b：集積増加），集積が低下しているもの（図3-c：集積低下），集積がみられないもの（図3-d：バックグラウンドと同じ程度のもの，集積なし）という所見がみられた．その結果を図4に示す．SS は集積なしが多く，特に顎下腺で集積なしの割合が高かった．逆に口腔乾燥症では集積なしは顎下腺の2腺のみであった．この結果は，SS は唾液腺の破壊が進んだ症例が多く，さらに耳下腺よりも顎下腺の障害が大きいことを示している．集積状態のなかでは集積なしの所見がみられれば，SS の可能性が高いものと思われる．

　唾液腺シンチグラフィを行った56例（全例女性，平均年齢63.7歳）で集積と口腔検査の結果との関係をみた．唾液腺シンチグラフィ集積正常群（$n=47$）の平均 Saxon テストは 0.92 g/2分に対して，集積異常群（$n=9$）は 0.44 g/2分と唾液腺機能異常にともなって唾液分泌量が減少する結果であった．口腔乾燥重症度評価では集積正常群の平均値が1.3に対して集積異常群は2.1と重症度が高値であり，機能異常との関連が伺えた．対象症例のうち SS は42例で，集積異常群の診断率は89.4％と高値であった（表1）．

　集積状態から SS を診断する方法も報告されている[3]．この方法は，左右の唾液腺の集積状態を比較して診断するものである．だが，複数の唾液腺が同時に障害される疾患では，左右の唾液腺を比較する方法は，どちらも病的唾液腺を基準とした評価になり，正確さに欠けるので不適当と思われる．臨床においては，病態により耳下腺と顎下腺で，あるいは左右の唾液腺で集積が異なる症例が多々みられる．個々の症例における集積が病的なものか生理的なものか，あるいは個体差による

表1 口腔検査の結果

唾液腺シンチグラフィ n=56	口腔検査 平均Saxonテスト	口腔乾燥重症度	SS率*
集積正常 (n=9)	0.92 g/2分 *	1.3 **	0%
集積異常 (n=47)	0.44 g/2分	2.1	89.4%

*$p<0.05$, **$p<0.01$

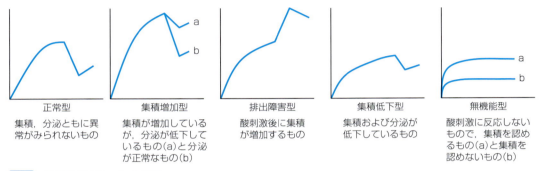

図5 動態曲線パターンの分類
〔中西文子：臨床医 1984；10：144-145 より改変〕

ものかを評価する基準がない．したがって，集積なしの所見を除けば，個々の症例ごとに集積増加や集積低下を評価することは簡単ではない．筆者の施設では，このような場合には甲状腺の集積と比較して評価している．

集積状態は唾液腺が唾液を生成する能力を反映しているが，酸刺激による刺激分泌機能は生成した唾液を口腔内に分泌する能力を反映している．刺激分泌機能が正常であれば，唾液腺に集積した$^{99m}TcO_4^-$は，酸刺激により口腔内にほとんど排出され，唾液腺内には残留しない．しかし，刺激分泌機能が低下していると，刺激後であっても口腔内への排出が少なく，唾液腺に残留した所見を呈する．SSでは，酸刺激に対する反応も低下しているので，刺激分泌機能を評価することも重要である．ただし，筆者の施設では，刺激分泌機能の評価は後述する動態曲線パターンやパラメータで行っているので，刺激前後の画像を比較した評価は行っていない．

2) 動態曲線パターンの評価

SSの動態曲線パターン分類として，美田らが行った方法がよく知られている[4]．この方法は，肉眼的な評価に比べ，視覚的に理解しやすいので，読影者間のバラツキが少ない方法とされている．現在行われているパターン分類の多くは，美田らの分類をもとにしている．

筆者の施設では動態曲線パターンを中西の分類を改変し評価している（図5）[5]．中西の分類も美田らの方法をもとにしており，動態曲線を簡素化し，より視覚的に判定しやすくなっていたので，施設の現状に合わせて採用した．その評価方法は以下の通りである．集積，刺激分泌機能ともに異常のないものを正常型とした．動態曲線のカーブにピークがなく上昇を続け集積が増加するものを集積増加型として，さらに刺激分泌機能が低下しているものをa，刺激分泌機能が正常なものをbに細分類した．酸刺激後にカーブが上昇し集積が増加するが，その後下降する導管の排出経路に問題があるものを排出障害型とした．ピークが低く，刺激分泌機能も低下しているものを機能低下型とした．酸刺激に反応しないものを無機能型とし，さらに集積を認めるものをa，集積を認めな

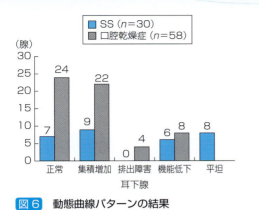
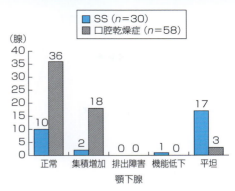

図6 動態曲線パターンの結果

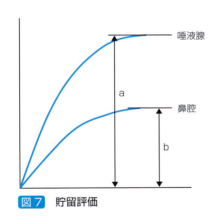

図7 貯留評価

いものをbに細分類した．その結果を**図6**に示す．耳下腺および顎下腺ともに，SSでは無機能型が多く，口腔乾燥症では正常型，集積増加型が多い傾向を示した．この結果はSSと口腔乾燥症との鑑別に有効と思われた．

しかし現在，SSの評価として動態曲線パターン分類の評価は主流ではない．それはSSの病態が多彩であるため，動態曲線の形態が不明で，パターン分類が適応できない症例が多いためである．

3）パラメータの評価

集積状態，刺激分泌機能，動態曲線から得られる各種パラメータを用いた定量診断は，SSのように複数の唾液腺が障害される疾患を客観的に評価できる方法である．様々なパラメータが報告されているが，筆者の施設では辻井らの方法[6]をもとに唾液腺の集積状態と刺激分泌機能を評価している．集積状態は唾液腺と鼻腔の最大集積の比を求めた最大貯留係数を，刺激分泌機能はクエン酸刺激前後の集積比を求めた刺激分泌係数を評価した（**図7**，**図8**）．その結果を**図9**に示す．耳下腺および顎下腺ともに最大貯留係数，刺激分泌係数はSSが口腔乾燥より有意に低下していた．特に耳下腺より顎下腺のほうがその差は顕著であった．この結果は，SSでは耳下腺より顎下腺の障害が大きく，機能が低下していることが客観的に示すものと考える．しかし，口腔乾燥症とオーバーラップする部分が多く，両者を鑑別するcut off値の設定は困難と思われた．SSの陽性基準を明確にするには，パラメータ解析に何らかの評価基準が必要と思われた．

そこで，最大貯留係数，刺激分泌係数の判定基準を一定とし，症例間，耳下腺と顎下腺，左右の唾液腺のバラツキがあっても個々の唾液腺を客観的に評価する方法として，以下に示す評価方法を試みている．その方法は最大貯留係数，刺激分泌係数を日本歯科大学の健常者のデータ（唾液腺に

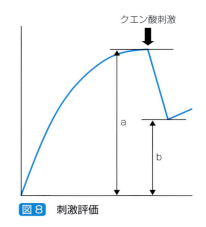

図8 刺激評価

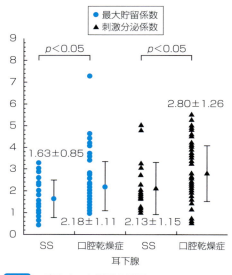
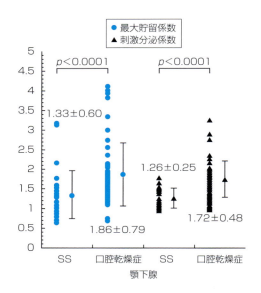

図9 パラメータ解析の結果

異常のない健常男性ボランティア36名，年齢23〜27歳，平均年齢23.8歳）と比較して，平均値より2SD以上亢進しているものを過度亢進，1SD以上2SD未満を亢進，±1SD未満を正常，1SD以上低下しているものを低下と判定し，それぞれ貯留評価，刺激評価とした（図7, 図8）．その結果を図10, 図11に示す．耳下腺および顎下腺ともに貯留評価，刺激評価はSSでは低下が多く，口腔乾燥症では正常，過度亢進，亢進が多い傾向を示した．この結果は，動態曲線パターン分類におけるSSでは無機能型が多く，口腔乾燥症では正常型，集積増加型が多い傾向を示した

という結果と類似している．しかし，パターン分類では動態曲線が明確でないと評価が読影者の主観に左右されるが，本方法では，個々の唾液腺を客観的に評価できることが大きな利点と思われる．SSの陽性基準の手段としての有効性は不明だが，今後症例を増やして検討したいと考えている．

おわりに

SSに対する唾液腺シンチグラフィの検査方法，評価方法について，筆者の施設の現状を中心として紹介した．唾液腺シンチグラフィは唾液腺機能の評価として有効であり，病態の評価，治療効果

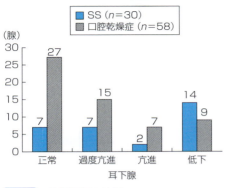
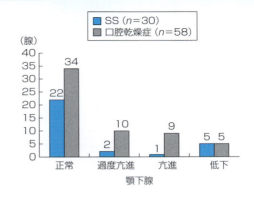

図10 貯留評価の結果

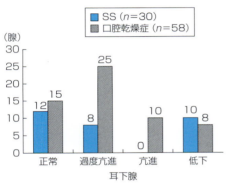
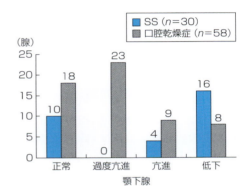

図11 刺激評価の結果

や経過観察として臨床応用されている．しかし，SSの診断基準に関しては確立した陽性基準がなく，各施設で様々な評価方法が行われている．今後各施設間で検査方法，評価方法を統一し，客観性かつ再現性の高い陽性基準を確立することが必要と考える．

（外山三智雄，戸谷収二，土持　眞）

文献

1) 藤林孝司：歯放線 2004；**44**：31-37.
2) 外山三智雄：リウマチ科 2006；**46**：366-373.
3) Alarcon-Segovia D, et al：*J Rheumatol* 1974；**1**：159-165.
4) 美田誠二・他：リウマチ 1981；**21**：305-316.
5) 中西文子：臨床医 1984；**10**：144-145.
6) 辻井博彦・他：日本医放会誌 1980；**40**：485-493.

*外山三智雄先生は2011年11月23日にご逝去されました．

5 口唇腺生検病理診断

> **Essential Points!**
>
> - Sjögren 症候群（SS）はドライマウス（口腔乾燥症）やドライアイ（眼乾燥）などの臨床症状を主徴とする自己免疫疾患であり，"乾燥症候群"（sicca syndrome）ともよばれる．SS の標的臓器は唾液腺・涙腺などの外分泌腺で，その病態は複雑であるため，診断も困難な場合がある．
> - SS の診断で，自覚症状・画像所見・血清所見などから臨床的に SS が疑われる場合，小唾液腺（口唇腺）生検が実施される．SS の確定診断にとって口唇腺生検による病理組織診断は極めて重要であるとともに，SS の病態，病期あるいは予後を推定するのにも有用な検査とされている．
> - 口唇腺生検による病理組織診断では，小葉組織に浸潤する一定の単核球数に着目した focus score が重要視されているが，その病理組織像はその病期，病勢によって様々であり，単純な尺度で病態を説明できるものではない．個々の生検材料の病理組織像が物語る複雑な病態を紐解いたうえで，多角的な視点からこの病気と向き合う必要がある．

1 口唇腺生検による病理診断

わが国における SS の診断基準（旧厚生省改訂診断基準 1999 年）には，①生検病理組織検査，②口腔検査，③眼科検査，④血清検査が用いられている．これらの 4 項目のなかで 2 項目が陽性となれば SS と診断される．米国・ヨーロッパ（American-European Consensus Group：AECG）分類基準（2002 年）では，①眼症状，②口腔症状，③眼科検査，④生検病理組織検査，⑤唾液腺障害，⑥血清検査の 6 項目中の組合せで 1 次性あるいは 2 次性 SS と診断される．一方で，シェーグレン症候群国際登録ネットワーク（Sjögren's International Collaborative Clinical Alliance：SICCA）診断基準（2012 年）では，①自己抗体，②眼科検査，③生検病理組織検査の 3 項目中 2 項目が陽性となれば SS と診断される．いずれの診断基準においても，生検病理組織検査は確定診断の決め手になるとともに，病態あるいは予後を知るうえで極めて重要な位置を占めている．

SS の病理組織所見の特徴として，導管周囲性の単核細胞の巣状の浸潤（図1）に加え，小葉内および小葉間間質の線維化，腺房細胞の萎縮・消失，導管上皮の扁平上皮化生，脂肪浸潤などがあげられるが，加齢に伴う唾液腺の変化，放射線照射後の唾液腺炎，唾石や粘液囊胞に伴う唾液腺炎などの病理組織と区別がつかない場合がある．ま

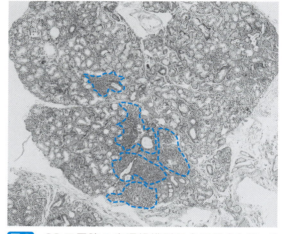

図1 SS 口唇腺の病理組織所見（HE 染色）（2×2 mm²）

導管周囲性単核リンパ球浸潤がみられる．focus score 5, Greenspan grade 4.

▶ カラー口絵 8 参照

た，小葉内導管および小葉間導管を問わず不規則な導管の拡張は，リンパ球浸潤の程度にかかわらず比較的高頻度に出現する代表的な組織変化である．リンパ球浸潤の程度と導管拡張との間に相関はみられない．また，導管上皮の化生性変化として扁平上皮化生，オンコサイト化生は比較的よくみられる病理所見であるが，唾液腺の加齢変化，慢性炎症に伴う変化としても高頻度に観察されるため，SS に特異的な所見ではない．米国リウマチ

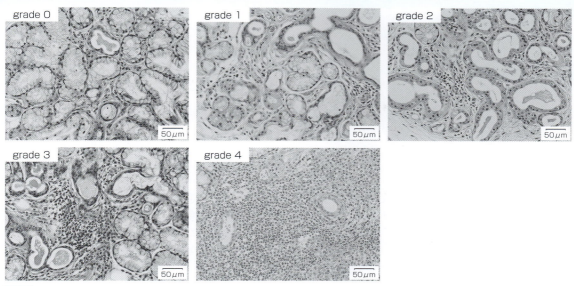

図2 Greenspan grade (0〜4) (HE染色)
各gradeの典型的な病理組織像を示す.

カラー口絵9参照

学会 (American College of Rheumatology：ACR) 基準では導管の拡張や間質の線維化のないものをSSの特徴的なfocal lymphocytic sialadenitis (FLS) としている[1]. 一方で, 間質に線維化を伴うような病変はnon-specific/sclerosing chronic sialadenitis (NS/SCS) としている[1]. 加えて, SSの唾液腺, 特に耳下腺に, 導管上皮, 筋上皮の過形成による筋上皮島 (myoepithelial island) とよばれる充実性胞巣が形成されることが知られている[2]. しかし, 口唇腺で出現する頻度は極めてまれであり, 顎下腺, 耳下腺および舌下腺の大唾液腺で観察される病理所見である.

口唇腺組織で$4\,mm^2$あたり1 focus以上が生検病理組織検査陽性となる. また, 単核リンパ球の浸潤の程度の評価にはGreenspan gradeが一般的である[3] (図2, 表1). 旧厚生省改訂基準では1 focus以上が生検病理組織検査陽性なのでGreenspan gradeではgrade 3以上が陽性となる. しかしながら, SSの病理組織は症例によって多彩な組織像を示し, grade 1あるいは2の軽度の単核リンパ球浸潤で1 focus未満であっても初期病変を示している場合もある (図2). さらに, 病態が進行し腺房細胞が萎縮, 破壊・消失した場合は脂肪化あるいは線維化が目立ち, リンパ球浸

表1 Greenspan grade

grade	所見
grade 0	変化のみられないもの
grade 1	軽度の細胞浸潤をみるもの
grade 2	中等度の細胞浸潤で$4\,mm^2$あたり1 focus未満
grade 3	$4\,mm^2$あたり1 focus
grade 4	$4\,mm^2$あたり1 focus以上

1 focus：小葉間導管周囲に50個以上の単核細胞浸潤.

潤がわずかで1 focusに届かない病理像も観察される (図3). このような病変はNS/SCSに相当し, SSの組織像に一致しないという見解もあるが[1], 個々の患者の病歴・臨床症状などを考慮する必要がある. したがって, FLSのみをSSの病理組織学的特徴とするのは危険である. 加えて, 採取された複数個 (4個以上の採取が望ましい) の小唾液腺組織のなかでも病変にばらつきが観察され, 同一患者でもfocus scoreあるいはgradeが異なる場合があるが, 最も病変の強いところを診断に用いるのが一般的である[1]. このように口唇腺の病理組織検査のみでSSを診断することは

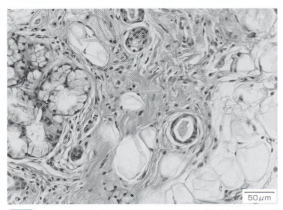

図3 SSの口唇腺の病理組織所見（HE染色）
萎縮した腺房細胞，間質の線維化，脂肪化，わずかなリンパ球浸潤が観察される．NS/SCSに相当するが，病歴・臨床所見などからSSと診断された．

カラー口絵10参照

困難であるため，他の検査項目，病歴，症状など考慮し判断する必要がある．一方で，検査項目のうち1項目が陽性で病理検査で1 focusに届かず，grade 1あるいは2の場合は，診断基準は満たさないもののSSの初期の段階の可能性があるため，病理医と臨床医との十分な相談のうえ，入念なフォローアップが必要になってくる．

多くの自己免疫疾患のなかで，唾液腺や涙腺を標的臓器とする疾患はSSであると断定して差し支えない．SS患者は自己免疫性唾液腺炎，自己免疫性涙腺炎のほか，気管支腺・汗腺・腟分泌腺など外分泌腺を標的臓器として発症することもある．その他の全身症状として，関節リウマチ（rheumatoid arthritis：RA）・原発性胆汁性胆管炎／肝硬変（primary biliary cholangitis/cirrhosis：PBC）・慢性甲状腺炎・間質性肺炎・間質性腎炎などを随伴することが知られ，全身性自己免疫疾患であると同時に，臓器特異的な表現型を強く発現する難治性疾患であると考えられる[4]．自己免疫疾患は一般に女性優位に発症するが，SSはなかでも際立って閉経期以降の女性の発症率が高い．臨床病態の特徴から，唾液腺・涙腺などに限局して発症する一次性SSと，全身性エリテマトーデス（systemic lupus erythematosus：SLE）やRAなど他の系統的自己免疫疾患を合併する二次性SSとに大別されている[5]．

まれにではあるが，SS病変からB細胞悪性リンパ腫へ移行することが知られている[6]．SSでみられる悪性リンパ腫の組織型は非Hodgkin B細胞リンパ腫が圧倒的であり，T細胞リンパ腫などはわずかに報告されているのみである[6]．さらに，B細胞系ではmucosa-associated lymphoid tissue（MALT）リンパ腫（辺縁帯由来B細胞性リンパ腫）が多く，びまん性大細胞型B細胞リンパ腫，濾胞性リンパ腫などの報告もある[6]．MALTリンパ腫はリンパ上皮性病変（lymphoepithelial lesion：LEL）を母体として発症するとされており，SSの自己免疫反応を基盤とした異所性リンパ濾胞の辺縁帯B細胞の病変と考えられている．SSに随伴するMALTリンパ腫の多くは耳下腺に発症し，唾液腺，涙腺にも病変が観察されることがある．臨床的には低悪性度を示し，予後がよいことが報告されている[6]．

2 口唇生検におけるSjögren症候群の鑑別診断

生検病理診断を行ううえで注意すべき点は，SSと診断される症例の生検においても，導管周囲性の巣状リンパ球浸潤という所見は特異性の少ない組織所見にすぎないという点である．導管周囲性の巣状リンパ球浸潤という非特異的な病理所見は，加齢に随伴する唾液腺での炎症病変，口腔癌への放射線照射後に再発を疑い生検された口腔粘膜に含まれる小唾液腺，粘液囊胞に含まれる口唇腺など，日常的に病理検査として遭遇する所見と組織像からでは同一である．SSの鑑別診断として重要なものとして，IgG4関連唾液腺炎があげられる．以前はこの疾患はMikulicz病として知られ，SSの亜型と考えられていたが，現在ではSSとは別の疾患であり，各臓器でIgG4関連疾患の概念が定着してきた[7]．IgG4関連唾液腺炎の病理組織像はSSと同様に導管周囲に炎症性細胞浸潤が観察されることから両者の病理組織像を区別することは極めて困難である．IgG4関連唾液腺炎においては，IgG4⁺CD138⁺の形質細胞数が増加してくることから（IgG4/IgG陽性比>40%かつ強視野>10個），IgG4，IgG，CD138などの免疫組織化学法による染色所見，血清中のIgG4

分画の濃度の有意な上昇（135 mg/dL 以上）が診断の決め手になる[7]．また，IgG4 関連唾液腺炎では，男性優位の発症，SS よりも軽度の乾燥症状，持続性で両側性の腺腫脹など SS と異なる臨床的所見も重要である．ただ，IgG4 関連疾患の患者のなかに，抗 SS-A あるいは抗 SS-B 抗体などの自己抗体が検出されることがあるので，臨床病態を十分に把握することが肝要である．

その他，唾石症，細菌感染，ウイルス感染，サルコイドーシス，慢性移植片対宿主病（graft versus host disease：GVHD）などでは唾液腺にリンパ球浸潤が認められるため，注意が必要とされる．また，高齢者の唾液腺にしばしば巣状リンパ球浸潤がみられることがある．加齢に伴う免疫調節異常に関連した潜在的な自己免疫性唾液腺炎である可能性が示唆されている．高齢者では唾液腺のほか，腎間質などにも同様のリンパ球浸潤巣が認められる．したがって，高齢での口唇腺生検では，仮に SS の病変と加齢変化がオーバーラップしていても判断は極めて困難となる．さらに，多くの高齢者では口腔乾燥症状，血清自己抗体価の上昇が観察されることがあり，加齢的な変化を十分考慮して診断する必要がある．

「導管周囲のリンパ球浸潤が確認されれば SS である」，というのは短絡的な判断であり，極めて危険である．さらに，自覚乾燥症状・血清所見から臨床的に SS と診断される場合でも，口唇腺生検所見でリンパ球浸潤を伴わないか，あってもごくわずか（1 focus 未満）の症例に遭遇する機会が比較的多い．また，症状として発現する以前に病態が進行した症例や，何らかの薬剤などによる修飾が加わるとリンパ球浸潤より，むしろ線維化や脂肪浸潤の目立つ症例も多くみられる．したがって，病理所見のみで SS と診断するのはリスクが高く，あくまでも患者の背景・臨床症状・血清所見・眼科検査・口腔検査などをあわせて総合的に最終診断がなされる必要がある．

③ Sjögren 症候群口唇腺に浸潤する免疫細胞分画

多くの自己免疫疾患の発症に T 細胞が中心的な役割を担っていることは，よく知られてい

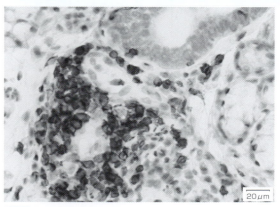

図4 SS 口唇腺の免疫組織化学的所見（CD3 抗体，パラフィン切片）
導管周囲に CD3⁺T 細胞の浸潤が観察される．

カラー口絵 11 参照

る[7]．SS 患者の口唇唾液腺組織を用いた解析でも，組織破壊に関与する自己反応性 T 細胞の T 細胞受容体 Vβ 鎖に限られたクロノタイプが存在することから，標的臓器へ浸潤する自己反応性 T 細胞は臓器特異的な自己抗原エピトープを認識して活性化している可能性が強く示唆されてきたが，現在までに SS において複数の自己抗原が報告されていることから[8]，単一の自己抗原に反応する T 細胞のみが病態の発症あるいは進展に関与しているわけではない可能性がある．T 細胞の分化・活性化・増殖・遊走・細胞傷害性・サイトカイン・ケモカイン分泌などの運命決定は，骨髄─胸腺を介した中枢性の免疫寛容システムとともに末梢での複雑な免疫システムが連携して維持されている[9]．その制御機構は極めて複雑で，各ステップで遺伝的因子，環境因子などの様々な要因が T 細胞の運命決定に影響を及ぼしていると考えられている．現在までに報告されている各種 SS モデルの多さや多彩な分子の病態への関与からも多様な因子がこの病態発症に関係していることが示唆されている[10]．

小唾液腺生検材料の免疫組織化学的検討から CD4 優位の T 細胞浸潤により組織破壊が進行していくことは，すでに以前から報告されている[11]．したがって，細菌やウイルスによる感染性唾液腺炎との鑑別法として，免疫組織化学の役割が重要であると考えられる．唾液腺組織破壊に関

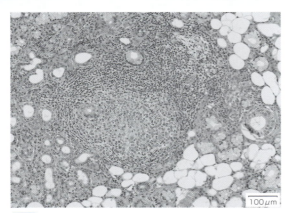

図5 SSの口唇腺の病理組織所見（HE染色）
リンパ濾胞の形成が観察される．

カラー口絵12参照

与する浸潤細胞はT細胞が主体であり（図4），なかでも$CD4^+$T細胞が圧倒的に多いことが確認されている．浸潤$CD4^+$T細胞は活性型（メモリー型）で，様々なサイトカインあるいはケモカイン/受容体の発現することも知られている[12]．また，SS病変では$CCR7^+Foxp3^+$の制御性T細胞の割合が正常唾液腺組織よりも有意に低下していることも知られている[13]．加えて，$CD8^+$T細胞，B細胞，形質細胞，マクロファージ，樹状細胞なども混在している．それらの割合は病態の時期によって大きく変化することが知られており，病変の慢性化に伴って，B細胞あるいは形質細胞の割合が増加してくる．まれに，口唇腺組織にリンパ濾胞の形成が観察されることがあり（図5），抗体産生に伴った濾胞中心B細胞，濾胞ヘルパーT細胞あるいは濾胞樹状細胞などもリンパ濾胞内に集簇することも知られている[14]．

　SSの病態には発症から進展にかけて，様々な因子が複雑に関与している．T細胞が主体の病態であると考えられてきたが，SSの炎症性病変にはT細胞以外にもB細胞，マクロファージ，樹状細胞など病期によって多様性がある．また，唾液腺や涙腺からも免疫担当細胞に影響するサイトカインやケモカインが産生していることが明らかになってきた．加えて，胸腺における中枢性免疫トレランスの異常が自己免疫疾患の発症に大きく関与していることも知られている[15]．胸腺上皮細胞に発現するautoimmune regulator（AIRE）による自己抗原を介したT細胞分化制御機構がマウスモデルを用いた研究から明らかになり，実際にAIRE遺伝子変異が多腺性自己免疫性内分泌不全症（autoimmune polyendocrinopathy candidiasis, and ectodermal dystrophy：APECED/autoimmune polyendocrine syndrome：APS）の原因である可能性が報告された．最近，APS-1患者の約60%でSS様の症状が観察されるという報告もなされている[16]．

4 Sjögren症候群の標的臓器としての唾液腺の特徴

　自己免疫疾患の病態機序は極めて複雑で，様々な要因が複合的に関連することで病態が形成されていく多因子疾患と考えられている．SSも唾液腺や涙腺などの外分泌腺を標的臓器とし，慢性の経過を辿る免疫難病である．なぜ自身の免疫系が自己の組織や細胞を攻撃するのか，なぜ特定の臓器が自身の免疫系の標的になるのか，なぜ発症に性差や年齢が関係しているのか，など様々な疑問を解くために多方面からの研究が進展してきた．そのなかで，なぜ唾液腺が自己の免疫システムの標的臓器となるのかという疑問は大きな謎であった．

　SSの唾液腺組織において，導管上皮細胞に異所性に主要組織適合抗原複合体（major histocompatibility complex：MHC）クラスII（HLA-DR）抗原の発現が免疫組織化学的に認められることが多い[17]．異所性クラスII発現については，SSにおける唾液腺導管上皮に限らず，橋本病における甲状腺濾胞上皮，1型糖尿病における膵Langerhans島細胞などにおいて以前からよく知られている[18]．さらに，抗原提示細胞（マクロファージあるいは樹状細胞）に発現がみられる副刺激分子（CD80，CD86，ICAM-1など）もSSの唾液腺細胞で発現亢進することが報告されている[19]．また，SSにおける導管細胞あるいは腺房細胞においてケモカインやサイトカインが産生されることに加えて，マウスモデルの研究から，唾液腺細胞がT細胞の活性化に直接関与していることも示されており，局所での免疫トレランスの破綻あるいはSSの臓器特異性を示唆する可能性がある．

閉経期の女性優位に発症する SS の特徴に注目し，閉経期にエストロゲンが減少することによって唾液腺細胞にて発現が亢進する遺伝子として retinoblastoma-associated protein 48（RbAp48）が同定され，RbAp48 トランスジェニックマウスの解析から，標的臓器細胞に IFN-γ ならびに IL-18 が高発現し，MHC クラス II 分子の異所性発現，T 細胞遊走を介して自己免疫病変が誘導されることが判明した[20]．実際の SS 患者の生検材料でも，閉経期以降の患者のなかで約 30% の患者の生検組織において，唾液腺上皮細胞に RbAp48 ならびに IFN-γ あるいは IL-18 が共発現していることが明らかになり，新たな診断マーカーの可能性が示された[20]．閉経期にエストロゲンが生体内で低下すると，様々な臓器で変化がみられるが，唾液腺あるいは涙腺細胞では RbAp48 を介したアポトーシスが誘導され，その後，残存した上皮細胞からの炎症性サイトカインの異常分泌によって臓器内の免疫トレランス（local tolerance）が破綻する．

SS において唾液腺細胞に発現する自己抗原に関しては，Ro，La，α-fodrin，muscarinic receptor-3 receptor，TRIM-38，aquaporin-5，salivary protein-1，vasoactive intestinal peptide，platelet-selectin，kallikrein など様々な蛋白が SS の自己抗原であると報告されている[21]．1990 年代以降，T 細胞のモノクローナルな増殖が自己免疫反応の実態であると考えられ，特定の自己抗原に対する反応で自己免疫疾患の機序が検討されてきた．個々の報告は，それぞれ正しく解釈されているものと考えられるが，これだけ複数の自己抗原が関与していることから，SS の自己抗原は単一ではなく複数存在し，個々の患者や病態の時期によって変化するのではないかと考えられるようになっている．

● おわりに

わが国における旧厚生省改訂基準，AECG 分類基準，SICCA のいずれも小唾液腺生検材料による病理組織検査が検査項目に含まれている．SS は全身性の免疫難病であり，口唇腺という極めて小さな組織から本当にこの病気の本態を観察できるのかどうかは大きな疑問である．しかしながら，これまでの基礎・臨床研究からわれわれはこの小さな組織片から SS の病態の一端を少なからず垣間みてきた．生検組織に詰め込まれた様々な情報から患者にとってベストな診断を行うことが病理医にとっての責務であり，多面的な情報から最終的に診断・治療方針を導くのが臨床医の重要な役割であろう．したがって，EULAR Sjögren's Syndrome Disease Activity Index（ESSDAI）や EULAR Sjögren's Syndrome Patient Reported Index（ESSPRI）による SS の活動性の評価も重要であるといえる．SS の病態はいまだ不明な点が多く，それゆえ根本的治療法の開発に至っていないのが現状であるが，多角的な視点に立ってこの病気の本態に迫ることが，近い将来の新たな治療戦略につながるものと考える．

（石丸直澄，林　良夫）

文　献

1) Daniels TE, *et al*：*Arthritis Rheum* 2011；**63**：2021-2030.
2) Caselitz J, *et al*：*Lab Invest* 1986；**55**：427-432.
3) Greenspan JS, *et al*：*Oral Surg Oral Med Oral Pathol* 1974；**37**：217-229.
4) Fox RI：*Lancet* 2005；**366**：321-331.
5) Baldini C, *et al*：*J Autoimmun* 2012；**39**：9-14.
6) Nocturne G, *et al*：*Br J Haematol* 2015；**168**：317-327.
7) Geyer JT, *et al*：*Curr Opin Rheumatol* 2011；**23**：95-101.
8) Tong L, *et al*：*J Inflamm Res* 2017；**10**：97-105.
9) Hogquist KA, *et al*：*Nat Immunol* 2014；**15**：815-823.
10) Park YS, *et al*：*Curr Pharm Des* 2015；**21**：2350-2364.
11) Singh N, *et al*：*J Autoimmun* 2012；**39**：229-233.
12) Nocturne G, *et al*：*Nat Rev Rheumatol* 2013；**25**：544-556.
13) Ishimaru N, *et al*：*Am J Pathol* 2012；**180**：199-208.
14) Le Pottier L, *et al*：*J Immunol* 2009；**182**：3540-3547.
15) Anderton SM, *et al*：*Nat Rev Immunol* 2002；**2**：383-391.
16) Ofedal BE, *et al*：*Autoimmunity* 2017；**50**：211-222.
17) Fox RI, *et al*：*Arthritis Rheum* 1986；**29**：1105-1111.
18) Pujol-Borrell R, *et al*：*Mol Biol Med* 1986；**3**：159-165.
19) Tsunawaki S, *et al*：*J Rheumatol* 2002；**29**：1884-1896.
20) Ishimaru N, *et al*：*J Exp Med* 2008；**205**：2915-2927.
21) Theofilopoulos AN, *et al*：*Nat Immunol* 2017；**18**：716-724.

6 涙腺生検病理診断

> **Essential Points!**
> - 涙腺は，水分，電解質，酵素，ビタミン，各種成長因子，ラクトフェリン，分泌型 IgA 等を含む涙液を分泌.
> - 涙液は眼表面の整合性を保ち，病原体から生体を防御.
> - Sjögren 症候群（SS）涙腺の病理組織初期像は T 細胞が優位で，後期には B 細胞が優位.
> - わが国の SS 改訂診断基準（1999 年）では涙腺，口唇腺組織所見のいずれかで 4 mm^2 当たり 1 focus 以上が陽性（1 focus：導管周囲に 50 個以上の単核細胞の浸潤巣）.
> - 米国リウマチ学会 / ヨーロッパリウマチ学会（ACR/EULAR）分類基準（2017 年）では口唇腺組織所見 1 focus 以上が陽性（score 3）.

涙腺は，外界からの病原体の侵入に備えた種々の防御機構や眼表面の維持に必要な要素を搭載している．涙腺は，水分，電解質，酵素，ビタミン，各種成長因子に加えてラクトフェリン，リゾチーム，リポカリン，アルブミン，分泌型 IgA などを含む涙液を分泌して，眼表面の整合性を保ち，病原体から生体を防御している[1-3]．涙腺上皮に全身の粘膜系と同様に粘膜関連リンパ組織（mucosa-associated lymphoid tissue）が存在し，局所の免疫応答器官としての役割を果たしている[4,5]．間質には様々な少数の免疫担当細胞と線維芽細胞のネットワークにより免疫監視機構が働き，涙腺は視機能にとって大切な組織である[6,7]．

1 涙腺の構造

涙腺は主涙腺と副涙腺からなる外分泌腺である．主涙腺は眼窩上耳側の眼窩縁後方にあり，副涙腺の Krause 腺は結膜円蓋部，Wolfring 腺は眼瞼結膜上部に存在する．

主涙腺は眼窩部涙腺と眼瞼部涙腺があり，上眼瞼挙筋の腱によりこの 2 つの部位に分けられる．眼瞼部涙腺は通常の開瞼では観察されないが，被検者の上眼瞼を外上方に牽引し内下方視を指示すると，眼瞼部涙腺が結膜下に膨隆して観察される．涙腺組織像は，最も太い排出導管とその分岐した導管が 1 つの小葉の門部に集合し，小葉内構造の導管に連結している．主涙腺は複数の小葉から構成される（図1）．密な線維化組織および

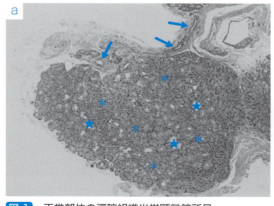
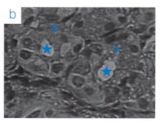

図1 正常部位の涙腺組織光学顕微鏡所見
主涙腺は複数の小葉から構成される．涙液は腺房（a ＊，b ＊）から分泌され小葉内の導管（a ★，b ★）に集合し，さらに小葉間導管（a ➡）に排出される．

カラー口絵 13 参照

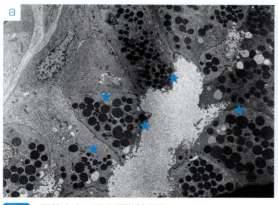 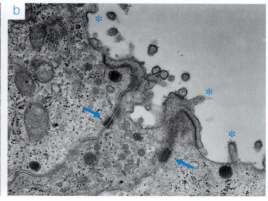

図2 涙腺上皮の電子顕微鏡所見
分泌顆粒は腺房および導管上皮内腔に近い部位に多数存在し，管腔側の細胞膜に分泌顆粒の膜が融合して分泌される（a ★）．上皮間には細胞間接着装置（b ➡）が形成されている．頂端膜（apical membrane）に微絨毛を認める（b ＊）．

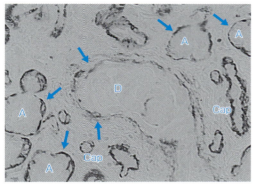

図3 涙腺腺房上皮細胞，導管上皮細胞に存在する筋上皮細胞
α-SMA に陽性となる（➡）．上皮細胞の外周をとりまくように存在している．一部毛細血管（Cap）にも陽性．
A：acinus, D：duct.　カラー口絵14参照

capsule が1つの小葉の周辺を取り囲んでいる[7]．小葉内の腺房や導管の周囲には毛細血管が認められる．腺房および導管上皮細胞は分泌細胞と筋上皮細胞からなる．分泌顆粒は腺房および導管上皮内腔に近い部位に多数存在し，管腔側の細胞膜に分泌顆粒の膜が融合して分泌される．導管の上皮細胞内分泌顆粒は腺房上皮細胞より数が少ない．腺房細胞の核は外側に偏在し，内腔に近い部位には電子顕微鏡下で電子密度の高い分泌顆粒が含まれている（図2-a）．上皮間には tight junction またはデスモゾームとしての細胞間接着装置が形成されている（図2-b）[8]．筋上皮細胞は腺細胞の基底側に接する平滑筋細胞であり，涙腺分泌に伴う腺房の収縮に関与すると考えられる（図3）[9]．腺房および導管上皮細胞の細胞膜は，上皮の接着構造である tight junction を境に，導管の内腔側を apical membrane（頂端膜），間質に面している側を basolateral membrane（側底膜）と区別してよび，basal 側には基底膜が存在する[8]．涙腺は神経系とも関連して，おもに副交感神経が腺細胞，導管，血管周囲に分布している．

2　涙腺の免疫担当細胞

正常涙腺，唾液腺においては少数の T 細胞および B 細胞が存在している[4]．形質細胞のほかにマクロファージ，肥満細胞も少数存在している．間質の細胞やおもに太い導管周囲の線維化は，年齢とともに増加することが知られている[9-11]．また小腸同様，涙腺上皮間にも上皮内リンパ球が存在する．これらは免疫監視能としての役割をしていると考えられる．腺房付近の間質に存在する形質細胞が IgA を産生する．涙液中のおもな蛋白である IgA は分泌型 IgA であり，涙腺上皮において産生される分泌片（secretory component）と結合して蛋白分解酵素に抵抗性の状態となり，導管内に分泌され，細菌，ウイルスや他の病原体に対する防御として働く．腺房間，小葉間には線維芽細胞が存在し，線維芽細胞同士が接着構造をもち，立体的に網状構造をとってネットワークを形

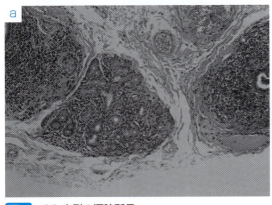
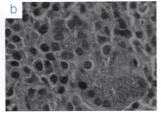

図4 SS症例の涙腺所見
a ヘマトキシリン・エオジン染色．SS涙腺の典型的な病理組織所見．1小葉に50個以上の単核球浸潤が認められる．3つの小葉ともに，小葉中心性の著しい炎症性単核細胞浸潤を認める．Greenspan分類はgrade 4．
b 残存している腺房細胞にエオジン陽性の分泌顆粒が確認される．

カラー口絵15参照

表1 Greenspanらの基準

grade 0	細胞浸潤なし
grade 1	軽度の細胞浸潤を認めるもの
grade 2	中等度の細胞浸潤または4 mm²あたり1 focus未満
grade 3	4 mm²あたり1 focus以上2 focus未満
grade 4	4 mm²あたり2 focus以上

成している．線維芽細胞と神経終末に接着像を認め，線維芽細胞と神経系の関与が示唆されている[6]．正常唾液腺においては，局所の炎症反応に重要な役割を果たすとされるCD34が，血管内皮ばかりでなく線維芽細胞にも発現が認められる[6]．涙腺は毛細血管が豊富な組織である．涙腺間質の線維芽細胞と免疫担当細胞のネットワークは，導管の管腔における外界と間質における血管系の間の免疫監視機構として働いている可能性がある．

3 涙腺生検の手技

外来手術室または外来処置室にて涙腺生検を行う．点眼麻酔後，眼瞼と結膜囊内を洗浄する．ドライアイ症例のためにイソジン®のような色素が入っている消毒液は避けることが望ましい．無色素のマーカイン®などを使用する．顕微鏡下で生検を施行する．ドレープを掛けたのち，開瞼器を掛け被検者に手術眼の下鼻側の方向への注視を指示する．これにより涙腺が膨隆してみえる．助手が開瞼器をななめに内下方へ回旋して開瞼器の耳側上端の角をやや外上方に牽引することにより，眼瞼部涙腺がより明瞭に膨隆して確認できる．確認後，点眼を追加して，涙腺膨隆部の結膜を縦7～8 mm横2 mm程度切開する．結膜を切除後，結膜下組織を剥離していくと，涙腺が確認できる．線維化が高度な場合は腺房が確認できない場合があるが，軽症～中等症例では顕微鏡下でぶどうの房状の腺房組織を確認できる．涙腺は米粒大の大きさを切除する．採取する組織が小さすぎると涙腺を含まず生検の目的を果たせないので，確実に米粒大の組織を採取することが望ましい．涙腺周囲の外直筋，太い動脈には細心の注意を払う．涙腺組織には眼窩部涙腺と眼瞼部涙腺があるが，全体の3/4は眼窩部涙腺が機能している．採取するのは眼瞼部涙腺の一部であるため，生検後の涙液産生能や分泌量には影響しないことが報告されている[12]．涙腺には毛細血管が豊富に存在するため，生検直後は出血が多い．生検後は約10分間，圧迫止血を確実に行うことにより止血されるので，縫合は必要としない．

涙腺，結膜生検の合併症としては結膜下出血があげられる．まれに生検終了後当日に再出血が起

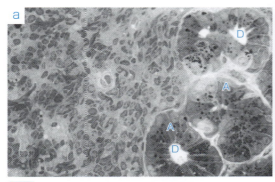
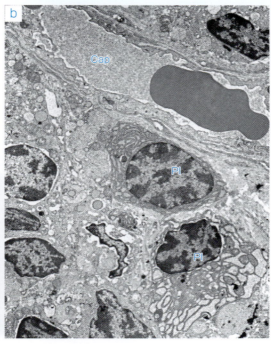

図5 SS 涙腺の光学および電子顕微鏡像
a メチレンブルー染色. 小葉内の腺房細胞がわずかに残存する. 間質には著明な細胞浸潤を認める.
b SS 涙腺の電子顕微鏡像. 小葉間間質に成熟形質細胞が多数認められる.
A acinus, D cuct, Cap capillary (毛細血管), Pl plasma cell (形質細胞).

カラー口絵16参照

こることがあるが, 再び圧迫止血することにより止血可能である. 少量であれば出血斑は3～4日で吸収される. 極めてまれであるが止血が困難な場合, 特別な器具 (ホナンバルーン) を使用することで眼窩内圧を適切に高めることにより止血可能である. この再出血に関して術者は常に念頭におき, 救急外来受診など受け入れ態勢についても術前に患者によく説明をして, 準備をしておく必要がある. 出血斑は約2週間で吸収される. 現在までの報告では後遺症は認められていない[12]. 得られた病理診断の結果をもとに, 今後の治療方針の決定と予後の判定をする.

4 涙腺生検組織の病理診断

1999年のSS厚生省改訂診断基準では, 涙腺, 口唇腺組織のいずれかで 4 mm^2 あたり1 focus (導管周囲に50個以上の単核細胞の浸潤巣) を判定の基準とし, この浸潤巣が同一小葉内に少なくとも1個以上認められるものを生検病理組織検査

の陽性所見としている (図4)[13]. 米国リウマチ学会/ヨーロッパリウマチ学会 (American College of Rheumatology/The Eropean League Against Rheumatism : ACR/EULAR) 分類基準では, 口唇腺組織生検所見のfocus scoreが採用されている[14]. ACR/EULAR分類基準では, 腺組織への浸潤のfocus scoreは 4 mm^2 あたり1以上の場合 score 3 となる. 抗SS-A抗体陽性 (score 3), 眼表面障害陽性 (score 1), Schirmer値5分以下で 5 mm 以下 (score 1), 無刺激唾液流率1分間に 0.1 mL 以下 (score 1) を併せて合計9点満点となる. 涙腺生検, 組織解析による眼および全身の病態の把握, 診断予後の予測, 治療方針決定のために, 涙腺組織所見の意義は高いと思われる. 涙腺生検では生検後当日より食事が可能であり, 疼痛が比較的少ない点で利点があると思われる. 涙腺, 唾液腺の病理診断の陽性所見はGreenspan分類[15]のgrade 3とgrade 4に相当する (表1). 単核細胞の中にはリンパ球, マクロファージ, 形質細胞が含まれる[15]. 5%程度の患者が20年以内にB細

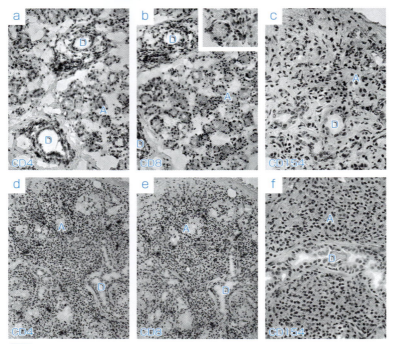

図6 SS涙腺のT細胞サブセットの所見

SSではCD4$^+$（d），CD8$^+$（e）T細胞が涙腺小葉内に同程度に浸潤している．コントロールのGVHDではCD4$^+$T細胞（a）よりCD8$^+$T細胞（b）のほうが有意に多く浸潤している．SSの涙腺（f）では導管周囲のT細胞の一部には活性化T細胞のマーカーであるCD154を発現している．GVHD涙腺（c）においては上皮内T細胞にCD154を発現している．
A acinus, D duct.
〔Ogawa Y, et al : Invest Ophthalmol Vis Sci 2003 ; **44** : 1888-1896.〕

カラー口絵17参照

胞性悪性リンパ腫に進展することがある[16]ので，内科との連携を常に念頭におく必要がある．

SSの涙腺所見の特徴は，重症例では小葉中心性の著しい炎症性単核球浸潤を認め腺房細胞がわずかに残存するのみとなる（図4-a, b）．炎症細胞浸潤巣が2 focus以上形成されるとGreenspan分類ではgrade 4となる（図4-a）．SSの罹病歴が比較的短い症例ではT細胞優位の浸潤がみられるとされるが，罹病歴の長い症例ではT細胞の浸潤に比してB細胞優位の浸潤と形質細胞の著しい増加を認める．間質には著しい形質細胞の浸潤が認められ，残存する涙腺上皮に分泌顆粒が観察される（図5-a）．電子顕微鏡所見では形質細胞の増殖を特徴とした所見が認められる（図5-b）．T細胞のサブセットを検討すると，移植片対宿主病（graft-versus-host disease：GVHD）をコントロールとして比較した場合，GVHDではCD8$^+$T細胞優位の浸潤であるのに対してSSではCD4$^+$とCD8$^+$T細胞が同程度浸潤している（図6-a, b, d, e）．導管周囲のT細胞は一部CD154を発現しており，活性化している（図6-c, f）．これらの所見を統計学的に比較すると，小葉内に浸潤するT細胞はSSではCD4$^+$T細胞が有意に多い．涙腺小葉内に浸潤するCD8$^+$T細胞は両疾患に差がないが，上皮内に浸潤するCD8$^+$T細胞はGVHDのほうが有意に多い（図7-a〜c）[17]．

SS涙腺のHLA-DRと接着分子，副刺激分子の発現を検討すると，HLA-DRは導管上皮，腺房上皮にびまん性に著しい発現を認め，同様の部位に副刺激分子CD80の高発現を認める．これらの所見は，SSでは涙腺導管，腺房上皮が抗原提示

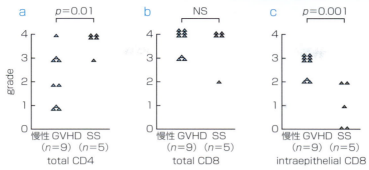

図7 慢性GVHDとSSの涙腺への浸潤T細胞サブセットの比較
a 涙腺小葉内に浸潤する全T細胞ではコントロールのGVHDに比較してSSではCD4⁺T細胞が有意に多い.
b 涙腺小葉内に浸潤するCD8⁺T細胞は両疾患に差がない.
c 涙腺上皮内に浸潤するCD8⁺T細胞はGVHDのほうに有意に多い.
〔Ogawa Y, et al : Invest Ophthalmol Vis Sci 2003 ; **44** : 1888-1896.〕

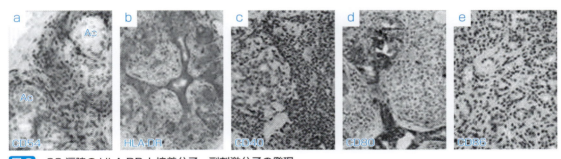

図8 SS涙腺のHLA-DRと接着分子, 副刺激分子の発現
a 浸潤リンパ球にCD54の発現を認める.　b HLA-DRは導管および腺房上皮にびまん性に高発現を認める.
c CD40の発現は涙腺上皮にわずかのみ認められる.　d CD80：導管上皮に高発現を認める.
e CD86の発現はほとんど認められない.
〔Ogawa Y, et al : Invest Ophthalmol Vis Sci 2003 ; **44** : 1888-1896.〕

カラー口絵18参照

細胞として働いている可能性を示唆している．接着分子であるCD54は，浸潤リンパ球に高発現を認める（**図8-a〜e**）[17]．

ドライアイを呈する疾患では涙腺のみならず，結膜も障害されている．SS結膜組織像では，涙腺組織像に類似した所見を呈している．結膜上皮直下の間質に著しい炎症性単核球浸潤を認める（**図9-a**）．涙腺から眼表面への排出導管周囲の導管上皮直下の間質にも同様の変化を認める（**図9-b**）．電子顕微鏡で観察すると，B細胞から形質細胞までの著明な数のB細胞系列の細胞が認められる（**図9-c**）．線維化の程度はSSでは浸潤細胞に覆われて確認できない場合があるが，GVHDの線維化が急速に過剰に進行するのに比べ，その進行は緩徐である．涙腺機能障害に積極的にかかわるのは，CD4⁺T細胞およびB細胞などのリンパ球および形質細胞である．涙腺局所に浸潤するマクロファージの重要性も報告されている[18]．SSの鑑別診断としては，GVHD，IgG4関連眼疾患，後天性免疫不全症候群（acquired immune deficiency syndrome：AIDS），サルコイドーシスなど涙腺に障害が認められる疾患などがあげられる（**表2**）[19,20]．

SS（眼および全身）の病態の把握，的確な診断と治療のために唾液腺生検にならんで涙腺生検，病理診断は今後も重要であると思われる[21,22]．

（小川葉子，坪田一男）

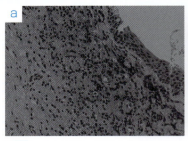 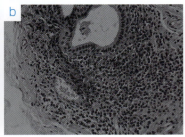 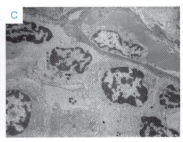

図9 SS 結膜の光学および電子顕微鏡像
a：SS 結膜上皮下の著明な単核球浸潤. b：SS の結膜排出導管周囲における著明な単核球浸潤.
c：SS 結膜の電子顕微鏡像. B 細胞から成熟形質細胞へ成熟過程の種々相が認められる.

カラー口絵 19 参照

表2 SS 涙腺病理組織像の鑑別診断

SS	初期 T 細胞優位，罹病歴の長い症例では B 細胞優位，著明な形質細胞浸潤
加齢	腺実質の萎縮，導管拡張，線維化，脂肪変性，炎症性細胞浸潤
サルコイドーシス	非乾酪性肉芽腫. SS との合併もある
AIDS	$CD8^+T$ 細胞優位の浸潤
GVHD	初期には T 細胞浸潤，高度の線維化
IgG4 関連眼疾患	リンパ球浸潤と線維化による涙腺腫脹. 涙液分泌低下は軽度
悪性リンパ腫	SS の 5% 程度に Hodgkin 型 B 細胞性悪性リンパ腫が発生する
木村病	著明な好酸球浸潤

〔吉野健一・他：日本シェーグレン症候群研究会　江口勝美（編），シェーグレン症候群診断の手技・手法マニュアル．第一版，2000；57-65 より一部改変〕

文献

1) 榛村重人：眼診療プラクティス 1998；**41**：20-23.
2) Narayanan S, et al：*Ocul Surf* 2013；**11**：75-92.
3) 山田昌和：眼診療プラクティス 1996；**22**：134-137.
4) 高橋政代：眼診療プラクティス 1996；**31**：38-39.
5) Knop N, et al：*Dev Ophthalmol* 2010；**45**：23-39.
6) Yamazaki K, et al：*J Submicrosc Cytol Pathol* 1996；**28**：471-483.
7) Ogawa Y, et al：*Invest Ophthalmol Vis Sci* 2001；**42**：111-119.
8) 猪俣孟：病理アトラス．第一版，医学書院，2001；326-327.
9) 小幡博人：眼診療プラクティス 1998；**9**：6-11.
10) Obata H, et al：*Ophthalmology* 1995；**102**：678-686.
11) Obata H：*Cornea* 2006；**25**：S82-89.
12) 佐藤直樹・他：あたらしい眼科 1992；**9**：1739-1742.
13) Tsuboi H, et al：*Ann Rheum Dis* 2017；**76**：1980-1985.
14) Shiboski CH, et al：*Ann Rheum Dis* 2017 Jan；**76**：9-16.
15) Greenspan JS, et al：*Oral Surg Oral Med Oral Pathol* 1974；**37**：217-229.
16) Masaki Y, et al：*Autoimmun Rev* 2004；**3**：175-182.
17) Ogawa Y, et al：*Invest Ophthalmol Vis Sci* 2003；**44**：1888-1896.
18) Zhou D, et al：*Am J Pathol* 2012；**181**：753-760.
19) 吉野健一・他：日本シェーグレン症候群研究会，江口勝美（編），シェーグレン症候群診断の手技・手法マニュアル．第一版，2000；57-65.
20) Fox RI：*Lancet* 2005；**366**：321-331.
21) Sumida T, et al：*Mod Rheumatol* 2018；**1**-26.［Epub ahead of print］
22) Fox RI：*Ann Rheum Dis* 2011；**70**：1351-1353.

7 自己抗体

> ### Essential Points!
>
> ▶ Sjögren 症候群（SS）では外分泌腺へのリンパ球浸潤に加えて，抗 SS-A 抗体，抗 SS-B 抗体，リウマトイド因子（RF），抗核抗体（ANA）といった種々の自己抗体が検出されるが，SS に特異的な病因抗体はいまだ同定されていない.
>
> ▶ 抗 SS-A 抗体は，厚生省改訂診断基準（1999 年），米国・ヨーロッパ（AECG）改訂分類基準（2002 年），米国リウマチ学会（ACR）分類基準（2012 年），米国リウマチ学会（ACR）/ ヨーロッパリウマチ学会（EULAR）の一次性 SS 分類基準（2016 年）のすべての基準で採用されており，診断的意義をもつだけでなく，臨床像との関連も示されている.
>
> ▶ SS では抗 SS-B 抗体，ANA，RF，抗 M3 ムスカリン作働性アセチルコリン受容体（M3R）抗体，クリオグロブリン，抗 CCP 抗体，抗ミトコンドリア抗体，抗平滑筋抗体，抗セントロメア抗体，抗 carbonic anhydrase Ⅱ抗体，抗 α- フォドリン抗体，抗アクアポリン 4 抗体等の多彩な自己抗体が出現し，疾患マーカーの可能性や臨床像との関連，病態への関与が報告されている.

SS は唾液腺炎・涙腺炎を主体とし，様々な自己抗体の出現がみられる自己免疫疾患である. SS では外分泌腺へのリンパ球浸潤に加えて，抗 SS-A 抗体，抗 SS-B 抗体，リウマトイド因子（rheumatoid factor：RF），抗核抗体（anti-nuclear antibody：ANA）といった種々の自己抗体が検出されるが，SS に特異的な病因抗体はいまだ同定されていない.

SS で検出される自己抗体は多彩であるが，診断マーカーとして用いられるものだけでなく，病態との関与が示されているものや，特定の臨床的特徴や臓器障害と関連がみられるもの，さらに治療ターゲットとしての可能性が期待できるものもある. 本項では，前述の抗 SS-A 抗体，抗 SS-B 抗体，RF，ANA に加えて，SS で検出される多彩な自己抗体の病的意義，臨床像との関連について解説する.

① 抗 SS-A 抗体，抗 SS-B 抗体

1）SS-A，SS-B 抗原の性状と機能

Ro（SS-A）および La（SS-B）抗原は，蛋白と RNA の複合体であるリボヌクレオ蛋白複合体を形成する. Ro 52 kDa，Ro 60 KDa，La 蛋白は低分子 RNA である uridine rich hY RNAs（*h*uman c*Y*toplasmic RNAs）と複合体を形成する（図1）[1,2].

Ro/La リボヌクレオ蛋白複合体は，通常細胞質内に存在するが，Ro 52 kDa，Ro 60 kDa，La 蛋白は核内にも存在し，核内のこれらの蛋白は hY RNAs と複合体は形成していない. 細胞質内の Ro/La リボヌクレオ蛋白複合体はストレス，紫外線照射，ウイルス感染等の刺激により，蛋白成分の一部は細胞表面に表出される[1,2]. Ro 52 kDa 抗原は細胞増殖抑制やアポトーシスに関与しており，SS や全身性エリテマトーデス（systemic lupus erythematosus：SLE）の病態との関連も予測される[1,2]. Ro 60 kDa 抗原および La 抗原は RNA ポリメラーゼ Ⅲ による転写の制御に関与している[1,3].

なお，わが国で使用されている抗 SS-A 抗体の ELISA（enzyme-linked immunosorbent assay）キットで用いられている抗原に関して，Ro 60 kDa 抗原はすべてのキットで採用されているが，Ro 52 kDa 抗原は採用しているキットとしていないキットが存在する. 抗 SS-A 抗体の測定に関して，二重免疫拡散法と ELISA 法の結果に乖離がみられた場合や，異なる ELISA キット間で結果を比較する場合には，各 ELISA キットで採用されている抗原についても考慮が必要である[4].

2）抗 SS-A 抗体，抗 SS-B 抗体の臨床的意義

一次性 SS における抗 SS-A 抗体，抗 SS-B 抗体の検出率は，それぞれ 33%〜74%，23%〜52% と

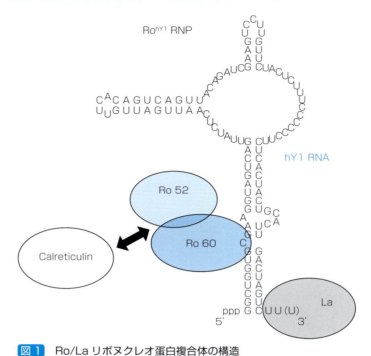

図1 Ro/La リボヌクレオ蛋白複合体の構造
〔Routsias JG, Tzioufas AG：*Clin Rev Allergy Immunol* 2007；**32**：238-251.〕

報告されている（**表1**)[3]．興味深いことに，抗SS-A 抗体は単独もしくは抗 SS-B 抗体と同時に検出されるが，抗 SS-B 抗体が単独で検出されることはまれであり，ほぼ抗 SS-A 抗体と同時に検出される[2]．抗 SS-A 抗体は，一次性 SS 以外にも SLE や関節リウマチ（rheumatoid arthritis：RA）などの他の膠原病でも広く検出される．一方で，抗 SS-B 抗体は一次性 SS における陽性率は低いものの疾患特異性が高い[5]．

抗 SS-A 抗体，抗 SS-B 抗体はともに，厚生省改訂診断基準（1999 年)[6]，米国・ヨーロッパ（American-European Consensus Group：AECG）改訂分類基準（2002 年)[7]，米国リウマチ学会（American College of Rheumatology：ACR）分類基準（2012 年)[8]のいずれにも採用されており，SS の診断において重要な自己抗体である．一方で，最新の米国リウマチ学会（American College of Rheumatology：ACR）／ヨーロッパリウマチ学会（The European League Against Rheumatism：EULAR）の一次性 SS 分類基準（2016 年)[9,10]では，抗 SS-A 抗体のみが採用され，分類への寄与が小さいとの理由で抗 SS-B 抗体は不採用となった．

抗 SS-A 抗体，抗 SS-B 抗体は，臨床的には環状紅斑，紫斑，若年，耳下腺腫大，Schirmer テスト低値，ローズベンガルテスト高値，唾液分泌低下，唾液腺生検における高度の細胞浸潤と胚中心形成，腺外病変，血球減少，ANA，RF，高 γ-グロブリン血症，クリオグロブリン，新生児ループス，先天性心ブロックと関連すると報告されている（**表1**)[2,3,11,12]．

3）抗 SS-A 抗体，抗 SS-B 抗体の病態的意義

母体の抗 SS-A 抗体，抗 SS-B 抗体は，児の新生児ループス，先天性心ブロックの病態発生に直接関与すると報告されている（**表1**)[2]．詳細は他項に譲る．

一方で，一次性 SS の唾液中には抗 SS-A 抗体，抗 SS-B 抗体が含まれ，唾液腺に浸潤した B 細胞は細胞質中に抗 SS-A 抗体，抗 SS-B 抗体を含むという報告がある[2]．これらの所見は，SS において唾液腺局所が自己抗体の主要な産生部位であることを示唆している．

表1 一次性 SS において検出される自己抗体

自己抗体	病態的，診断的意義	臨床像との関連	検出頻度（%）	文献
抗 SS-A 抗体	疾患マーカー 厚生省改訂診断基準（1999 年），AECG 改訂分類基準（2002 年），ACR 分類基準（2012 年），ACR/EULAR の一次性 SS 分類基準（2016 年）で採用 新生児ループスの病態形成	環状紅斑，紫斑 若年 耳下腺腫大 Schirmer テスト低値 ローズベンガルテスト高値 唾液分泌低下 唾液腺生検における高度の細胞浸潤と胚中心形成 腺外病変 血球減少 ANA，RF，高γ-グロブリン血症，クリオグロブリン 新生児ループス，先天性心ブロック	33〜74	2, 3, 6〜12
抗 SS-B 抗体	疾患マーカー 厚生省改訂診断基準（1999 年），AECG 改訂分類基準（2002 年），ACR 分類基準（2012 年）で採用 新生児ループスの病態形成	抗 SS-A 抗体と同様	23〜52	2, 3, 5〜12
ANA（間接免疫蛍光法）	疾患マーカー ACR 分類基準（2012 年）で採用：ANA 陽性かつ RF 陽性	若年 耳下腺腫大 腺外病変 血球減少 高γ-グロブリン血症，RF，抗 SS-A 抗体，抗 SS-B 抗体，抗リン脂質抗体	59〜85	3, 8
RF	疾患マーカー ACR 分類基準（2012 年）で採用：ANA 陽性かつ RF 陽性	若年 唾液腺生検における陽性所見 腺外病変 抗 SS-A 抗体，抗 SS-B 抗体，クリオグロブリン，ANA，C3/C4 低値，高γ-グロブリン血症 関節所見	36〜74	2, 3, 8
抗 M3R 抗体	診断マーカー，病因抗体，治療ターゲットとしての可能性 セビメリン塩酸水和物刺激後の細胞内 Ca 濃度上昇に影響	白血球減少 罹病期間が短い 抗 SS-A 抗体 血清 IgG 高値	9〜66.7	13〜18
クリオグロブリン	臨床像との関与	若年 耳下腺腫大 腺外病変 血球減少 RF，抗 SS-A 抗体，C3/C4 低値，モノクローナルγ-グロブリン血症 リンパ腫 死亡	9〜15	2, 3, 5
抗 CCP 抗体	臨床像との関与 RA の発症と関連	非びらん性関節炎	3〜10	2, 3, 20
抗ミトコンドリア抗体	臨床像との関与	肝機能異常，PBC	1.7〜13	2, 3, 21
抗平滑筋抗体	臨床像との関与	自己免疫性肝炎（高力価の場合）	30〜62	2, 3
抗セントロメア抗体	臨床像との関与	高齢 レイノー現象 抗 SS-A 抗体，抗 SS-B 抗体低頻度 RF 低頻度 白血球減少低頻度 高γ-グロブリン血症低頻度 PBC	3.7〜27	2, 3, 11
抗 carbonic anhydrase II 抗体	自己免疫性唾液腺炎・尿細管性アシドーシスの誘導に関与する可能性（マウスモデル）	尿細管性アシドーシス	12.5〜20.8	2, 3
抗α-フォドリン抗体	疾患マーカー	高γ-グロブリン血症 凍瘡 RF 抗 SS-B 抗体	49〜93	1, 11, 22, 23
抗アクアポリン 4 抗体	臨床像との関与	NMOSD	7.3（SS 全体） 72.7（NMOSD 合併例）	24

7 自己抗体

2 抗核抗体（ANA）

Hep-2 細胞を用いた間接免疫蛍光法（indirect immunofluorescence：IIF）による ANA の検出は，一次性 SS の 59%〜85% と報告されている（**表 1**）[3]．前述の ACR 分類基準（2012 年）[8] では，免疫血清学的所見として，抗 SS-A 抗体陽性 and/or 抗 SS-B 抗体陽性もしくは，RF 陽性かつ ANA 陽性（320 倍以上）があげられていた．Sjögren's International Collaborative Clinical Alliance（SICCA）の解析では，ANA 陽性（320 倍以上）の感度は 72.8%（95% 信頼区間，67.5%-77.7%），特異度は 80.4%（95% 信頼区間，76.9%-84.0%）であり，ANA 陽性単独では抗 SS-A 抗体陽性 and/or 抗 SS-B 抗体陽性よりも劣っていた．SICCA による ACR 分類基準（2012 年）の作成過程では，抗 SS-A 抗体陰性かつ抗 SS-B 抗体陰性例における，ANA 陽性（320 倍以上）or RF 陽性は，特異性が低いと考えられた．したがって，抗 SS-A 抗体陰性かつ抗 SS-B 抗体陰性の SS 症例を拾い上げる目的で，ANA 陽性（320 倍以上）かつ RF 陽性が分類基準の項目として採用された[8]．

ANA は，臨床的には，若年，耳下腺腫大，腺外病変，血球減少，高 γ- グロブリン血症，RF，抗 SS-A 抗体，抗 SS-B 抗体，抗リン脂質抗体陽性に関連すると報告されている（**表 1**）[3]．

3 リウマトイド因子（RF）

RF は IgG 型免疫グロブリンの Fc 部分に対する自己抗体であり，一次性 SS の 36%〜74% で検出される（**表 1**）[3]．ANA 陽性とともに，ACR 分類基準（2012 年）[8] の項目にあげられていた．SICCA の解析では，RF 陽性の感度は 72.3%（95% 信頼区間，67.7%-77.6%），特異度は 86.4%（95% 信頼区間，83.2%-89.9%）であり，RF 陽性単独では抗 SS-A 抗体陽性 and/or 抗 SS-B 抗体陽性よりも劣っていた．したがって，前述したように，抗 SS-A 抗体陰性かつ抗 SS-B 抗体陰性の SS 症例を拾い上げる目的で，ANA 陽性（320 倍以上）かつ RF 陽性が分類基準の項目として採用された[8]．

RF は，臨床的には，若年，唾液腺生検における陽性所見，腺外病変，抗 SS-A 抗体，抗 SS-B 抗体，クリオグロブリン，ANA，C3/C4 低値，高 γ- グロブリン血症，関節所見に関連するとされている（**表 1**）[2,3]．

4 抗 M3 ムスカリン作働性アセチルコリン受容体（M3R）抗体

1）SS と抗 M3R 抗体

近年，SS 患者において，外分泌腺に発現し，腺分泌に重要な役割を果たす M3 ムスカリン作働性アセチルコリン受容体（M3 muscarinic acetylcholine receptor：M3R）に対する自己抗体の存在が報告されている[13,14]．

ムスカリン作働性アセチルコリン受容体は 4 つの細胞外領域（N 末端領域，第 1，第 2，第 3 細胞外ループ）と 7 つの膜貫通領域を有する，G 蛋白共役型の受容体である．5 つのサブタイプ（M1R－M5R）が存在し，中枢神経系，外分泌腺，平滑筋，心筋等に発現する．M3R は外分泌腺や平滑筋に発現し，分泌や収縮に重要な役割を果たす[13,14]．したがって，M3R は SS の主たる標的臓器である唾液腺・涙腺にも高発現しており，抗 M3R 抗体は SS において病因となる自己抗体の有力な候補であると考えられる．

M3R の内因性アゴニストであるアセチルコリンが唾液腺細胞上の M3R に結合すると，M3R が活性化される．アゴニストによる M3R の活性化には，4 つの細胞外領域のうち，第 2 細胞外ループが重要であると報告されている[15]．M3R の活性化は，G 蛋白，ホスホリパーゼ C，inositol 1, 4, 5-trisphosphate（IP_3）および IP_3 受容体を介して，細胞内 Ca 濃度上昇を引き起こす．細胞内 Ca 濃度上昇により，管腔側のクロールチャネルが活性化され，唾液分泌が生じる[13]．

われわれのグループの先行研究では，M3R の第 2 細胞外ループに注目し，第 2 細胞外ループの合成ペプチドを抗原とした ELISA により，一次性 SS 122 例，二次性 SS 102 例の血清を用いて抗 M3R 抗体を測定した．一次性 SS では 9%（11/122 例），二次性 SS では 14%（14/102 例）で第 2 細胞外ループに対する抗 M3R 抗体が検出された（**表 1**）．一次性 SS および二次性 SS における抗 M3R 抗体の陽性率は，RA（1%，1/105 例），SLE（0%，

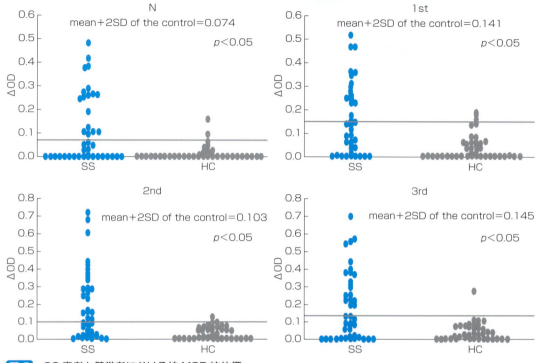

図2 SS 患者と健常者における抗 M3R 抗体価

SS 患者 42 例（一次性 15 例，二次性 27 例），健常者 42 例における，M3R ペプチド特異的吸光度（ΔOD）を示した．健常者における平均値＋2SD を陽性と陰性のカットオフレベルとした（グレーのライン）．すべての細胞外領域に対する抗 M3R 抗体の抗体価は健常者と比較して，SS 患者で有意に高値であった（$p<0.05$, Mann-Whitney's U-test）．

SS：Sjögren 症候群，HC：健常者コントロール，N terminal：N 末端領域，1st：第 1 細胞外ループ，2nd：第 2 細胞外ループ，3rd：第 3 細胞外ループ．

〔Tsuboi H, et al : Clin Exp Immunol 2010；**162**：53-61. より改変〕

0/97 例），健常者（2%，3/128 例）と比較して有意に高値（$p<0.05$）であった[16]．

2) Sjögren 症候群における抗 M3R 抗体のエピトープと機能解析

われわれのグループでは，前述の先行研究に引き続き，SS 患者において抗 M3R 抗体のエピトープと機能を明らかにするため，SS 患者 42 例，健常者 42 例の血清を用いて，ヒト M3R の 4 つの細胞外領域（N 末端領域，第 1，第 2，第 3 細胞外ループ）の合成ペプチドを抗原とした ELISA を行った．さらにヒト唾液腺（human salivary gland：HSG）上皮細胞株における，M3R アゴニスト（セビメリン塩酸水和物）刺激後の細胞内 Ca 濃度上昇に対する抗 M3R 抗体の影響を Ca 蛍光プローブである Fluo3 を用いて検討し，興味深い結果を得た[17]．

ELISA では，M3R の第 2 細胞外ループだけでなく，すべての細胞外領域に対して，抗 M3R 抗体の抗体価は健常者コントロールと比較して，SS 患者で有意に高値であった（$p<0.05$, Mann-Whitney's U-test）（図 2）[17]．健常者における平均値＋2 SD をカットオフレベルとしたときの抗体陽性率は，N 末端領域は SS 患者 42.9%（18/42 例），健常者 4.8%（2/42 例），第 1 細胞外ループはそれぞれ 47.6%（20/42 例），7.1%（3/42 例），第 2 細胞外ループは 54.8%（23/42 例），2.4%（1/42 例），第 3 細胞外ループは 45.2%（19/42 例），2.4%（1/42 例）であり，すべての細胞外領域に対して，抗 M3R 抗体の陽性率も健常者と比較して，SS 患者で有意に高値であった（$p<0.05$, Fisher's exact probability test）．SS 患者 42 例中，28 例（66.7%）で少なくとも 1 つの細胞外領域に対する

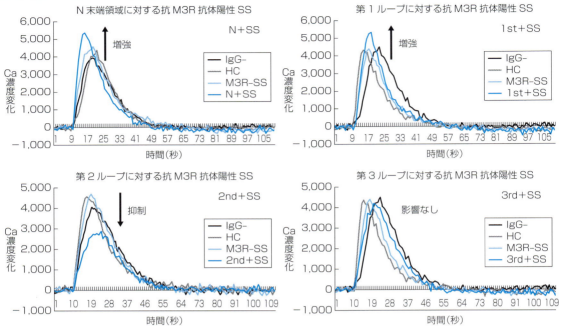

図3 セビメリン塩酸水和物刺激後の細胞内Ca濃度上昇に対する抗M3R抗体の影響

HSG細胞株を蛍光用プレートで48時間培養後，抗M3R抗体陽性SS，陰性SS，および健常者の血清より分離したIgG（1.0 mg/mL）を加え，さらに12時間培養した．Ca蛍光プローブ（Fluo3）を添加後，M3RアゴニストであるセビメリンG塩酸水和物（20 mM）で刺激し，細胞内Ca濃度上昇を蛍光プレートリーダーで測定した．測定はtriplicateで行い，同様の実験を3回行った．図には代表的なCa濃度変化を示した．
第2細胞外ループに対する抗M3R抗体陽性SSのIgGは，健常者のIgGと比較して，セビメリン塩酸水和物刺激後の細胞内Ca濃度上昇を抑制した．一方N末端および第1細胞外ループに対する抗M3R抗体陽性SSのIgGはCa濃度上昇を増強した．第3細胞外ループに対する抗M3R抗体陽性SSおよび抗M3R抗体陰性SSのIgGはCa濃度上昇に影響しなかった．
IgG-：IgG添加なし，HC：健常者のIgGを添加，M3R-SS：抗M3R抗体陰性SSのIgGを添加，N+SS：N末端領域に対する抗M3R抗体陽性SSのIgGを添加，1st+SS：第1細胞外ループに対する抗M3R抗体陽性SSのIgGを添加，2nd+SS：第2細胞外ループに対する抗M3R抗体陽性SSのIgGを添加，3rd+SS：第3細胞外ループに対する抗M3R抗体陽性SSのIgGを添加．
〔Tsuboi H, et al : Clin Exp Immunol 2010 ; **162** : 53-61. より改変〕

抗M3R抗体が認められ，多くのSS患者において，M3Rの複数の細胞外領域を認識する抗M3R抗体が存在することが明らかとなった（**表1**）．抗M3R抗体陽性SS 28例中14例（50.0％）では，M3Rのすべての細胞外領域に対する抗M3R抗体が検出された[17]．

HSG細胞株を用いた抗M3R抗体の機能解析では，第2細胞外ループに対する抗M3R抗体陽性SSのIgG（$n=2$）は，健常者のIgG（$n=1$）と比較して，セビメリン塩酸水和物刺激後の細胞内Ca濃度上昇を有意に抑制した（$p<0.05$, Mann-Whitney's U-test）．一方N末端および第1細胞外ループに対する抗M3R抗体陽性SSのIgG（それぞれ$n=1$）はCa濃度上昇を有意に増強した（$p<0.05$, Mann-Whitney's U-test）．第3細胞外ループに対する抗M3R抗体陽性SSおよび抗M3R抗体陰性SSのIgG（それぞれ$n=1$）はCa濃度上昇に影響しなかった（**図3**）[17]．抗M3R抗体の細胞内Ca濃度上昇に対する影響は，エピトープにより異なる可能性が示された[17]．

3）抗M3R抗体とSjögren症候群患者の臨床像との関連

抗M3R抗体陽性のSS患者では，白血球減少の頻度が有意に高いとする報告があるが[18]，機序は不明である．M3Rが発現している唾液腺・涙腺および平滑筋の機能障害（唾液分泌低下，涙液分泌低下，膀胱・腸管機能障害）と抗M3R抗体との関連については，結論は得られていない．わ

表2 抗 M3R 抗体陽性 SS と陰性 SS の比較

	抗 M3R 抗体陽性 SS $n=28$	抗 M3R 抗体陰性 SS $n=14$	p 値
1 次性／2 次性（例）	12/16	3/11	N.S
年齢（歳）	51.4±12.1	56.4±12.1	N.S
罹病期間（年）	7.3±7.6	15.5±11.1	$p<0.05$
抗 SS-A 抗体陽性率（%）	92.9	57.1	$p<0.05$
抗 SS-B 抗体陽性率（%）	21.4	14.3	N.S
RF 陽性率（%）	46.4	50.0	N.S
IgG（mg/dL）	2013±767	1427±515	$p<0.05$
1 次性 SS における腺外病変合併率（%）	83.3	66.7	N.S
Schirmer テスト（mm/5 min）	4.4±6.2	4.2±5.0	N.S
ガムテスト（mL/10 min）	8.3±7.8	8.8±5.1	N.S
口唇唾液腺生検（Greenspan 分類）	3.1±0.5	3.0±0.8	N.S

N.S：not statistically significant.
〔Tsuboi H, et al：Clin Exp Immunol 2010；**162**：53-61. より改変〕

れわれのグループの検討では，抗 M3R 抗体陽性 SS（28 例）と陰性 SS（14 例）を比較すると，抗 M3R 抗体陽性 SS は罹病期間が有意に短く，抗 SS-A 抗体陽性率および血清 IgG が有意に高値であった．唾液分泌・涙液分泌・口唇唾液腺生検での病理組織像を含めて，他の臨床像には有意な差はみられなかった（**表2**）[17]．

4）Sjögren 症候群における抗 M3R 抗体の現時点での位置づけ

われわれの研究結果から，抗 M3R 抗体は複数のエピトープを有し，M3R を介する唾液分泌に影響する可能性が示唆された．機能解析では，唾液分泌への影響は，抗 M3R 抗体のエピトープにより異なる可能性が示された．特に M3R 第 2 細胞外ループに対する抗 M3R 抗体は，唾液分泌低下に関与する可能性が示唆された．SS での唾液分泌低下は，リンパ球浸潤による腺破壊に加えて，抗 M3R 抗体も影響する可能性が考えられる．抗 M3R 抗体は SS における病因抗体としての可能性のほか，診断マーカーや治療ターゲットとなる可能性も期待される[14, 17]．

5 その他の自己抗体

その他の自己抗体として，クリオグロブリン，抗 CCP 抗体，抗ミトコンドリア抗体，抗平滑筋抗体，抗セントロメア抗体，抗 carbonic anhydrase II 抗体，抗 α-フォドリン抗体，抗アクアポリン 4 抗体がある．

1）クリオグロブリン

クリオグロブリンは血清を低温（37℃ 以下）にすると白色沈殿またはゲル化し，それを 37℃ に加熱すると再溶解する異常蛋白で，免疫グロブリンが主要な構成成分である．クリオグロブリンは，構成する免疫グロブリンの性状により以下の 3 型に分類される[5]．

・I 型（単純型，simple type）：単クローン性免疫グロブリン（M 蛋白）
・II 型（混合型，mixed type）：RF 活性をもつ単クローン性 IgM κ 鎖＋多クローン性 IgG
・III 型（混合型，mixed type）：多クローン性 RF（おもに IgM）＋多クローン性 IgG

クリオグロブリンは一次性 SS の 9%〜15% で検出される（**表1**）．68 例のクリオグロブリン陽性の一次性 SS において，24 例は II 型，44 例は

7 自己抗体

III型であったと報告されている[3].

クリオグロブリンは臨床的には，若年，耳下腺腫大，腺外病変，血球減少，RF，抗SS-A抗体，C3/C4低値，モノクローナルγ-グロブリン血症，リンパ腫，死亡と関連がある（**表1**）[2,3].

2）抗CCP抗体

抗CCP（cyclic citrullinated peptide）抗体は，RAの分類基準（2010年）[19]にあげられているが，一次性SSの3%〜10%でも検出される．臨床的には，非びらん性関節炎との関連が報告されている[2,3]．また，anti-cyclic citrullinated protein antibody（ACPA）陽性の一次性SSは，8年間の観察期間で約半数がRAを発症したとの報告があり，定期的なモニタリングが考慮される[20].

3）抗ミトコンドリア抗体

抗ミトコンドリア抗体は原発性胆汁性胆管炎（primary biliary cholangitis：PBC）の診断マーカーであるが，一次性SSの1.7%〜13%でも検出される（**表1**）[3]．410例の一次性SSにおいて，36例（8.8%）で肝機能異常を認め，36例中21例（5.1%）は抗ミトコンドリア抗体陽性，15例は陰性であった．抗ミトコンドリア抗体陽性例21例中10例，抗体陰性例15例中7例で肝生検が行われ，抗体陽性例10例は全例PBCに合致する所見であったが，抗体陰性例7例では，1例のみがPBCに合致した．最終的には，27例（6.6%）がPBC（definite 10例，probable 11例，抗ミトコンドリア抗体陰性6例）と診断されたと報告されている[21].

一次性SSにおける抗ミトコンドリア抗体の存在は，肝機能異常の予測因子であり，PBCを含めた自己免疫性胆管炎への進展のリスク因子である可能性が示唆されている（**表1**）[2].

4）抗平滑筋抗体

抗平滑筋抗体は，1型自己免疫性肝炎の診断マーカーであるが，一次性SSでも比較的高い頻度（30%〜62%）で検出される．一方で，一次性SSにおける自己免疫性肝炎の合併率は1.7%〜4%と報告されており，比較的まれである．一次性SSにおける抗平滑筋抗体の存在は，多くの症例では臨床的意義は低いと考えられるが，一部の高力価の症例では自己免疫性肝炎との関連が示唆されている（**表1**）[2,3].

5）抗セントロメア抗体

抗セントロメア抗体は通常，限局性皮膚硬化型の強皮症（limited cutaneous systemic sclerosis：lcSSc）に特異性の高い自己抗体である．抗セントロメア抗体のmajor epitopeとして，セントロメア蛋白であるCENP-A（17 kDa），CENP-B（80 kDa），CENP-C（140 kDa）が同定されている．一次性SSにおける抗セントロメア抗体の陽性率は，3.7%〜27%と報告されている．一次性SSにおいて，抗セントロメア抗体は臨床的に，高齢，レイノー現象，抗SS-A抗体および抗SS-B抗体低頻度，RF低頻度，白血球減少低頻度，高γ-グロブリン血症低頻度，PBC合併と関連する（**表1**）[2,3,11]．なお，抗セントロメア抗体陽性SSの詳細は他項に譲る.

6）抗carbonic anhydrase II（CA II）抗体

carbonic anhydrase（CA）は酸塩基平衡の制御に重要な酵素であり，13種のアイソザイムが存在する．これらの中で，carbonic anhydrase II（CA II）はsoluble formであり，腎の近位および遠位尿細管細胞の細胞質基質に存在する．興味深いことに，マウスをヒトCA IIで免疫すると，ヒトSSに類似した自己免疫性唾液腺炎を発症し，抗CA II抗体も産生される．さらにこのマウスモデルでは，尿細管性アシドーシスも発症する[2,3].

一次性SSにおいて，抗CA II抗体は12.5%〜20.8%で検出される．遠位尿細管性アシドーシスを合併した一次性SSにおける抗CA II抗体価は，合併しないSSよりも高いと報告されている（**表1**）[2,3].

7）抗α-フォドリン抗体

α-フォドリンは細胞膜直下の細胞骨格構成蛋白の一部で，アポトーシスの際，caspase 3によって分解される．分解産物の1つである120 kDa蛋白（120 kDa α-フォドリン）に対する自己抗体は，NFS/sldやNODマウスといった代表的なSSモデルマウスで同定された．一次性SSにおける抗α-フォドリン抗体の検出頻度は報告によってばらつきが大きく，49%〜93%とされている．抗α-フォドリン抗体は臨床的には，高γ-グロブリン血症，凍瘡，RF，抗SS-B抗体陽性と関連があるとされている（**表1**）[1,11,22,23].

8）抗アクアポリン 4 抗体

最近の報告で，109 例の SS 患者〔内訳は neuromyelitis optica spectrum disorder（NMOSD）合併例 11 例，non-NMOSD の脱髄性疾患合併例 8 例，脱髄性疾患非合併例 90 例〕において，抗アクアポリン 4 抗体は 7.3%（8/109 例）で検出された[24]．NMOSD 合併 SS では 72.7%（8/11 例）で陽性だったが，non-NMOSD の脱髄性疾患合併 SS，脱髄性疾患非合併 SS では抗アクアポリン 4 抗体は検出されず，抗アクアポリン 4 抗体陽性例は全例 NMOSD 合併 SS であった[24]．

● おわりに

SS で検出される多彩な自己抗体に関して，診断的意義，病態への関与，臨床像との関連等について解説した．今後，疫学的，臨床的，さらに病態生理学的研究の発展により，SS に特異的な病因抗体の同定が望まれる．

（坪井洋人，高橋広行，住田孝之）

文 献

1) Routsias JG, Tzioufas AG：*Clin Rev Allergy Immunol* 2007；**32**：238-251.
2) Tzioufas AG, *et al*：*Presse Med* 2012；**41**：e451-460.
3) Bournia VK, Vlachoyiannopoulos PG：*J Autoimmun* 2012；**39**：15-26.
4) 宮野章・他：臨床リウマチ 2012；**24**：247-259.
5) 住田孝之（編）：EXPERT 膠原病・リウマチ．改訂第 3 版，診断と治療社，2013.
6) Fujibayashi T, *et al*：*Mod Rheumatol* 2004；**14**：425-434.
7) Vitali C, *et al*：*Ann Rheum Dis* 2002；**61**：554-558.
8) Shiboski SC, *et al*：*Arthritis Care Res* 2012；**64**：475-487.
9) Shiboski CH, *et al*：*Ann Rheum Dis* 2017；**76**：9-16.
10) Shiboski CH, *et al*：*Arthritis Rheumatol* 2017；**69**：35-45.
11) Nakamura H, *et al*：*Transl Res* 2006；**148**：281-288.
12) Hernández-Molina G, *et al*：*Autoimmun Rev* 2011；**10**：123-125.
13) Dawson L, *et al*：*Arthritis Rheum* 2005；**52**：2984-2995.
14) Sumida T, *et al*：*Mod Rheumatol* 2013；**23**：841-845.
15) Scarselli M, *et al*：*J Biol Chem* 2007；**282**：7385-7396.
16) Naito Y, *et al*：*Ann Rheum Dis* 2005；**64**：510-511.
17) Tsuboi H, *et al*：*Clin Exp Immunol* 2010；**162**：53-61.
18) Kovacs L, *et al*：*Rheumatology* 2005；**44**：1021-1025.
19) Aletaha D, *et al*：*Arthritis Rheum* 2010；**62**：2569-2581.
20) Payet J, *et al*：*RMD Open* 2015；**1**：e000066.
21) Hatzis GS, *et al*：*J Rheumatol* 2008；**35**：2012-2016.
22) Ulbricht KU, *et al*：*Autoimmun Rev* 2003；**2**：109-113.
23) Watanabe T, *et al*：*Arch Dermatol* 1999；**135**：535-539.
24) Birnbaum J, *et al*：*Arthritis Care Res（Hoboken）* 2017；**69**：1069-1075.

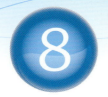

8 活動性の指標 ESSPRI, ESSDAI

> **Essential Points!**
> ▶ ヨーロッパリウマチ学会（EULAR）による国際共同研究で，Sjögren症候群（SS）の自覚症状と全身症状の2つの側面を評価する疾患活動性指標であるESSPRIとESSDAIとが作成された．
> ▶ 2つの指標は互いに相関しないため，活動性評価では両者のスコアを求めることが大切である．

1 ESSPRIとESSDAIが作成された経緯

1) 原発性Sjögren症候群における臨床症状の2つの側面

原発性SSは外分泌腺のリンパ球浸潤の結果起こる乾燥病態を主体とした疾患であるが，リンパ球が産生するサイトカインや免疫グロブリンの作用あるいは腺外臓器へのリンパ球浸潤により全身症状を呈することがある．その結果，臨床的特徴は乾燥症状，疼痛，疲労といったほとんどすべての患者に起こる症状と，全体の20～40%に認められる比較的重篤な症状の2つに大別できる．

2) 従来の疾患活動性指標

SSの治療の大部分は乾燥症状の改善を目的としているため，臨床試験の評価は乾燥自覚症状または涙液量や唾液量といった他覚所見を使った腺症状の評価が中心であった．また，異なる指標で薬効判定すれば結果が異なる可能性があるため，統一された指標が求められるようになった．

3) 国際共同研究による統一された疾患活動性指標

EULARタスクフォースは国際共同研究を行い，2つの疾患活動性指標を作成した．1つは質問表形式で行う患者の自覚症状を評価するEULAR Sjögren's Syndrome Patient Reported Index（ESSPRI）で[1]，もう1つは医師による全身症状を評価するための活動性指標EULAR Sjögren's Syndrome Disease Activity Index（ESSDAI）である[2]．英語の原版が各国語に翻訳されてタスクフォースで使用承認をうけたものがホームページで参照可能である（https://www.sanoia.com/sjogren/）．日本語版は日本シェーグレン症候群学会ホームページ（http://sjogren.jp）からダウンロード可能である．

2 ESSPRI, ESSDAIの内容

1) ESSPRI

自覚症状を評価する指標であるProfile of Fatigue and Discomfort（PROFAD）[3]やSicca Symptoms Inventory（SSI）[4]を参考にして患者全般評価と相関する4つの項目（乾燥自覚症状，疲労感，痛み，精神的な疲れ）が選ばれた．このうち多変量解析で前3者が有意な項目として抽出された．患者の自己記入方式で3つの項目を0～10の11段階で評価し，3つの点数の平均がESSPRIのスコアになる（図1）．

2) ESSDAI

ESSDAIは障害（過去の病勢による不可逆的な長期におよぶ病変）ではなく，活動性（現在の病勢と関係した可逆的な症状）を測定することを目的に作成された．疾患活動性と関連する12の臓器特異的病変（領域）が選択され，活動性に与える影響の大きさから重みづけがなされた（表1）．次にそれぞれの領域について，活動性の程度を活動性なし（0），低活動性（1），中等度活動性（2），高活動性（3）まで定義された．ESSDAIのスコアは各領域の重みに活動性の点数をかけたものの総和として求める．理論上の最高は123点になるが，実際の症例での最高点は40点程度である．なお，ESSDAIで評価される臓器病変の多くはB細胞活性化指標である生物学的所見（低補体や高γグロブリン）と相関するため，生物学的領域を除いたClinical ESSDAI[5]が作られた．表1に示すとおり，ESSDAIと重みが異なり，理論上の合計点は135点になる．

ところで，2015年にESSDAIの利用手引が発表され，画像検査を含めた活動性の定義に関する補足説明がなされたため[6]，これにあわせて改定されたESSDAI日本語改定版を表2に示す．ESS-

1) 最近 2 週間で，乾燥症状（目，口，鼻，皮膚など）はどの程度ですか？

| 乾燥症状
はない | 0 1 2 3 4 5 6 7 8 9 10 | 考えうる
最大の乾燥状態 |

2) 最近 2 週間で，疲労感はどの程度ですか？

| 疲労は
感じない | 0 1 2 3 4 5 6 7 8 9 10 | 考えうる
最大の疲労感 |

3) 最近 2 週間で，痛み（上肢や下肢の筋肉痛や関節痛）はどの程度ですか？

| 痛みは
感じない | 0 1 2 3 4 5 6 7 8 9 10 | 考えうる
最大の痛み |

図 1 ESSPRI 日本語版

患者の自覚症状を自己記入方式で評価する．最近の 2 週間でもっとも状態が悪かったときのことを 0〜10 の 11 段階で答えてもらう．乾燥症状，疲労感，痛みの 3 つの点数の平均点が ESSPRI のスコアになる．
〔Seror R, *et al*：*Ann Rheum Dis* 2011；**70**：968-972.〕

DAI は原発性 SS の活動性を評価することを目的に作成された指標であるため，SS と無関係な併発症の症状は活動性の評価から除外する必要がある．

3 ESSPRI，ESSDAI の検証

日本を含む 15 か国が参加した国際共同研究で 395 名の原発性 SS 患者が登録され，自覚症状の指標（ESSPRI，PROFAD，SSI），全身症状の指標（ESSDAI，SSDAI 〈Sjögren Syndrome Disease Activity Index〉[7]，SCAI 〈Sjögren's Systemic Clinical Activity Index〉[8]），患者全般評価，医師全般評価を 6 か月間隔で 2 回調査した．

ESSPRI は他の自覚症状の指標よりも患者全般評価との相関がよく，ESSDAI も同様に他の全身症状の指標よりも医師全般評価と良好な相関を示した．さらに 2 つの指標は再現性に優れ，活動性の変化に対する感度も他の指標と同等以上であった．

4 ESSPRI，ESSDAI の臨床応用

ESSPRI，ESSDAI は臨床試験において症例のエントリー基準，薬効判定に利用されることを想定にして作成されたため，疾患活動性および治療反応性が定義された[9]．ESSPRI が 5 点未満を患者

表 1 ESSDAI と Clinical ESSDAI の各領域の重み

領域	ESSDAI	Clinical ESSDAI
健康状態	3	4
リンパ節腫脹およびリンパ腫	4	4
腺症状	2	2
関節症状	2	3
皮膚症状	3	3
肺病変	5	6
腎病変	5	6
筋症状	6	7
末梢神経障害	5	5
中枢神経障害	5	5
血液障害	2	2
生物学的所見	1	評価せず
合計スコア	0〜123	0〜135

〔Seror R, *et al*：*Ann Rheum Dis* 2016；**75**：1945-1950. より改変〕

が許容できる状態（Patient Acceptable Symptom State：PASS）とし，1 点以上の低下あるいは前値の 15% 以上低下する場合を臨床的に有意な改善（Minimal Clinically Important Improvement：MCII）と定義された．また，ESSDAI の点数が 5 点未満を低疾患活動性，5〜13 を中等度疾患活動性，14 点以上を高疾患活動性とし，3 点以上低下した場合を MCII と定義された．

（西山　進）

文献

1) Seror R, *et al*：*Ann Rheum Dis* 2011；**70**：968-972.
2) Seror R, *et al*：*Ann Rheum Dis* 2010；**69**：1103-1109.
3) Bowman SJ, *et al*：*Rheumatology（Oxford）* 2004；**43**：758-764.
4) Bowman SJ, *et al*：*J Rheumatol* 2003；**30**：1259-1266.
5) Seror R, *et al*：*Ann Rheum Dis* 2016；**75**：1945-1950.

6) Seror R, *et al*：*RMD open* 2015；**1**：e000022.
7) Vitali C, *et al*：*Arthritis Rheum* 2007；**56**：2223-2231.
8) Bowman SJ, *et al*：*Rheumatology（Oxford）* 2007；**46**：1845-1851.
9) Seror R, *et al*：*Ann Rheum Dis* 2016；**75**：382-389.

表2 ESSDAI 日本語改定版

健康状態

0 以下の症状がない
1 微熱，間欠熱（37.5〜38.5度），盗汗[1]，あるいは5〜10%の体重減少[2]
2 高熱（>38.5度），盗汗[1]，あるいは>10%の体重減少[2]

リンパ節腫脹およびリンパ腫

0 以下の症状がない
1 リンパ節腫脹（領域不問≧1cmまたは鼠径≧2cm）
2 リンパ節腫脹（領域不問≧2cmまたは鼠径≧3cm），あるいは脾腫（触診，画像のいずれか）
3 現在の悪性B細胞増殖性疾患[3]

腺症状

0 腺腫脹なし
1 耳下腺腫脹（≦3cm），あるいは限定された顎下腺（≦2cm）または涙腺（≦1cm）の腫脹[4]
2 耳下腺腫脹（>3cm），あるいは目立った顎下腺（>2cm）または涙腺（>1cm）の腫脹[4]

関節症状

0 現在活動性の関節症状なし
1 朝のこわばり（>30分）を伴う手指，手首，足首，足根，足趾の関節痛[5]
2 28関節のうち1〜5個の関節滑膜炎[6]
3 28関節のうち6個以上の関節滑膜炎[6]

皮膚症状

0 現在活動性の皮膚症状なし
1 多型紅斑
2 蕁麻疹様血管炎あるいは足首以遠の紫斑を含む限局性皮膚血管炎[7]，
　あるいはSCLE（subacute cutaneous lupus erythematosus）
3 蕁麻疹様血管炎あるいは広範囲の紫斑含むびまん性皮膚血管炎[7]，あるいは血管炎関連潰瘍

肺病変

0 現在活動性の肺病変なし
1 以下の2項目のいずれかを満たす
　・気管支病変[8]による持続する咳で，単純レントゲンで異常を認めない
　・単純レントゲンあるいはHRCTで間質性肺病変[9]を認め，息切れがなくて呼吸機能検査が正常
2 中等度の活動性肺病変で，HRCTで間質性肺病変[9]があり以下の2項目のいずれかを満たす
　・労作時息切れあり（NYHA II）
　・以下の呼吸機能検査異常を認める
　　− 70% > DLCO ≧ 40%，あるいは80% > FVC ≧ 60%
3 高度の活動性肺病変で，HRCTで間質性肺病変[9]があり以下の2項目のいずれかを満たす
　・安静時息切れあり（NYHA III，IV）
　・以下の呼吸機能検査異常を認める
　　− DLCO < 40%，あるいはFVC < 60%

腎病変

0 現在活動性腎病変なし
　・蛋白尿 < 0.5 g/dL，かつ血尿なし，かつ膿尿なし，かつアシドーシスなし
　・不可逆的な障害による安定した持続蛋白尿
1 以下に示すような軽度の活動性腎病変
　・腎不全を伴わない（GFR[10] ≧ 60 mL/min）尿細管アシドーシス[11]
　・糸球体病変で，次の2項目の両方を満たす
　　−蛋白尿を伴う（0.5〜1g/日）
　　−血尿や腎不全がない（GFR[10] ≧ 60 mL/min）
2 以下に示すような中等度活動性腎病変
　・腎不全を伴う（GFR[10] < 60 mL/min）尿細管アシドーシス[11]
　・糸球体病変で以下の2項目の両方を満たす
　　−蛋白尿を伴う（1〜1.5g/日）
　　−血尿や腎不全がない（GFR[10] ≧ 60 mL/min）
　・組織学的に膜性腎症以外の糸球体腎炎，あるいは間質の目立ったリンパ球浸潤を認める
3 以下に示すような高活動性腎病変
　・糸球体病変で蛋白尿を伴う（>1.5g/日），あるいは血尿を認める，あるいは腎不全がある（GFR[10] < 60 mL/min）
　・組織学的に増殖性糸球体腎炎あるいは，クリオグロブリン関連腎病変を認める

筋症状

0 現在活動性の筋症状なし.

1 筋電図 (EMG)[12] あるいは MRI あるいは筋生検[13] で異常を認める軽度活動性筋炎で, 以下の 2 項目の両方を満たす
・脱力はない
・CK は基準値 (N) の 2 倍以下 (N ≦ CK ≦ 2N)

2 筋電図 (EMG)[12] あるいは筋生検[13] で異常を認める中等度活動性筋炎で, 以下の 2 項目のいずれかを満たす
・筋力テストで 4/5 (5 段階評価の 4) の筋脱力を認める
・CK 上昇を伴う (2N < CK ≦ 4N)

3 筋電図 (EMG)[12] あるいは MRI あるいは筋生検[13] で異常を認める高度活動性筋炎で, 以下の 2 項目のいずれかを満たす
・筋力テストで ≦ 3/5 の脱力を認める
・CK 上昇を伴う (CK > 4N)

末梢神経障害

0 現在活動性の末梢神経障害なし

1 以下に示すような軽度活動性末梢神経障害
・神経伝導検査 (NCS) で証明された純粋感覚性軸索多発神経症
・三叉神経痛
・証明された小径線維ニューロパチー[14]

2 神経伝導検査 (NCS) で証明された以下に示すような中等度活動性末梢神経障害
・運動障害 (筋力テストで 4/5) を伴う軸索性感覚運動神経症
・クリオグロブリン性血管炎を伴う純粋感覚神経症
・軽度か中等度の運動失調のみ伴う神経節症[15]
・軽度の機能障害 (筋力テストで 4/5, あるいは軽度の運動失調がある) を伴った慢性炎症性脱髄性多発神経症 (CIDP)[16]
末梢性の脳神経障害 (三叉神経痛を除く)

3 神経伝導検査 (NCS) で証明された以下に示すような高度の活動性末梢神経障害
・筋力テストで ≦ 3/5 を伴う軸索性感覚運動神経症
・血管炎による末梢神経障害 (多発性単神経炎など)
・神経節症[15] による重度の運動失調
・重度の機能障害 (筋力テストで ≦ 3/5, あるいは重度の運動失調) を伴った慢性炎症性脱髄性多発神経症 (CIDP)[16]

中枢神経障害

0 現在活動性の中枢神経障害なし

2 以下に示すような中等度の活動性中枢神経障害
・中枢性の脳神経障害
・視神経炎[17]
・純粋感覚障害か証明された知的障害のみ伴う多発性硬化症 (MS) 様症候群[18]

3 以下に示すような高度活動性中枢神経障害
・脳血管障害を伴う脳血管炎または一過性脳虚血発作[19]
・痙攣
・横断性脊椎炎
・リンパ球性髄膜炎
・運動障害を伴う多発性硬化症 (MS) 様症候群[18]

血液障害

0 自己免疫性血球減少なし

1 自己免疫性血球減少で以下の 3 項目のいずれかを満たす
・好中球減少[20] (1,000 <好中球< 1,500/mm^3) を伴う
・貧血[21] (10 < Hb < 12 g/dL) を伴う
・血小板減少[22] (100,000 <血小板< 150,000/mm^3) を伴う
あるいはリンパ球減少 (500 <リンパ球< 1,000/mm^3) を認める

2 自己免疫性血球減少で以下の 3 項目のいずれかを満たす
・好中球減少[20] (500 ≦好中球≦ 1,000/mm^3) を伴う
・貧血[21] (8 ≦ Hb ≦ 10 g/dL) を伴う
・血小板減少[22] (50,000 ≦血小板≦ 100,000/mm^3) を伴う
あるいはリンパ球減少 (リンパ球≦ 500/mm^3) を認める

3 自己免疫性血球減少で以下の 3 項目のいずれかを満たす
・好中球減少[20] (好中球< 500/mm^3) を伴う
・貧血[21] (Hb < 8 g/dL) を伴う
・血小板減少[22] (血小板< 50,000/mm^3) を伴う

(次頁へつづく)

（つづき）

生物学的所見

0 下記の生物学的所見なし
1 以下の3項目のいずれかを認める
・クローン成分[23]
・低補体（低C4または低C3または低CH50）
・高γ-グロブリン血症，高IgG血症（IgG 1,600〜2,000 mg/dL）[24]
2 以下の3項目のいずれかを認める.
・クリオグロブリンの存在[25]
・高γ-グロブリン血症，高IgG血症（IgG > 2,000 mg/dL）[24]
・最近出現した[26]　低γ-グロブリン血症，低IgG血症（IgG < 500 mg/dL）

臓器病変（領域）ごとに活動性を0（活動性なし），1（低活動性），2（中等度活動性），3（高活動性）で示す.
不可逆的障害による安定した長期の症状，あるいはシェーグレン症候群と無関係な併発症の症状は活動性の評価から除外する.

1 最近4週間の発熱，盗汗を質問する. 週2回以上> 38.5度の熱があるか，寝巻が濡れるほどの盗汗は中等度活動性とする. それ以外の発熱や盗汗は低活動性とする.
2 最近12週間の体重減少で判断する.
3 WHO分類基準（Campo E et al. Blood 2011；**117**：5019-32）に従う. 治療後6カ月をこえて完全寛解を維持しているものは除く.
4 耳下腺，顎下腺，涙腺は体表から触知可能な腫脹を測定し，エコーによる計測はしないこと. リンパ腫による腫脹は除外すること.
5 最近4週間に経験した関節痛.
6 DAS28で用いる28関節を触診あるいは超音波検査で評価する.
7 体表面積の18%未満を限局性，体表面積の18%以上をびまん性とする. 紫斑以外の血管炎由来と考える皮疹は生検で確認するか，クリオグロブリンの存在を少なくとも1回確認すること.
体表面積Body surface area（BSA）は熱傷で使う9%ルールで求める. すなわち手掌（指は除く）＝　1%BSA；片側下肢＝18%BSA；片側上肢＝9%BSA；体幹（前面）＝18%BSA；体幹（背面）＝18%BSA.
8 HRCTで気管支壁肥厚または気管支拡張，あるいは呼吸機能検査で閉塞性障害が確認されたもの.
9 間質性病変はHCRTで少なくとも1回はすりガラス陰影主体の陰影を確認する. HRCTは症状やレントゲンや肺機能が悪化した時に再検することが推奨される.
FVC：forced vital capacity（努力肺活量），HRCT：high-resolution CT（高分解能CT），NYHA：New York Heart Association
10 GFR：glomerular filtration rate（糸球体濾過率）はMDRD計算式で求める
11 尿細管アシドーシスは基準値を外れた高クロール血症および血中重炭酸値を認めるものに限定する.
12 筋電図は神経内科専門医によって施行されることが推奨される.
13 以前に行った筋生検で筋炎が証明されていれば，再燃時に新たな筋生検は不要である.
14 皮膚生検，レーザー誘発電位の異常または欠如，温度刺激に対する定量的感覚検査の異常などで確認する.
15 運動失調を伴う純粋感覚障害で，神経伝導検査（NCS）でびまん性障害か感覚性電位の欠如.
16 臨床症状（四肢感覚運動障害，近位筋障害，全般性無反応，上肢を侵す初期の感覚症状あるいは関連した脳神経障害）で示唆される多発性根神経症，髄液中蛋白増加，あるいは病気を支持する神経伝導検査（NCS）異常（運動潜時の延長，神経伝導速度の低下，伝導ブロックあるいは時間的分散）.
17 視覚誘発電位かMRIで確認する.
18 熟練した神経内科医によって確定診断されたMSや2010 McDonald MS分類基準（Polman CH, et al. Ann Neurol 2011；**69**：292-302）を満たす症例は除外すること.
19 動脈硬化や心原性塞栓，感染症，他の自己免疫性疾患によると考えられるものは除外すること.
20 他に原因が見つからない好中球減少. 民族性のものや薬剤誘発性の好中球減少は除外すること.
21 鉄欠乏やビタミン欠乏に伴う貧血は除外すること.
22 脾機能亢進に伴う血小板減少は除外すること.
23 血液蛋白電気泳動，血清（または尿）の免疫固定，血清遊離L鎖の異常で検出できる.
24 γ-グロブリンとIgGの両者を測定した場合，高い方の値を選び，以後はその値をフォローすること.
25 臨床症状がなく，クリオクリット値が1%未満であっても中等度疾患活動性とする. クリオグロブリンに関連した臨床症状は他の領域の活動性に加点される.
26 最近6カ月以内.

〔Seror R, et al：RMD open 2015；**1**：e000022.〕

第4章 臨床症状

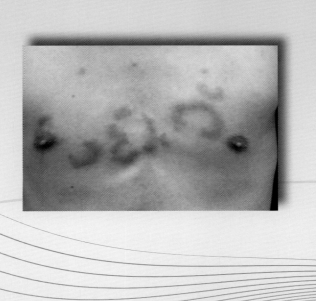

腺症状

1) 口腔乾燥症状

Essential Points!

▶ 口腔乾燥症状は Sjögren 症候群（SS）の主要な症状である．口が乾くという「自覚症状」と診察で口が乾いているという「他覚症状」は常に一致しているとは限らない．両者の評価が必要である．

▶ 口腔乾燥自覚症状は，問診にて項目を設定した質問表などで診査する．7 項目の質問でスコアをとり，自覚症状の程度を評価する．

▶ 口腔乾燥他覚症状は，代表的な症状として，口腔内乾燥，口腔内発赤，舌乳頭萎縮，歯牙・口腔の汚染，口角びらんの 5 項目にて診察でスコアをとり評価する．他の関連症状にはう蝕の多発と歯肉炎・歯周炎の進行，溝状舌，毛舌症，地図状舌，口腔カンジダ症，耳下腺腫脹などがあるが，いずれも SS に特異的ではないので，鑑別診断は必要である．

1 口腔乾燥自覚症状

1999 年の日本の Sjögren 症候群改訂診断基準[1,2]では，それ以前の厚生省基準（1978）にあった乾燥自覚症状の項目はなくなり，客観的な検査成績のみで診断することになり診断の精度は向上した[3]．またアメリカ-ヨーロッパ合意グループの診断基準[4]でも口腔で 3 か月以上つづく口腔乾燥，持続性または反復性の唾液腺腫脹，乾いたものを食べるのに頻回に水分が必要，との 3 項目の自覚症状が設定されていたが，その後それが発展したシェーグレン症候群国際登録ネットワーク（Sjögren's International Collaborative Clinical Alliance：SICCA）グループによる米国リウマチ学会（American College of Rheumatology：ACR）基準[5]では自覚症状の項目はなくなった．SS の診断に自覚症状の関与は必要でないにしても，病状の臨床経過の観察や治療効果の判定のためには自覚症状を正しく評価することは必要である．

自覚症状の把握には対面にて問診をして，質問表に記入する方法がよいと思われる．口腔乾燥の自覚症状の質問表や評価方法として国内，国外ともに誰もが認める確立したものは存在しない．アメリカ国立歯学頭蓋顔面研究所（National Institute of Dental and Craniofacial Research：NIDCR）のホームページではドライマウスの症状として口腔のねばねばした乾燥感，咀嚼，嚥下，味覚，会話時のトラブル，口腔の灼熱感，喉の乾燥感，口

の痛みが他の他覚的症状とともにあげられている．ヨーロッパリウマチ学会の自覚症状評価のための EULAR Sjögren's Syndrome Patient Reported Index（ESSPRI）[6]では乾燥自覚症状は眼，口，鼻，皮膚を一緒にして最近 2 週間の乾燥自覚症状を 11 段階のスコアで聞くもので口腔乾燥に注目するとあまりにも不十分といわざるを得ない．日本シェーグレン症候群学会として規定した質問表ではないが表 1 に筆者が 30 年来使用している 7 項目の質問表[7]を示す．7 項目について症状の有無を問診し，ある場合は程度を軽度（1 点），中等度（2 点），高度（3 点）とスコアをとり，自覚症状スコアは合計 0 点〜最高 21 点までとなり，21 〜15 点を高度，14〜8 点を中等度，7〜1 点を軽度と評価している[8]．

2 口腔乾燥他覚症状

表 1 では同時に他覚的，客観的に口腔乾燥に伴ってみられる代表的症状を 5 項目あげ，診察における審査項目として設定している．自覚症状の場合と同様にスコアをとり各項目について，なし（0 点），軽度（1 点），中等度（2 点），高度（3 点）と採点して，5 項目の合計は 0 点〜最高 15 点までとなり，15〜11 点を高度，10〜6 点を中等度，5〜1 点を軽度と評価している[8]．次の 5 項目である．

表1	口腔乾燥自覚症状・他覚症状の重症度判定

口腔乾燥自覚症状

口腔乾燥の自覚症状を次のような7項目について症状の有無を問診し，ある場合は程度を軽度（1点），中等度（2点），高度（3点）とスコアをとり合計21点満点で評価する．

口腔乾燥自覚症状スコア：

なし（0），軽度（1），中等度（2），高度（3）

1）口腔内乾燥感：	口腔内が乾いているという自覚	（0, 1, 2, 3）
2）唾液の粘稠感：	唾液がネバネバしている感じ	（0, 1, 2, 3）
3）口腔内灼熱感：	口腔内がヒリヒリと痛い	（0, 1, 2, 3）
4）飲水切望感：	乾燥のため水を飲みたいという希望	（0, 1, 2, 3）
5）夜間の口腔内疼痛：	夜になると口腔内が乾燥で痛い	（0, 1, 2, 3）
6）味覚異常：	味覚がおかしい，味がわからない	（0, 1, 2, 3）
7）食物摂取困難：	食パンやビスケットなど乾燥食品が食べにくい	（0, 1, 2, 3）

合計スコア （　　　　　）点

判定：　　（　　　）なし　　（　　　0点）
　　　　　（　　　）軽　度　（　1〜7点）
　　　　　（　　　）中等度　（　8〜14点）
　　　　　（　　　）高　度　（15〜21点）

口腔乾燥他覚症状

口腔内診察により，客観的にみた口腔乾燥の他覚症状を次のような5項目について観察し，同様にスコアをとり合計15点満点で評価する．

口腔乾燥他覚症状スコア：

なし（0），軽度（1），中等度（2），高度（3）

1）口腔内乾燥：	口腔粘膜の全般的な乾燥の程度	（0, 1, 2, 3）
2）口腔内発赤：	乾燥に伴う粘膜表面炎症の発赤	（0, 1, 2, 3）
3）舌乳頭萎縮：	特に糸状，茸状乳頭の萎縮，消失	（0, 1, 2, 3）
4）歯牙，口腔の汚染：	デンタルプラークの付着	（0, 1, 2, 3）
5）口角びらん：	乾燥による口角炎とびらん	（0, 1, 2, 3）

合計スコア （　　　　　）点

判定：　　（　　　）なし　　（　　　0点）
　　　　　（　　　）軽　度　（　1〜5点）
　　　　　（　　　）中等度　（　6〜10点）
　　　　　（　　　）高　度　（11〜15点）

1）口腔内乾燥（図1）

口腔粘膜の全般的な乾燥の程度を評価する．これには舌，頰粘膜，口蓋粘膜，歯肉，口底，口唇粘膜など口腔内の粘膜全体を診察して湿潤の具合を判定する．唾液が十分であればこれら粘膜は濡れているが，乾燥が進むにつれて湿潤度は低下し，高度になると粘膜が皮膚のように乾燥してみえる．一般に正常でも舌背，歯肉，硬口蓋など上皮が正角化した粘膜では湿潤度はやや低いが，頰粘膜，口唇粘膜（赤唇ではなく口唇内面），口底，舌下面，軟口蓋など錯角化した上皮粘膜部では湿潤度が高い．したがって**図1**のように口腔で唾液が貯留しやすい部位である口底をみると，正常ではわずかな唾液の貯留がみられるが，乾燥が進むとこの場所でも湿潤がみられなくなってしまう．口底が全く乾燥しているのは高度と評価することができる．

2）口腔内発赤（図2）

粘膜の乾燥に伴って唾液の粘膜表面保護作用が低下して粘膜に炎症性の変化として発赤が現れてくる．頰粘膜，舌，歯肉，口蓋などにみられやすいが，舌や歯肉は他項目でも評価されるので，筆者は頰粘膜や口蓋を主にみることにしている．**図2**には頰粘膜での変化を示す．高度な場合は強い

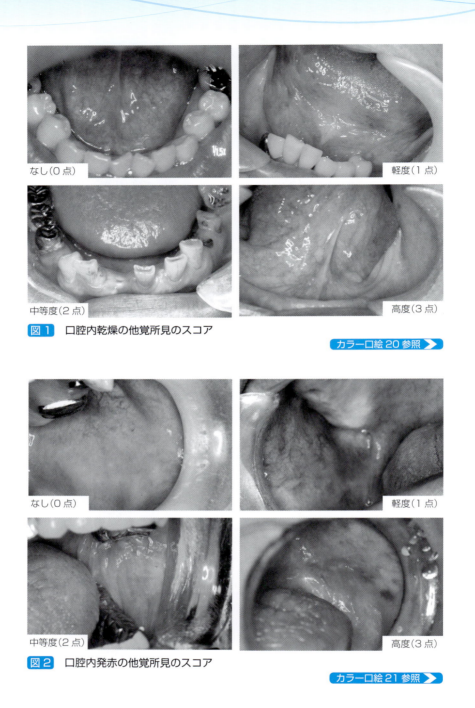

図1 口腔内乾燥の他覚所見のスコア
カラー口絵20参照

図2 口腔内発赤の他覚所見のスコア
カラー口絵21参照

発赤とともにびらんや浅い潰瘍をみることもある．

3）舌乳頭萎縮（図3）

　口腔乾燥に伴い舌乳頭とくに糸状乳頭と茸状乳頭が萎縮し，舌背表面が次第に平滑になっていく．通常萎縮は糸状乳頭で先行し舌尖部付近から始まることが多いが，進行につれ茸状乳頭も萎縮し，舌背全体に及ぶと平滑舌を呈する．乾燥に関連する舌の変化には，後述する溝状舌，地図状舌，黒毛舌，舌カンジダ症などもみられることがある．これらのなかでも舌乳頭萎縮は口腔の乾燥状態と比較的よく相関し，視診により客観的に認めやすい所見で，高度な場合はSSを疑うのに有

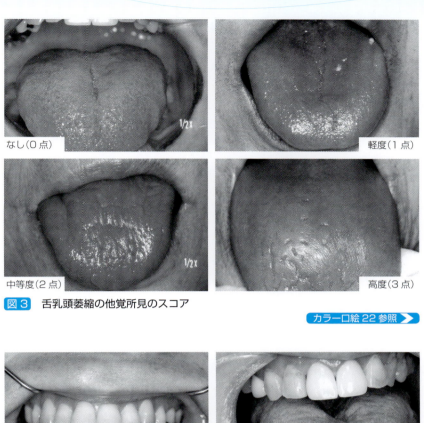

図3 舌乳頭萎縮の他覚所見のスコア

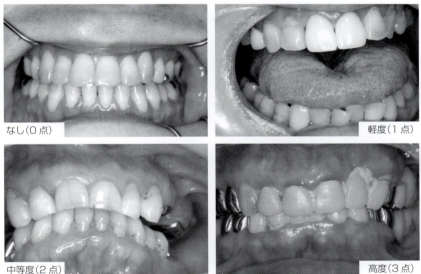

図4 歯牙，口腔の汚染の他覚所見のスコア

用な所見である．ただし鉄欠乏性貧血，悪性貧血やその他との鑑別が必要なこともある．

4）歯牙，口腔の汚染（図4）

口腔乾燥では唾液の減少に伴い唾液の口腔内自浄作用が低下して，食物残渣，分泌物，口腔細菌叢などが口腔内に残留付着しやすい．最も多いのは歯牙や義歯の歯頸部や歯間部で，デンタルプラークの付着である．プラークとともに歯肉炎や歯周炎がみられることもある．唾液分泌が低下していても歯ブラシ，歯間ブラシなどによるプラークコントロールが十分であれば汚染はみられない．専門的にはプラークを染色で染め出す方法も

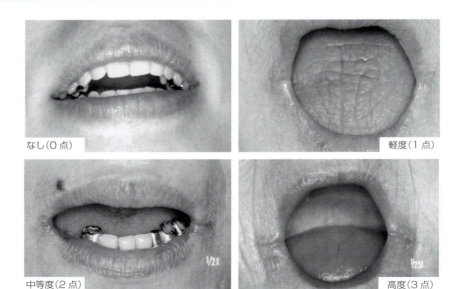

なし(0点)　軽度(1点)
中等度(2点)　高度(3点)

図5　口角びらんの他覚所見のスコア

カラー口絵24参照

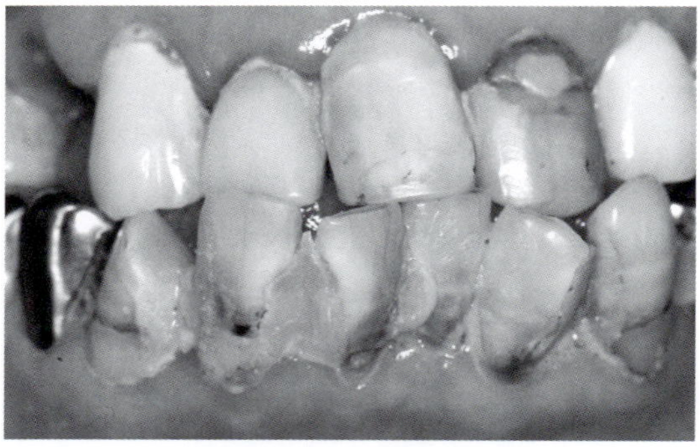

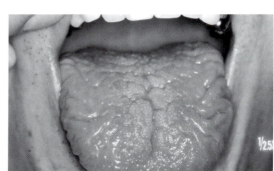

図6　う蝕の多発と歯肉炎・歯周炎の進行

カラー口絵25参照

図7　溝状舌

カラー口絵26参照

あるが，SSの診断上からは肉眼所見でのスコア判定で十分である．

5）口角びらん（図5）

　口腔乾燥による口角炎とびらんである．程度により図5のごとく判定する．痕跡が疑われる場合には診察の当日はびらんがみられなくても1か月以内や半年以内でのびらんの既往を尋ねる．乾燥以外でも紅斑性カンジダ症や貧血，ビタミン欠乏，歯科治療による機械的刺激でもびらんは生じることがある．

6）その他の関連症状

　口腔乾燥他覚症状スコアとしては以上の5項目のスコアの合計で判定しているが，口腔乾燥に関連した症状として次のようなものがあり診断の参考になる．

① う蝕の多発と歯肉炎・歯周炎の進行（図6）

　唾液減少に伴って起こりやすい．う歯は現在なくても充填や補綴治療の既往，歯肉炎・歯周炎では歯肉の発赤腫脹，出血，排膿などを確認する．

② 溝状舌（図7）

　先天性や発育異常として乾燥と関連しないもの

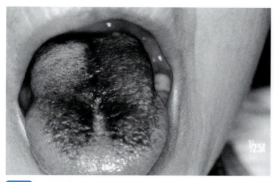

図8 毛舌症
本例では黒毛舌を呈している.
カラー口絵27参照

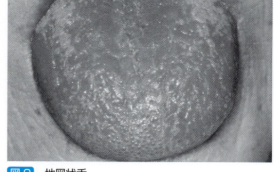

図9 地図状舌
本例では舌乳頭萎縮もあり,カンジダの感染も疑われる.
カラー口絵28参照

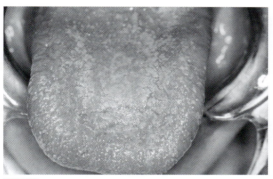

図10 紅斑性口腔カンジダ症
カラー口絵29参照

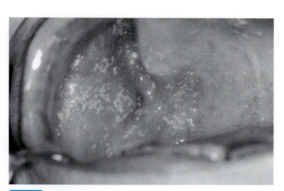

図11 偽膜性口腔カンジダ症
カラー口絵30参照

もあるが,乾燥でもみられやすい.その場合は多少とも舌乳頭(特に糸状乳頭)萎縮を伴うことが多い.

③ 毛舌症(図8)

糸状乳頭が萎縮しないで長く延び,そこにプラークの付着を伴ったもので,唾液減少が誘因になっている.黒褐色の色素沈着があるものは黒毛舌とよんでいる.

④ 地図状舌(図9)

舌背の乳頭が部分的不規則に萎縮と増生が入り乱れ,地図模様のようにみえる.模様は経時的に変化し慢性に持続する.乾燥に関係しないものも多いが,乾燥を疑う所見の一つである.

⑤ 紅斑性口腔カンジダ症(図10)

口腔乾燥に合併するもっとも頻度の高い感染症は口腔カンジダ症で,その大部分は*Candida albi-cans*の感染による.その臨床型には紅斑性と偽膜性があり,紅斑性では萎縮した口腔粘膜にカンジダが感染し紅斑を呈し,比較的慢性に経過する.舌,口角,頬粘膜などで多い.

⑥ 偽膜性口腔カンジダ症(図11)

粘膜表面に拭いて除去できる白い偽膜がみられるもので,偽膜は真菌の増殖と剥離上皮および変性物で,除去すると背面には炎症性の赤い粘膜が現れる.多くは急性の経過で,痛みなど炎症性変化がある.口腔乾燥は誘因であるが,代謝性疾患,化学療法,放射線治療,HIV感染,その他免疫低下などで発生しやすい.SSでは経過中に約半数程度に口腔カンジダ症は経験される.

⑦ 耳下腺腫脹(図12)

SSが進行してくると腺組織でのリンパ球浸潤,増殖が増強して,耳下腺が比較的固く腫脹してく

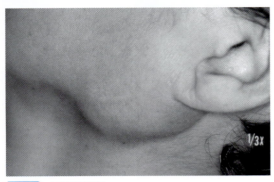

図12　耳下腺腫脹

カラー口絵31参照

ることがある．耳下腺腫瘍との鑑別診断は必要である．SSの初期では頻度は低いのでSSで本症状がみられたら病期がある程度進行していることを暗示している．臨床経過により症状は増強または寛解するが，増強持続する場合はリンパ増殖性疾患への移行の可能性も考えられる．耳下腺と顎下腺，舌下腺，さらに両側性腫脹ではいわゆるIgG4関連疾患の可能性を考慮する必要がある．ヨーロッパリウマチ学会のSS活動性評価基準であるEULAR Sjögren's Syndrome Disease Activity Index (ESSDAI)[9]には口腔乾燥他覚症状の項目はなく，あるのは腺症状で，腺腫脹なし，軽度の腺腫脹（3 cm以下の耳下腺腫脹，あるいは限局した2 cm以下の顎下腺または1 cm以下の涙腺の腫脹），著明な腺腫脹（3 cmを超える耳下腺腫脹，あるいは目立った2 cmを超える顎下腺または1 cmを超える涙腺腫脹）の3段階となっている．この計測はエコーによらず体表から触知可能な腫脹の測定となっている．

（藤林孝司）

文献

1) 藤林孝司・他：厚生省特定疾患免疫疾患調査研究班　平成10年度研究報告書　1999；135-138.
2) Fujibayashi T, et al：Mod Rheumatol 2004；**14**：425-434.
3) Tsuboi H, et al：Mod Rheumatol 2013；**23**：219-225.
4) Vitali C, et al：Ann Rheum Dis 2002；**61**：554-558.
5) Shiboski SC, et al：Arthritis Care Res 2012；**64**：475-487.
6) Seror R, et al：Ann Rheum Dis 2011；**70**：968-972.
7) 藤林孝司・他：日口外誌1989；**35**：2420-2438.
8) 藤林孝司：片山一朗（編）：シェーグレン症候群の基礎と臨床．医薬ジャーナル社，2003；65-76.
9) Seror R, et al：RMD Open 2015；**1**：e000022.

1 腺症状
2）眼乾燥症状

> **Essential Points !**
> - Sjögren症候群（SS）における眼症状は，いくつかの眼表面の病態（開瞼維持時の涙液層の破壊，瞬目時の摩擦亢進，眼表面炎症，反射，涙液クリアランスの低下）によってもたらされる．
> - SSにおける乾燥症状は，様々な自覚症状の1つにすぎない．
> - ドライアイの診断基準が改定され涙液層破壊時間（BUT）が重視され，SSにおける涙液減少型ドライアイの診断を包括しうるものとして進歩しているが，SSの診断におけるSchirmer-Iテストの意義は失われていない．

1 ドライアイの原因疾患としてのSjögren症候群

　ドライアイは，一般に涙液減少型と蒸発亢進型の2つに分類される[1]（近年の研究によれば，水濡れ性低下を加えた3つのタイプがあると考えられる[2]）．また，涙液減少型ドライアイはSSおよびSS以外の原因によるもの（non-SS）に分けられ，SSは，涙液減少型ドライアイの代表的原因疾患といえる．日本の最新のドライアイの定義によれば，ドライアイとは「様々な要因により，涙液層の安定性が低下する疾患であり，眼不快感や視機能異常を生じ，眼表面の障害を伴うことがある」とされる[3]．当然，SSもこの定義に従うが，近年，ドライアイの病態が明確になってくるにつれて，慢性疾患としてのSSの眼表面の病態も考えなおす必要がでてきており，本項「4. Sjögren症候群の症状を理解するための眼表面の病態生理」で述べるように，いくつかの病態が関与している．

2 眼表面の構造と涙液分布

　眼表面は，涙液層と表層上皮から構成され（図1），涙液層は，その表面から順に油層と液層からなる．さらに涙液油層は，表層の非極性の脂質層とその直下の極性の脂質層からなり，液層には，水分と糖蛋白質である分泌型ムチン，さらに，各種の蛋白質や電解質などを含む．開瞼時の眼表面は，涙液メニスカスとよばれる瞼縁に沿う帯状の部位に涙液が貯留し（眼表面の75〜90%

の量の涙液が涙液メニスカスに貯留するとされる），瞼裂部の角結膜表面には，1枚のフィルムのような涙液層（ティアフィルム）が広がる（図2）．涙液メニスカスには，毛細管の原理によって陰圧（毛管圧）が働き，この部分は，涙液を保持する働きをもつ．そして，開瞼時には，眼表面の涙液の排出ルートである涙道の一部の涙小管のなかに陰圧（涙小管ポンプ）が生じ，その陰圧と涙液メニスカスの陰圧が引き合いながらも，涙小管ポンプの吸引圧が強いために，メニスカスから涙小管に向かう涙液の流れが生じる．涙小管の陰圧は，眼輪筋の一部であるHorner筋の作用に依存し，個人においては，加齢性に筋力が弱まらない限り一定と考えられる．しかし，涙液メニスカスの陰圧はYoung-Laplaceの式（$\Delta P = 2\gamma/R$）[γ：涙液の表面張力，R：涙液メニスカス曲率半径]によって決定されるため，メニスカスにおける貯留涙液量が少ないと，Rが小さく，した

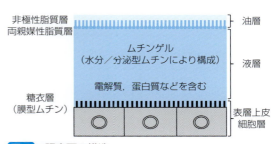

図1　眼表面の構造
眼表面は，涙液層（非極性脂質層と両親媒性脂質層からなる油層と液層からなる）と表層上皮細胞層から構成され，涙液層の安定性には，油層，液層（特に水分と分泌型ムチン），表層上皮に発現する膜型ムチンが重要である．

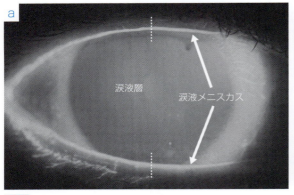
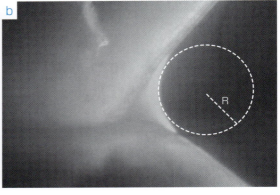

図2 眼表面における涙液の分布
眼表面において，涙液は涙液メニスカスに75％〜90％が分布するとされ，瞼裂部の眼表面には，涙液層が薄い1枚の膜（ティアフィルム）のように分布する．涙液メニスカスの断面（a　破線部）を見ると，メニスカスの陰圧のため凹面を示し，その曲率半径（R）を規定することができる（b）．

カラー口絵32参照

がって，メニスカスの陰圧は大きく，開瞼後に涙小管に流れ込む涙液量が減少して，涙液のクリアランス（ターンオーバー）が悪くなる．そして，この理論式は，SSのような涙液減少型ドライアイの病態説明に役立ち，SSでは，涙腺からの涙液分泌の低下により，涙液メニスカスの貯留涙液量が減少することで，涙液のクリアランスが低下し，涙液が汚れやすくなり（油層や涙液中のムチンのクリアランスも低下するため），眼表面炎症が遷延（炎症性メディエーターのクリアランスが低下するため）しやすくなる．そして，これが，他のドライアイのサブタイプに比べて，SSにおいて，炎症の関与が強い理由の1つとなっている．

層は崩れる（涙液層の破壊を生じる）ことなく，瞼裂部の眼球表面上皮を乾燥から保護している．一方，瞬目時には，涙液は潤滑剤として働き，瞬目摩擦の影響から眼球表面上皮を保護している．開瞼維持時の涙液層の高い安定性と瞬目摩擦が亢進した状態にないことは，健常眼において，眼表面上皮をストレスから守る鍵であり，SSでは，涙液減少のために，この両方の仕組みに異常が生じ，眼表面上皮障害が生じる．つまり，開瞼維持時の涙液層の安定性の低下および瞬目時の摩擦亢進がSSにおける重要な2つのメカニズム（コア・メカニズム）（図3）といえる[4]．

3　ドライアイにおける眼表面のコア・メカニズム

人の眼は，1日に1万回以上の瞬目を繰り返している．その間，涙液は，角結膜上皮細胞に酸素や栄養を供給しながら，角膜や結膜の上皮細胞を保護している．開瞼および瞬目において，上皮細胞に及ぼされる大きなストレスは，それぞれ，乾燥ストレスと摩擦ストレスである．開瞼維持は，乾燥ストレスの最も大きなものであるが，涙液は，涙液層（ティアフィルム）を形成して広がり，安定であるため，正常では，10秒程度は，涙液

4　Sjögren症候群の症状を理解するための眼表面の病態生理

1）開瞼維持時の涙液層の破壊

涙液油層は液層の水分の蒸発を防ぐ働きをもつとされる．これまで，油層による液層の水分の蒸発抑制率は，ウサギのデータを用いて93％といった高い値が人にも適用され[5]，人においても油層の働きは，液層の水分の蒸発抑制と考えられてきた．しかし，本来，瞬目回数が非常に少ないウサギとそれの多い人の涙液油層が同じ働きをもつとするところに，議論の余地がある[6]．いずれにしても，現在までのところ，涙液油層の障害は，蒸発亢進型ドライアイの原因の1つと考えら

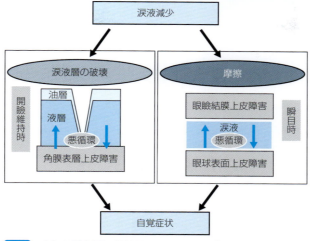

図3 SSの眼表面におけるコア・メカニズム

涙液減少をその背景としてもつSSの眼表面においては，開瞼維持時の涙液層の破壊と瞬目時の摩擦亢進がともに眼表面の他覚所見と自覚症状を決めるコア・メカニズムとなっている．

れており，マイボーム腺機能不全がその原因疾患とされている．液層には，水分と，分泌型ムチンが涙液層の安定性を維持する要素として重要であり，分泌型ムチンは，閉瞼時，そのネットワーク構造が崩れ，開瞼時に水分とともに上方に移動し，その静止とともに再びネットワーク構造を形成してゲルとなり[7]，水分をそのネットワーク構造のなかに保持して，水分の蒸発抑制に寄与するとともに，ゲルとして外部からの張力に抗する働きをもつ．一方，上皮の表面には，膜型ムチンが発現し，上皮細胞表面の水濡れ性を維持する働きをもつ．これらの眼表面の構成要素は，閉瞼から開瞼に至るプロセス，および，開瞼維持のプロセスにおいて，それぞれの要素が動的関係を保ちながら，涙液層の安定性維持を導くが，その仕組みが近年明らかになってきている[2]．まず，開瞼時には，上方の涙液メニスカスの陰圧が下方の涙液メニスカスに貯留する水分を引き上げ，その過程で，角膜表面の良好な水濡れ性を利用して，水分を角膜表面に塗りつけていく．そして，上方の涙液メニスカスの陰圧は，油層には働かないため，開瞼直後，下方に残された多くの油層が上方伸展し，その過程で水分をさらに角膜表面に引き上げる．しかし，その引き上げられる水分に対して，今度は，下方の涙液メニスカスの陰圧が作用するため，角膜下方で液層の菲薄化を伴いながら，涙液層は完成する（図4）．SSにおいては，液層の水分が薄いことや貯留涙液量の減少のために，下方のメニスカスの陰圧が強くなり，角膜下方で涙液層の破壊が涙液層の形成途中で起こりやすい．そのため，SSのような涙液減少型ドライアイでは，角膜下方の涙液層の破壊とその領域の上皮障害（涙液層の破壊の繰り返しで上皮障害が起こる）を伴いやすい．そして，涙液減少が非常に高度のSSの場合は，塗りつけるだけの水分が足りないか，たとえ塗りつけられても水分を足場とする油層の上方伸展が不十分で，涙液層が完全には形成されない．これが，重症のSSで角膜の広範囲に上皮障害を伴う理由である．

以上のようにSSでは，軽症から重症に至るに従って，角膜下方から上方にかけて，涙液層が破壊しやすい，あるいは，涙液層の形成を欠きやすい領域が広がり，涙液層と表層上皮の，一方が他方の健常性を維持する関係が崩れる．そして，この悪循環がSSのドライアイの重要なメカニズムとなる．つまり，涙液層の破壊が乾燥による上皮障害を生み，上皮表面の膜型ムチンの発現低下を介して，涙液層の破壊に拍車をかけることで悪循環が生じる．SSのような涙液減少型ドライアイでは，ともすれば上皮障害に目が奪われがちであ

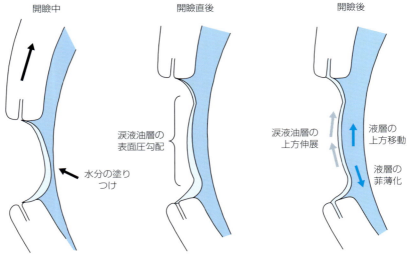

図4 開瞼に伴う角膜表面における涙液層の形成

開瞼中は，上方の涙液メニスカスの陰圧が下方のメニスカスに貯留した水分を上方に引き上げ，角膜表面の水濡れ性を利用して，角膜表面に水分が塗りつけられる．涙液メニスカスの陰圧は，油層には働かないため，開瞼直後に油層の表面圧勾配が生じ，それに従って，油層の上方伸展が始まり，その終了を持って涙液層が完成する．角膜下方では，油層の上方伸展に伴う水分の引き上げと下方メニスカスの陰圧による液層の菲薄化が同時に生じるため，涙液層の破壊が起こりやすく，涙液量の少ないSSでは，液層の菲薄化が起こりやすく，涙液層の破壊が角膜下方で生じやすい．

るが，上皮障害の上流にそれを結果としてもたらす原因としての涙液層の破壊，形成不全があることに注意したい．

眼表面の涙液層—表層上皮の関係に悪循環が生じ始めると，それを修復しようとするフィードバックシステムが働く（reflex loop—涙腺システム）．つまり，角膜知覚神経（三叉神経）が悪循環を感知して，顔面神経，副交感神経（涙腺神経）を通じて，涙腺に反射性の涙液（reflex tear）を分泌させる．その結果，眼表面の涙液量が増加して涙液の安定性の低下が是正され，涙液と上皮の悪循環が軽減される．ところが，涙腺に障害のあるSSにおいては，その障害度に応じて十分な反射性涙液分泌が得られず悪循環が遷延しやすくなると考えられる（図5）．一方，眼表面，reflex loop，腺組織（涙腺，マイボーム腺）が機能単位を形成しており，いずれに障害が生じても機能単位全体の働きが低下するという考え方もある[8]．いずれにしても，SSの病態を考えるうえで，このreflex loop-涙腺システムの機能は重要であり，その機能検査がSchirmer-Iテストに他ならない．

以上より，SSにおける眼表面の悪循環の第一のメカニズムは，涙液層の安定性の低下である．日本では，涙液層—表層上皮の悪循環が結果として炎症が生じるという考え方に立つが，アメリカやその他の国々では，涙液層の安定性の低下，ひいては，涙液層の破壊が涙液の浸透圧の上昇を生じ，それが結果として炎症を引き起こして，涙液層の安定性低下につながるという考え方に立つ（図6）．日本が診断，治療の両方において，涙液層の安定性の低下を重視するのに対し，アメリカや他国では，診断においては，浸透圧上昇を，治療においては，抗炎症を重視している．また，このドライアイの考え方の違いには，日本においては，涙液層の安定性の低下を高める2種類の点眼液が処方できるのに対し，アメリカや他国では，抗炎症に働く2種類の免疫抑制剤の点眼液が処方できるという違いも大きく関係していると考えられる[9]．

2）瞬目時の摩擦亢進

先に述べたように，涙液が潤滑剤として瞬目時の摩擦軽減に働くことを考えると，涙液減少を涙

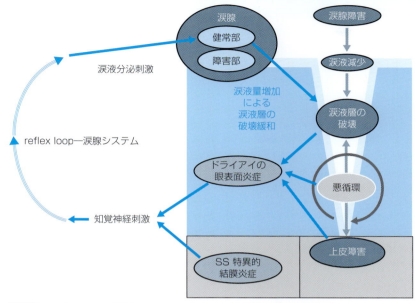

図5 涙液層の安定性低下を介した眼表面の悪循環とそれを緩和するフィードバック機構（reflex loop—涙腺システム）

SSでは，涙腺障害のために，涙液減少を介して，涙液層の破壊が生じ，角膜表層上皮が障害されて，悪循環が生じる．それらが，ドライアイとしての眼表面の炎症を生じるが，SSでは，疾患特異的な結膜炎症を伴う．それらは，reflex loop—涙腺システムを介して，悪循環を緩和しようとするが，SSでは，涙腺の障害部の割合が大きいと，それが得られず，悪循環は遷延する．一方，眼表面の炎症は，reflex loopの神経系の閾値を低下させることもあり，その場合，たとえ健常部の涙腺が残されていても，悪循環を緩和するフィードバックが働きにくい．一方，この閾値は，加齢性にも低下する．

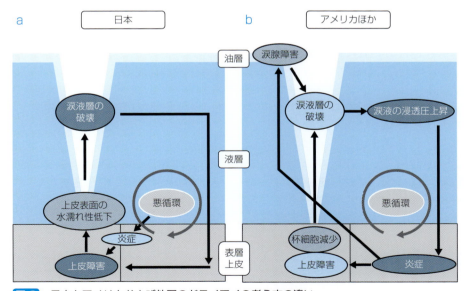

図6 日本とアメリカおよび他国のドライアイの考え方の違い

ドライアイ一般のコア・メカニズムに対して，日本（a）では，涙液層の破壊を中心に置いて，ドライアイの診断，治療を考えるのに対して，アメリカや他国（b）では，涙液層の破壊によってもたらされる涙液の浸透圧上昇と炎症を中心におき，前者を診断の，後者を治療の指標としている（日本では，炎症は，悪循環の結果と捉えている）．

液の異常とするSSでは，瞬目時の摩擦亢進が生じることが容易に想像できる．そして，この摩擦メカニズムについての理解が，近年，進歩してきている．眼表面に対して，上眼瞼からは，閉瞼時に強い力が及ぼされ，開瞼時に中等度の力が及ぶ．また，下眼瞼からは，鼻上側に向けて，擦り上げるような力が働く[10]．この眼瞼における摩擦の鍵となる部位は，眼瞼縁に沿う眼瞼結膜のlid wiper[11]という部位であり，その部位には，本来，眼表面の表層上皮に分布すべき杯細胞が，あたかも腺組織をつくるように上皮内に埋まり込む形で発達し（goblet cell crypt[12]），そこから分泌型ムチンが分泌される．そして，このことは，分泌型ムチンが瞬目摩擦に対して潤滑剤として働くことを考えると合目的性がある．一方，lid wiperから後方へは，Kessing spaceとよばれる瞬目摩擦を生じにくい間隙が存在する（図7）[12]．涙液減少では，lid wiperと瞼裂部の眼表面上皮との間に摩擦による上皮障害を生じる．また，瞬目摩擦においても，一方が他方と擦れ合うという悪循環が生じるため，結果として炎症を生じうる．SSに関係しうる瞬目摩擦病変[13]には，lid-wiper epitheliopathy（図8-a＊），上輪部角結膜炎（superior limbic keratoconjunctivitis）（図8-a★），糸状角膜炎（図8-b），球結膜の3時9時方向の上皮障害（図8-c）が知られているが，前三者は，摩擦関連眼表面疾患として，涙液減少の関与がなくても，眼瞼圧が高い場合などに独立して存在しうる．

3）眼表面炎症

SSにおいては，高度の球結膜上皮障害を特に耳側球結膜に伴うという特徴（図8-c）があるが[14]，上・下涙点の完全閉鎖によって角膜上皮障害は消失しうるのに対して，結膜上皮障害は消失しにくい[15]ことから，SSの結膜上皮障害には涙液減少以外の要因も関与している可能性が考えられる．SSの結膜上皮にはリンパ球浸潤がみられ[16]，SSの涙液や結膜には，IL-1，IL-6，IL-8，TNF-αといった炎症性サイトカインが証明される[17]ことから，SSの眼表面には免疫炎症が生じていると考えられる．われわれのSSの結膜上皮を対象とした遺伝子のクラスター解析によっても，SSの結膜上皮には，炎症や再生時に発現する中間型フィラメント（cytokeratin 6，16，17），

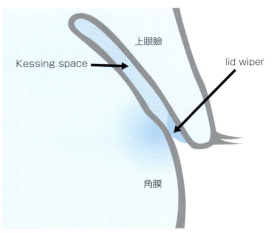

図7 瞬目摩擦とその関係部位（上眼瞼部を示すが，下眼瞼部でも同様）

SSにおいては，涙液減少のために瞬目時の摩擦亢進が生じうる．瞬目時の摩擦亢進は，眼瞼結膜のlid wiperと角膜表面との間で生じる（lid-wiper epitheliopathy）が，加齢性の結膜弛緩（結膜と強膜の乖離）があると，lid wiper後方の健常では摩擦を生じないKessing spaceでも摩擦を生じる（上輪部角結膜炎）．

表皮の角化層の脱落に関係する酵素（KLK 7），角化関連蛋白（SPRR2A），細胞増殖関連蛋白（C-fos），成長因子（amphiregulin）の遺伝子発現が有意に高いことが判明している[18]．また，免疫応答に関与するHLA-DRの結膜上皮細胞での発現も亢進しており，この蛋白がIFN-γで誘導されることから，SSの結膜にはTh1リンパ球の関与する免疫炎症が生じているのではないかと考えられる．そして，実際に角化関連蛋白（involucrin），角化関連酵素（トランスグルタミナーゼ1），増殖マーカー（Ki67）をみても，これらが健常結膜に比べてSSの結膜において高い[19]こと，IFN-γが初代培養結膜上皮細胞においてトランスグルタミナーゼ1の発現を誘導することなどから，SSに特徴的な結膜上皮障害には，涙液分泌減少以外に炎症が関与している可能性がある．SSの結膜上皮障害検出に有用とされてきたローズベンガル染色（図8-c）[20]は，ムチンの被覆を欠く眼表面上皮を検出していると考えられているが，結膜固有層の炎症→上皮の分化障害（炎症が上皮の分化を阻害することが知られている）→表層上皮の膜型ムチンの発現減少→染色陽性という関係で，SSの結膜炎症をローズベンガル染色陽

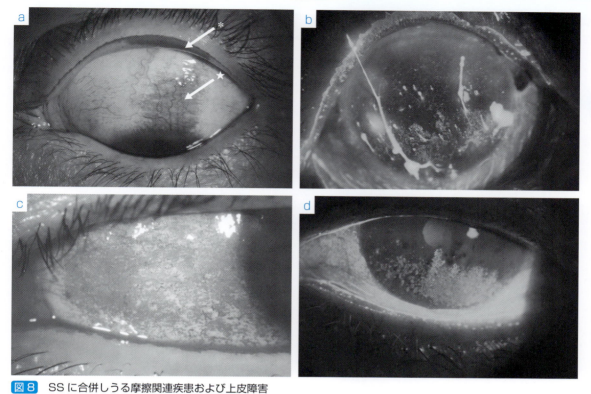

図8 SSに合併しうる摩擦関連疾患および上皮障害
a リサミングリーン染色で観察されるlid-wiper epitheliopathy（＊）および上輪部角結膜炎（★），b 糸状角膜炎，c ローズベンガル染色で観察される耳側球結膜の上皮障害，d corneal mucus plaque.

カラー口絵33参照

性所見としてとらえている可能性がある．さらに，SSでは，涙液減少による瞬目摩擦の亢進が加わって，球結膜の染色所見がSSの特徴所見となっている可能性がある．

4）涙液クリアランスの低下

先に述べたように，眼表面の涙液量が減少すると，涙液メニスカスの陰圧が強くなり，涙液の流れが遅くなる（delayed tear clearance[21]）．その結果，分泌型ムチンが眼表面に滞留しやすくなり，ムチンの蓄積に関連した角膜上皮障害が生じやすくなる．また，この涙液中のムチンの増加には，炎症性のメディエーター（好中球エラスターゼ，MMP7，MMP9，TNF-α）の滞留による膜型ムチン（MUC1,4,16）のshedding[22]も関与していると考えられる．ムチン関連角膜上皮障害の代表的なものは糸状角膜炎（図8-b）やcorneal mucus plaque（図8-d）であり，SSの重症例ではよくみられる．ここに，角膜糸状物は，涙液減少眼では，瞬目摩擦の影響で，角膜上皮が紙縒り状に連なったところに，結膜上皮，膜型および分泌型ムチン，炎症細胞が取り巻いて形成される[23]．また，角膜糸状物に連なる上皮には，角膜知覚神経が分布するため，瞬目のたびに，角膜糸状物が引っ張られ，痛みを生じやすい．一方，corneal mucus plaque（図8-d）は，障害上皮の上に蓄積したムチンが付着し干からびたものと考えられる．

5　ドライアイの診断

日本におけるドライアイの診断基準は，Sjögren症候群の診断基準におけるドライアイの診断とは独立して改定されてきている．これまでに，2度の改定（1995年，2006年[24]）を経て，2016年の診断基準[3]では，Schirmer-Iテストや上皮障害スコアの評価が必須でなくなり，眼不快感あるいは視機能異常にかかわる自覚症状とフルオレセイン

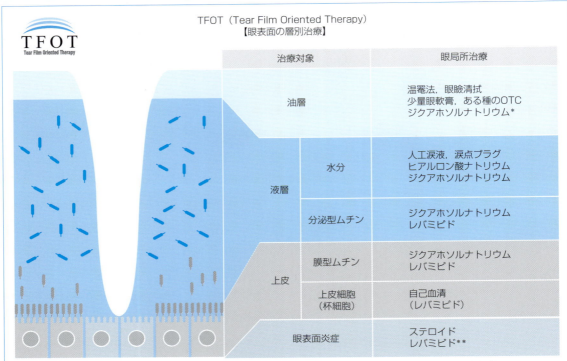

図9　TFOTの概念図
TFOTとは，涙液層の破壊の原因となっている眼表面の不足成分に対して，それを補いうる眼局所治療を選択し，涙液層の破壊を防ぐことでドライアイを治療しようとする考え方（ドライアイ研究会：http://www.dryeye.ne.jp/tfot/index.html）．
〔横井則彦：あたらしい眼科 2015；**32**：9-16.〕

染色による涙液層破壊時間（tear film break-up time：BUT）の異常（3回測定，平均値5秒以下）のみでなされるようになった．この理由は，Schirmer値が異常（5mm/5分）であるにもかかわらず，BUTが異常を示さない例が，ほとんどなかった（4.6％）からである[25]．しかし，このBUTを重視する2016年のドライアイ診断基準では，ドライアイと診断できても，涙液減少型，蒸発亢進型，水濡れ性低下型のドライアイのサブタイプ分類ができないために，涙液層の破壊を防ぐための成分補充治療〔眼表面の層別治療（tear film oriented therapy：TFOT）（図9）[9,26]〕につなげることができない（2006年の診断基準[24]であれば，Schirmer-Iテストと上皮障害スコアの異常値で涙液減少型ドライアイと診断することも可能であった）．しかし，BUT測定時にみられる涙液層の動態とその破壊像の分類（break-up pattern〈BUP〉分類）で，ドライアイのサブタイプ分類を行うという全く新しい診断方法（眼表面の層別診断〈tear film oriented diagnosis：TFOD〉）がわが国に誕生したことで，この問題も克服されてゆく可能性がある[2,9,26,27]．現在，BUPとして5つ（area, line, spot, dimple, random break）が区別され，SSは，中等症までがline break（図10-a）を示し，重症例は，area break（図10-b）を示しうる．また，BUPから，逆に目前のドライアイの病態（たとえばSSなら，涙液層の破壊の原因は，涙液減少）がわかるため，BUPから，最適な眼表面の局所治療[9,26,27]を提案することができる（たとえばline breakを示すSSならジクアホソルナトリウム点眼液，area breakを示すSSなら上・下涙点に涙点プラグを挿入し人工涙液を点

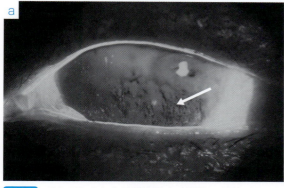 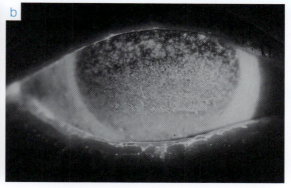

図10 SSでみられうる涙液層(の液層)の破壊パターン(ブルーフリーフィルターを併用したフルオレセイン染色による観察)
中等症までのSSでみられるline break〔a フルオレセインの上方移動中(液層の上方移動中)に角膜下方で線状のフルオレセインの破壊がみられる(➡)〕および重症のSSでみられるarea break〔b フルオレセインの上方移動がみられない〕．

カラー口絵34参照

眼).このように開瞼維持時の涙液層の容易な破壊をドライアイのコア・メカニズムとし，その原因をTFODで看破し，TFODに基づいて，涙液層の破壊を防ぐ治療をTFOTから選択するドライアイの診療コンセプトは，SSにもあてはまり，日本発，世界初のやり方として，徐々に近隣諸国からアジア全体に広がりつつある．

6 病態生理からみたSjögren症候群のドライアイ症状

ドライアイでしばしば聴取される症状として，眼が乾く，眼がかすむ，まぶしい，眼が疲れる，眼が重い，眼が痛い，眼がゴロゴロする，眼があけづらい，眼が赤い，涙がでる，眼がかゆい，眼ヤニがでる[28,29]があり，SSにおいて，これらの症状は，先に述べたSSの病態生理と関連づけて説明することができる．すなわち，"開瞼維持時の涙液層の破壊"の病態からは，「眼が乾く」症状に加えて，視機能にかかわる症状である「眼がかすむ」，「まぶしい」，「眼が疲れる」，「眼が重い」(これらの視機能にかかわる症状は，涙液層の破壊やその結果としての上皮障害による眼表面の不整および，それに対する調節の酷使(調節微動)を考えると説明できる)の症状が説明でき，"瞬目時の摩擦亢進"の病態からは，「眼がゴロゴロする」，「眼があけづらい」症状が，"眼表面炎症"の

病態からは，「眼が赤い」(これは，"涙液層の安定性の低下"や"瞬目時の摩擦亢進"の病態の結果とも考えられる)症状が，"涙液クリアランスの低下"の病態からは，「眼がかゆい」(炎症性メディエーターの蓄積から説明可能)や「眼ヤニがでる」(ムチンの蓄積から説明可能)の症状が説明できる．また，先に述べておらず，涙腺破壊を伴うSSでは関係しにくいが，"眼表面炎症"に対する"反射"の病態からは，「涙がでる」症状が説明できる．そして，SSでは，以上のすべての病態が関与しうるため，その症状は，乾燥症状だけに全くとどまらないことがわかる．これらの症状をquality of life(QOL)の観点から評価できるバリデーションされた質問票として，Ocular Surface Disease Index(OSDI)[30]や日本で開発されたDry Eye-Related Quality-of-Life Score(DEQS)[31]などがある．

7 Sjögren症候群の眼症状の背景の病態を看破するための眼表面検査

眼科診療において，涙液検査といえば，涙液の量あるいは質を調べる検査を指し，涙液の質の検査としては，その中身を調べる方法が一般的ではないため，BUT検査が最も重要である．

1) BUT検査

ドライアイの診断基準が，自覚症状とBUTだ

けになった現在，BUT 検査は，ドライアイの診断に必須である．しかし，SS の診断基準に，この項目は入っていない．BUT の測定は，フルオレセインを用いるのが一般的であるが，これは，液層の菲薄化を感度よく反映するもので，ストップウォッチや電子メトロノームを用いて，開瞼維持時の瞼裂部の角膜上の涙液層のなかに dark spot が出現（**図10-a**）し始めるまでの時間を 3 回測定して平均し，その値を BUT とする．

2）涙液量の検査

涙液量の検査は，一般に，その多くが貯留するとされる涙液メニスカスの検査で代用され，高さと曲率半径（R）（**図2**）がドライアイのスクリーニングに有用とされる．角膜上の液層の厚み（T）は，理論上，R と一次相関し，R が大きいと T はそれに比例して厚くなる．また，R は，眼表面全体の涙液貯留量（V）とも一次相関し，涙液量の評価として，T，R，V の各パラメータには，同等の価値がある．ドライアイの診断は，BUT 検査のみになったが，Schirmer-I テストは，SS の診断において今なお，その有用性を失ってはいない．ただし，Schirmer-I テストには，神経系からなる reflex loop と涙腺機能の両方が反映されるため，涙腺機能を直接反映しているわけではないことに注意が必要である．しかし，眼表面に涙液層の安定性の低下や摩擦亢進の悪循環が生じ始めたときに，それを正常化させうる予備能力をその眼が十分にもつか否かを把握する検査としての意義は大きい．Schirmer テストには，Schirmer-I テスト変法（点眼麻酔下，閉瞼で 5 分間試験紙を入れて測定），Schirmer-II テスト（涙腺機能をより反映する鼻刺激 Schirmer テスト[32]）もあるが，施行しやすく，涙腺機能を反映しうる観点からは，Schirmer-I テストが一般的ではある．低侵襲的に涙液貯留量を評価する方法も発達してきており，メニスコメトリー法[33]，前眼部光干渉断層計を用いた涙液メニスカス評価法[34]，strip meniscometry 法[34]などの有用性が示されている．

3）眼表面上皮の検査

角結膜を評価するための色素として，フルオレセイン，ローズベンガル，リサミングリーンの 3 種類が代表的である．

フルオレセインは，そのナトリウム塩（分子量376.3）が用いられる．フルオレセインの最大吸収波長は 494nm（青色光），最大放出蛍光波長は 521nm（緑色）であるが，十分な蛍光強度を得るための至適濃度（0.1％程度）が存在し，濃度が高いと蛍光強度が逆に弱くなり（クエンチング〈quenching〉という特性），観察対象のコントラストが低下する．フルオレセインによる角膜上皮障害の障害程度の評価には，NEI 分類[35]，van Bijsterveld 分類[36]，Oxford Scheme[37]が一般に用いられている．

SS における結膜の陽性染色所見の重要性は先に述べたが，高いコントラストで結膜上皮障害を観察するためには，投光系に通常のコバルトフィルターを入れるだけ（**図11-a**）でなく，受光系に最大放出蛍光波長の緑色を選択的に透過させるフィルター（ブルーフリーフィルター：530nm 付近）（**図11-b**）や眼表面で反射する光をカットするフィルター（イエローフィルター：580nm 付近）を用いることもできる．

ローズベンガル（フルオレセインの誘導体，食品添加物〈食紅〉の 1 つ，分子量 1017.6）は，1％の自家調整溶液や専用試験紙（日本では市販されていない）が用いられる（**図8-c**）が，染色後は，すぐに洗い流さないと結膜や眼瞼の染色がとれにくいという難点がある．ローズベンガルは光照射により一重項酸素を発生し光毒性を持ち，刺激性が強いため，染色前に点眼麻酔を必要とし，この刺激性や染色範囲が濃度依存性に広がってしまうため，最近は，同様の染色特性を示すリサミングリーン染色にとってかわられ，使用されなくなってきている．近年，表層上皮の微絨毛に発現する膜型ムチンである MUC16 とガレクチン 3 のクロスリンクがバリア機能を有し，ローズベンガルの透過を制限していることが明らかにされ[38]，MUC16―ガレクチン 3 バリアの機能障害を検出する色素としてローズベンガルが注目されている．

リサミングリーン B（アシッドグリーン 50，分子量 576.6）は，1％のリサミングリーン自家調整溶液，あるいは，専用の試験紙が臨床に用いられる（**図8-a**，**図11-c**）．この色素も，染色後は，すぐさま洗い流さないと眼瞼皮膚や結膜染色がとれにくいという難点がある．臨床的には，リサミングリーンの染色性はローズベンガルと同様と考

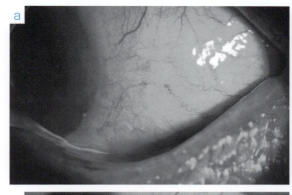
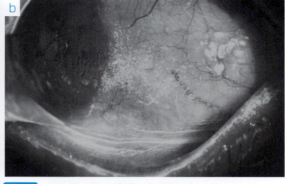

図11 同一のSSの結膜上皮障害に対するフルオレセイン染色による観察像（aおよびb）とリサミングリーン染色による観察像（c）

同一のSSの結膜上皮障害に対して，コバルトフリーフィルターを用いた通常の観察だけでは上皮障害は観察し難い（a）が，ブルーフリーフィルターを観察系に用いると明瞭に観察できる（b）．また，リサミングリーン染色でも同様の上皮障害領域が明瞭に観察される（c）．

カラー口絵35参照

えられるが，ローズベンガルのような眼表面に対する刺激性がなく，充血などの赤い病変の影響を受けにくいため，近年，ローズベンガルに代わって好んで用いられるようになってきている．ローズベンガルやリサミングリーンは，SSの結膜上皮障害の検出にすぐれ，その重症度評価には，van Bijsterveld分類[36]がよく用いられる．また，これらの色素は，SSに伴いうる摩擦関連疾患の描出にも優れる（図8）．しかし，国内で入手できる試験紙がないために，国外から輸入したり，自己調整しなければならないという煩雑さがあり，このことが診療におけるハードルとなっている．近年は，フィルターを併用したフルオレセイン染色で，角膜，結膜のすべての障害評価が可能となっているため，このほうがより一般的である．

8 Sjögren症候群の診断

SSの診断は，1999年の日本の改訂診断基準やその他の基準に従って，涙液検査，眼表面上皮検査，血液検査を行いながら進めてゆくが，眼表面におけるSSの病態や臓器特異的自己免疫疾患としてのSSの特徴を考えれば，各検査の意義が理解しやすい．

SSにおいては，まず，reflex loop-涙腺システムの障害があることを診断することが重要であり，その意味でSchirmer-Iテストは必須である．また，先に述べたように，SSに特徴的な結膜上皮障害の観察も重要であり，フィルターを用いたフルオレセイン染色下での観察が最も利用しやすい．そして，Schirmer-Iテストと眼表面の染色結果やBUP分類に基づいて，SSに特徴的な涙液減少型ドライアイの診断が可能となる．眼科においては，次に，ドライマウスの有無を聴取し，それが聴取されれば，自己抗体（抗SS-A/Ro，抗SS-B/La抗体，リウマチ因子，抗核抗体）の有無を調べ，それらが1つでも陽性であれば，口唇小唾液腺の生検（lip biopsy）を耳鼻科や口腔外科に依頼し，病院の病理部門で病理組織学的な確定診断を得る．そして，最後に，膠原病や他の臓器特異的自己免疫疾患の有無の検索を内科に依頼し，一次性SSと二次性SSを区別する．SSは，ドラ

イアイ症状で眼科を最初に受診することも多いため，眼所見から涙液減少を看破し，SS の確定に進むことが多い．

これまで，いくつかの診断基準が作成されているが，国際的な統一診断基準はない．米国や欧州では米国・ヨーロッパ分類基準が，日本では厚生省研究班による SS 改訂診断基準（1999 年）が用いられるが，それぞれの診断基準に問題点もある．たとえば，SS の診断基準がドライアイの診断基準と矛盾しないか否か，染色検査でどの程度の染色所見を陽性ととるかなどに検討の余地がある．

（横井則彦）

文献

1) Wolffsohn JS, *et al*：*Ocul Surf* 2017；**15**：539-574.
2) Yokoi N, *et al*：*Am J Ophthalmol* 2017；**180**：72-85.
3) 島崎　潤・他：あたらしい眼科 2017；**34**：309-313.
4) 横井則彦：*Medical Science Digest* 2014；**40**：112-115.
5) Mishima S, *et al*：*Exp Eye Res* 1961；**1**：39-45.
6) Georgiev GA, *et al*：*Soft Matter* 2014；**10**：5579-5588.
7) Yokoi N, *et al*：*Ocul Surf* 2014；**12**：252-266.
8) Stern ME, *et al*：*Exp Eye Res* 2004；**78**：409-416.
9) 横井則彦：医学のあゆみ 2017；**262**：839-844.
10) Cher I：*Clin Exp Ophthalmol* 2003；**31**：183-190.
11) Korb DR, *et al*：*CLAO J* 2002；**28**：211-216.
12) Knop N, *et al*：*Cornea* 2012；**31**：668-679.
13) 横井則彦・他：OCULISTA 2015；**31**：7-14.
14) Caffery B, *et al*：*Invest Ophthalmol Vis Sci* 2010；**51**：2381-2387.
15) 広谷有美・他：日本眼科学会雑誌 2003；**107**：719-723.
16) Hikichi T, *et al*：*Arch Ophthalmol* 1993；**111**：21－22.
17) Pflugfelder SC, *et al*：*Cornea* 2000；**19**：644-649.
18) Kawasaki S, *et al*：*Exp Eye Res* 2003；**77**：17-26.
19) Hirai N, *et al*：*Exp Eye Res* 2005；**82**：371-378.
20) Feenstra RPG, *et al*：*Arch Ophthalmol* 1992；**110**：984-993.
21) Pflugfelder SC, *et al*：*Adv Exp Med Biol* 2002；**506**：739-743.
22) Blalock TD, *et al*：*Invest Ophthalmol Vis Sci* 2008；**49**：1864-1871.
23) Tanioka H, *et al*：*Invest Ophthalmol Vis Sci* 2009；**50**：3696-3702.
24) 島崎　潤・他：あたらしい眼科 2007；**24**：181-184.
25) Tsubota K, *et al*：*Ocul Surf* 2017；**15**：65-76.
26) 横井則彦：あたらしい眼科 2015；**32**：9－16.
27) 横井則彦：あたらしい眼科 2017；**34**：315-322.
28) Toda I, *et al*：*Acta Ophthalmol（Copenh）* 1993；**71**：347-352.
29) Yokoi N, *et al*：*Eye（Lond）* 2015；**29**：1204-1212.
30) Schiffman RM, *et al*：*Arch Ophthalmol* 2000；**118**：615-621.
31) Sakane Y, *et al*：*JAMA Ophthalmol* 2013；**131**：1331-1338.
32) Tsubota K：*Am J Ophthalmol* 1991；**111**：106-108.
33) Yokoi N, *et al*：*Exp Eye Res* 2004；**78**：399-407.
34) Ibrahim OM, *et al*：*Ophthalmology* 2010；**117**：1923-1929.
35) Lemp MA：*CLAO J* 1995；**21**：221-232.
36) van Bijsterveld OP：*Arch Ophthalmol* 1969；**82**：10-14.
37) Bron AJ, *et al*：*Cornea* 2003；**22**：640-650.
38) Argüeso P, *et al*：*J Biol Chem* 2009；**284**：23037-23045.

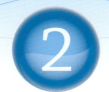

2 腺外症状
1）血液リンパ増殖性病変

> **Essential Points!**
> - Sjögren 症候群（SS）は，眼乾燥と口腔乾燥を主とする臓器特異的自己免疫疾患であるが，全身諸臓器に様々な症状を呈する全身性自己免疫疾患でもあり，血液異常は様々なものが併発する．
> - 血球異常（貧血，白血球減少，血小板減少），白血病・骨髄異形成症候群も伴うことがある．
> - SS ではリンパ球の活性化状態が持続することにより，高率に悪性リンパ腫が発生する．
> - 従来 MALT リンパ腫の合併がよく知られていたが，他の種類のリンパ腫も発生リスクが高い．

SS は涙腺と唾液腺にリンパ球浸潤による組織破壊が起こり，主として眼乾燥と口腔乾燥を呈する臓器特異的自己免疫疾患であるが，全身諸臓器に様々な症状を呈する全身性自己免疫疾患でもある．血液異常は様々なものが併発する．

以下，血球異常，白血病・骨髄異形成症候群，血清蛋白異常，リンパ増殖性病変などについて概説する．

1 貧血

貧血を Hb 11.0 g/dL 以下とすると，金沢医科大学病院の SS 患者の約 20% に相当した．ただし実際には，臨床的に意義のある加療が必要な貧血はそう高頻度ではない．貧血をみたら，平均赤血球容積（mean corpuscular volume：MCV），平均赤血球血色素濃度（mean corpuscular hemoglobin concentration：MCHC）より，小球性貧血，正球性貧血，大球性貧血に分け，そこから原因を検索していく．網状赤血球数を算定し，貧血の原因が骨髄レベルにあるか，末梢レベルにあるか判断する．貯蔵鉄の増減をフェリチン値で算定し，溶血の有無をハプトグロビン値で判断する．

貧血の原因として比較的多いのが，慢性炎症に伴う，いわゆる症候性貧血である．口腔や眼乾燥だけの比較的軽症の SS ではまれだが，全身症状を伴い多クローン性高γ-グロブリン血症を呈するようになると，種々の程度の貧血を呈する．この場合は，正球性～時に小球性で，血清鉄は低値でも，不飽和鉄結合能（unsaturated iron binding capacity：UIBC）や総鉄結合能（total iron binding capacity：TIBC）も低値で（鉄欠乏性貧血ではこれらは増加），フェリチン値も正常～高値（鉄欠乏性貧血では著明低値）を示すため，鉄欠乏とは鑑別できる．この場合の治療はあくまで，原疾患の治療により慢性炎症を解決することである．貧血に対して血清鉄が低いだけで，鉄剤を投与すべきではない．ただし，慢性炎症に伴う症候性貧血のみで，Hb 7.0 g/dL 以下の重症貧血は通常は呈さないため，重症貧血ではその他の原因も検索する必要がある．

原発性 SS では，全身性エリテマトーデス（systemic lupus erythematosus：SLE）にみられる自己免疫性溶血性貧血（autoimmune hemolytic anemia：AIHA）（温式）はほとんど認められない．しかし SLE に併発した続発性 SS では認めることがあり，その場合は SLE の活動性を指標に治療する．

再生不良性貧血（aplastic anemia：AA）の合併もまれではあるが報告はある．AA は汎血球減少をきたす骨髄不全の総称であるが，AA の多くは自己骨髄細胞を標的とした自己免疫疾患であることが明確となり，発作性夜間血色素尿症（paroxysmal nocturnal hemoglobinuria：PNH）型血球陽性例（高感度フローサイトメトリー法で CD55, CD59 陰性赤血球を 0.01% 以上有するもの）は自己免疫機序が推定され，シクロスポリンと抗胸腺免疫グロブリン（antithymocyte globulin：ATG）療法が有効である．

PNH も報告されている．PNH は glycosilated phosphatidyl inositol（GPI）アンカー膜蛋白のクローナルな異常であり，溶血性貧血としての側面のほか，時に PNH-AA 症候群として骨髄不全／汎血球減少を呈することもある．PNH の一部は

2 腺外症状 1）血液リンパ増殖性病変　117

AA 同様の自己免疫機序も推定されたため，免疫抑制療法も行われているが，奏効率は芳しくない．補体 C5 蛋白に対するヒト化モノクローナル抗体（エクリズマブ）が溶血発作抑制に有効である．

悪性貧血（pernicious anemia：PA，ビタミン B_{12} 欠乏性貧血）もまれに報告例がある．抗内因子抗体が原因となって慢性萎縮性胃炎を伴い，ビタミン B_{12} の吸収障害が起こる自己免疫疾患である．ビタミン B_{12} の欠乏により核酸合成障害が起こり無効造血を呈し，大球性貧血，汎血球減少，lactate dehydrogenase（LDH）著増，神経症状（亜急性連合性脊髄変性症），Hunter 舌炎を呈する．ビタミン B_{12} 投与は筋注が必要と考えられていたが，近年は十分量のビタミン B_{12} 製剤経口内服を行うと一部は吸収され有効であることが判明し，必ずしも筋注投与を必要としない．

2 白血球減少

SS は SLE とともに白血球減少を呈しやすい自己免疫疾患の代表である．当科の SS 症例では 28% に 4,000/μL 未満の白血球数減少が認められた．リンパ球減少が好中球減少に比して多く，抗リンパ球抗体や抗好中球抗体の存在が原因として考えられるが，これらの検査は一般的ではない．Felty 症候群（関節リウマチ＋脾腫＋白血球減少）で報告されている抗 eEF1A-1 抗体[1]の関与も想定される．ただし，白血球数が 2,000～3,000/μL 台に減っても，臨床的に易感染性を呈し問題になることはまれである．明らかな易感染性を示す場合にのみ治療介入が必要だが，SS に伴う白血球減少のみで治療が必要となることはほとんどない．

3 血小板減少

血小板数が 10 万以下の血小板減少症は当科の症例の 23% に認められたが，治療が必要となる血小板数が 5 万以下の症例はまれである．

血小板減少が起こる機序としては，免疫性血小板減少症（immune-thrombocytopenia≒特発性血小板減少性紫斑病〈idiopathic thrombocytopenic purpura：ITP〉）と同様の血小板に対する自己抗体産生（二次性 ITP），SLE に合併した続発性 SS

では抗リン脂質抗体症候群，様々な原因による骨髄抑制などの可能性がある．近年，*Helicobacter pylori*（*H. pylori*）陽性の ITP 症例では，除菌治療による ITP の改善が判明しているので，まずは *H. pylori* の除菌を試みる．しかし自己免疫疾患に伴う二次性 ITP では，除菌治療の奏効例はまれである．除菌治療が無効な例では，副腎皮質ステロイド，免疫抑制薬（アザチオプリン，シクロホスファミド，シクロスポリンなど），トロンボポエチン受容体作動薬（エルトロンボパグ，ロミプロスチム），摘脾術などを考慮していく．さらに難治例では，リツキシマブも保険適用となり使用可能である．

4 骨髄増殖性疾患

急性骨髄性白血病や骨髄異形成症候群などの骨髄増殖性疾患の合併も散発的に報告はある．当科でも，急性骨髄性白血病 M2 および M4 の併発例を各々1 例ずつ認めている．しかし，これらは頻度としてはまれであり，偶然の合併の可能性が高い．免疫抑制療法などが行われていた例では，治療に伴う二次性白血病／造血障害の可能性も考慮する必要がある．SS 症例の経過中に異常な血球減少もしくは血球増加を認めた場合は，急性骨髄性白血病や骨髄異形成症候群の併発も念頭におき，末梢血および骨髄の検索が必要である．

5 リンパ増殖性疾患

1）血清蛋白異常：多クローン性高 γ - グロブリン血症から単クローン性へ

活動性の高い SS では，しばしば多クローン性高 γ - グロブリン血症を認める．原発性 SS の 57～79%，続発性 SS の 69～84% と高頻度である．多クローン性高 γ - グロブリン血症の存在は，血清総蛋白の増加，総蛋白―血清アルブミンの増加，赤沈の著明亢進などよりスクリーニングされ，疑わしければ血清蛋白分画，免疫グロブリン定量，血清免疫固定法（または免疫電気泳動）などの精査を行う．SS に多クローン性高 γ - グロブリン血症を伴う症例は，両下肢に高 γ - グロブリン血症性紫斑とよばれる皮疹を認めることがある

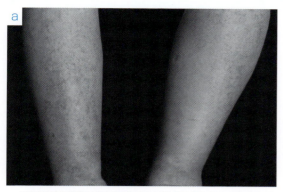
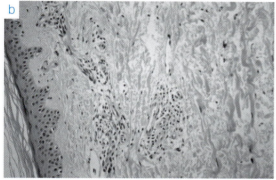

図1 血清IgG 3,800 mg/dLのSS症例に認めた高γ-グロブリン血症性紫斑

両下肢に紫斑を認め，新旧入り混じり一部は色素沈着も残っている（a）．皮膚生検では，皮下組織内に血管炎を認める（b）．

カラー口絵36参照▶

（図1）．これは血小板数や機能および凝固能には関係なく出現する紫斑であり，生命に影響はないが，著明な場合は下肢のだるさや浮腫を訴え，繰り返す場合は色素沈着を残し美容上の問題となることがある．組織学的には皮下組織の血管炎であり，その出現は疾患の活動性やγ-グロブリン量に依存するが，過労を避け，下肢の挙上などにより軽快が得られる．多クローン性高γ-グロブリン血症をみた際に鑑別すべき病態として，IgG4関連疾患（IgG4-related disease：IgG4-RD）がある．IgG4-RDは障害臓器がSSと類似しているが，典型的SSと異なる点は，抗核抗体，リウマトイド因子（rheumatoid factor：RF）の陽性率が低く（1/4程度），抗SS-A/Ro抗体や抗SS-B/La抗体が検出されることはまれである．免疫グロブリンのクラス/サブクラス解析では，IgG4-RDは総IgG，IgG2，IgG4，IgEが典型的SSに比べ有意

に高く，一方，典型的SSではIgA，IgM，IgG1，IgG3が高値となり，異なった疾患プロファイルを呈する．IgG4-RDはステロイド治療が著効するという特徴があり，この点からも典型的SSとは区別すべきである．また，多クローン性高γ-グロブリン血症を呈する他の疾患（多中心性Castleman病，他の膠原病・血管炎，慢性感染症など）とも区別が必要である．

SSでは多クローン性高γ-グロブリン血症のみならず，時に単クローン性高γ-グロブリン血症（M蛋白血症）も発症しうる[2]．多量にM蛋白が存在する場合は，血清蛋白分画にてM peakが確認される．一方，血清の免疫固定法を行うとさらに微量のM蛋白血症も検出しうる．IgM型M蛋白血症（マクログロブリン血症）の報告が多いが，IgG型やIgA型のM蛋白血症も認める．わが国ではIgA型M蛋白血症が多く，M蛋白にRF活性を有するものが多い[3]．骨髄腫に進展する例はまれで，大部分が意味不明のM蛋白血症（monoclonal gammopathy of undetermined significance：MGUS）に留まる．金沢医科大学病院のSS患者の4%にM蛋白血症を認め，さらに免疫固定法を用いるとより高頻度に検出しえた．微量のM蛋白のすべてに病的意義があるわけではなく大部分は変化なく経過するが，血清中に単クローン〜オリゴクローン蛋白が存在することはB細胞が活性化していることの1つの証拠であり，後述の悪性リンパ腫を含めたリンパ増殖性疾患が発生しやすい要因である．

2）リンパ上皮性病変から悪性リンパ腫へ

SSの大唾液腺には，腫脹唾液腺の30%にリンパ上皮性病変（lymphoepithelial lesion：LEL）あるいはmyoepithelial sialadenitis（MESA）とよばれる病変が認められる（図2）．組織学的に導管周囲へのリンパ球浸潤，それによる腺細胞の破壊および消失，導管上皮の増生と仮生，上皮間へのBリンパ球浸潤，反応性二次リンパ濾胞形成があり，増殖域に浸潤するリンパ球は中型で明るい多形性の核を有するcentrocyte-like cellあるいはmonocytoid B-cellと呼ばれる．SSの病変初期では浸潤しているリンパ球はT細胞が中心であるが，病変が進展するにつれB細胞の割合が増えていき，Bは多クローン性からやがてオリゴク

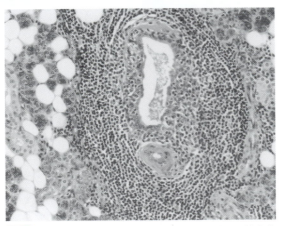

図2 SS患者の顎下腺組織におけるリンパ上皮性病変（LEL）（HE染色 ×200）

導管周囲に著明なリンパ球浸潤がありLELを形成する．導管細胞中へのリンパ球浸潤とともに，導管細胞の増生も観察される．

カラー口絵37参照

ローン性，そして単クローン化し悪性リンパ腫が発症する[3]（図3）．LELは大唾液腺によく認められ，口唇小唾液腺ではまれである．耳下腺や顎下腺の生検には顔面神経麻痺などの合併症が一定頻度で発生しうるため，悪性腫瘍を強く疑う場合以外は行い難い．SSの検索としては口唇小唾液腺生検を行うが，大唾液腺と口唇小唾液腺では組織像が異なることを知っておくべきである．

LELではそこに浸潤するリンパ球が多クローン性（いわゆる偽リンパ腫）からオリゴクローンへ，さらには単クローン性を獲得して，悪性リンパ腫が発生する母地となる．SchmidらはLELの免疫染色により，病勢によって単クローン性を獲得していく過程を報告した[4]．単クローン性を有するLELがすべて悪性であるか否かは議論が分かれている．Isaacsonらは，低悪性度悪性リンパ腫（indolent lymphoma）の初期像であるとしている[5]．一方De Vitaらは，"monoclonal lymphoproliferative disorders of undetermined significance"という概念を提唱し，必ずしも悪性化しないことを主張している[6]．いずれにせよ単クローン性が確認されたLELにおいては，悪性化のリスクを念頭におき，慎重な経過観察が必要である．

唾液腺の悪性リンパ腫のうち約20％がSSの

LELに伴って発生する．SSにおける悪性リンパ腫の発生は1951年のRothmanらの報告以後，1964年にTalalらが58例のSS患者中に3例の悪性リンパ腫と1例のマクログロブリン血症を報告し，SSにおけるリンパ増殖性疾患の重要性を指摘した．KassanらがSSにおけるリンパ腫発生のリスクは43.8倍であることを報告した．ZintzarasらによるメタアナリシスによるとSSは標準化発生率が18.8倍と高リスクであり，SLEの7.4倍，関節リウマチの3.9倍に比べ明らかに高率であった[7]．また，Smedbyら（InterLymph Consortium）の解析では，SSは6.56倍の非Hodgkinリンパ腫の発生リスクがあり，原発性SSで4.75倍，続発性SSで9.57倍であった[8]．女性のSSは6倍のリスクで，10年以上の罹病期間で5倍のリスクであった．発生部位別では，耳下腺では258倍の非Hodgkinリンパ腫の発生リスクがあり，さらに節外性辺縁帯由来B細胞性リンパ腫（MALTリンパ腫）のリスクは996倍と突出していた．

わが国ではSSに合併する悪性リンパ腫の頻度はそれほど高くないとされてきた．しかし金沢医科大学病院では，1980年〜2009年の間に，SS患者中に37例の悪性リンパ腫を経験した[9]．内訳は，男性7例と女性30例．組織型は，MALTリンパ腫11例，びまん性大細胞B細胞型リンパ腫15例，濾胞性リンパ腫3例，マントル細胞リンパ腫3例，血管免疫芽球性T細胞性リンパ腫4例，末梢性T細胞性リンパ腫非特定1例，Hodgkinリンパ腫（混合細胞型）1例であった．国外の報告同様に耳下腺などのMALTリンパ腫が多いが，一方様々な病型も混在していた．SSから悪性リンパ腫が多く発生する機序を解析するために，免疫グロブリン重鎖CDR3領域のクロナリティを検索した[10]．経時的に観察しえた3例では病初期は多クローン〜オリゴクローンで，病勢の進行とともにそのなかの1つのクローンが単クローン性を獲得し腫瘍化したことを証明した．一方，SSとリンパ腫が同時に発見された症例でリンパ節病変を有する症例では，口唇小唾液腺とリンパ節のクローンは異なっており，SSにおける全身的なリンパ球活性化状態が，唾液腺や涙腺以外からのリンパ腫の発生に寄与したと推察された．

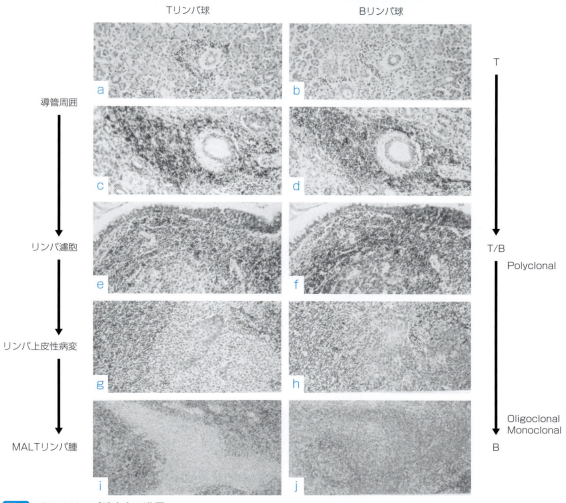

図3 SSのリンパ球病変の進展
病初期はT細胞主体にリンパ球浸潤が認められるが，浸潤リンパ球が増えるにつれB細胞の比率が増加しリンパ濾胞やLELを形成する．多クローン性のBリンパ球浸潤が，経過中に一部がオリゴクローン性～単クローン性変化を獲得し，MALTリンパ腫へと進展する．

カラー口絵38参照

　SSからリンパ腫の発生における予測因子として，疾患活動性，唾液腺腫大，リンパ節腫大，触知できる紫斑，抗SS-A抗体／抗SS-B抗体，リウマトイド因子，リンパ球減少，低補体血症，クリオグロブリン血症，口唇小唾液腺生検におけるfocus score 3以上などが知られていた[11]．さらに，口唇小唾液腺生検で胚中心様の構造を認めることがリンパ腫発症の予測因子と報告されたが[12]，それについては否定的な見解もある[13]．また最近，*MTHFR* 遺伝子のvariantが，不完全なDNAメチル化と遺伝子不安定性を介して，SSにおけるMALT以外のリンパ腫発生に関与すると報告された[14]．

　当科で比較的多くリンパ腫合併SS症例を見つけているのは，当科が血液と免疫・膠原病の両科を同時に担当しているためと思われる．日本では臓器別の診療が進んだ結果，SSで比較的安定している時期の症例はリウマチ科／膠原病科へ，すでにリンパ腫へ進展した例は血液内科へ紹介される．血液内科へ最初から紹介された場合は，乾燥症状を強く訴えない限り，SSの所見は見落とされ，SSに関する検索はほとんど行われていない．

リンパ腫の治療は急を要する場合も多く，SS の検索まで手が回らないということもあるが，病態を正確に把握するためには，その基盤に SS があったか否かは重要であり，診療科の垣根を越えた連携が重要である．わが国における悪性リンパ腫を合併した SS 症例については散発的な症例報告にとどまっており，まとまったデータは少ない．多施設共同研究による，後方視的な解析からでも

わが国における発生頻度をまとめる必要がある．また発生頻度のみならず，リンパ腫の治療（副腎皮質ステロイド，化学療法，リツキシマブなどの投与）によって SS の乾燥症状および所見がどう変化するかを調べることにより，SS 自体に対する症例的な根本治療の開発に繋がるであろう．

（正木康史）

文 献

1) Ditzel JH, *et al*：*Proc Natal Acad Sci USA* 2000；**97**：9234-9239.
2) Sugai S, *et al*：*Jpn J Med* 1988；**27**：2-9.
3) Masaki Y, Sugai S：*Autoimmun Rev* 2004；**3**：175-182.
4) Schmid U, *et al*：*Virchow's Arch* 1982；**395**：11-43.
5) Isaacson P, Wright DH：*Cancer* 1984；**53**：2515-2524.
6) De Vita S, *et al*：*Arthritis Rheum* 1997；**40**：318-331.
7) Zintzaras E, *et al*：*Arch Intern Med* 2005；**165**：2337-2344.
8) Ekström Smedby K, *et al*：*Blood* 2008；**111**：4029-4038.
9) Sawaki T, *et al*：10th International Symposium on Sjogren's Syndrome. Brest,France（**Suppl.1**）pp123. Oct 1-3, 2009.
10) Dong L, *et al*：*Clin Exp Immunol* 2007；**150**：279-284.
11) Nishishinya MB, *et al*：*Rheumatol Int* 2015；**35**：17-26.
12) Theander E, *et al*：*Ann Rheum Dis* 2011；**70**：1363-1368.
13) Haacke EA, *et al*：*Ann Rheum Dis* 2017；**76**：1781-1784.
14) Fragkioudaki S, *et al*：*Sci Rep* 2017；**7**：7354.

腺外症状
2）腎病変

Essential Points !

▶ Sjögren 症候群（SS）の腎病変は 0.3 ～ 33.5% と頻度にばらつきがあるが，50 歳以上，SS 診断から 2 ～ 7 年後に合併しやすい特徴がある．

▶ 尿細管間質性腎炎・尿細管性アシドーシスが最も多く，次いで糸球体病変を呈する．前者は無症候性のことも多いが，慢性化すると慢性腎臓病へ至ったり，電解質異常や腎性疝痛・腎石灰化・骨軟化症を呈する．一方，糸球体病変はまれであるがクリオグロブリン血症に関連し，生命予後を悪化させる．

▶ 定期的なスクリーニングが肝要であり，腎病変が疑われる場合は腎臓専門医と連携して診断・治療・フォローアップに臨むべきである．

腎病変は SS の腺外病変の 1 つであり，SS の疾患活動性スコア（EULAR Sjögren's Syndrome Disease Activity Index：ESSDAI）において高い点数配分がされている[1]．腎病変の多くは治療の反応性がよいため腎予後は良好であるが，病型によっては慢性腎臓病（chronic kidney disease：CKD）へ移行したり，生命予後を悪化させうる．このため，SS 患者では腎病変の合併に関して定期的にスクリーニングを行い（**図1**），早期発見と早期治療に努める必要がある．本項では SS の腎病変に関して疫学と各病型について概説する．

1 Sjögren 症候群の腎病変の疫学

SS による腎病変は多様であるが，代表的なものは尿細管間質性腎炎（tubulointerstitial nephritis：TIN）である．臨床的に無症候性に腎機能障害を呈するものから，尿細管障害に伴って遠位尿細管性アシドーシス（distal renal tubular acidosis：dRTA）を惹起することで酸塩基平衡や電解質異常，腎石灰化・尿路結石，骨軟化症といった臨床症状が出現するものまである．非常にまれであるが腎性尿崩症や近位尿細管障害による Fanconi 症候群をきたすこともある．次に多いのは糸球体病変で，膜性増殖性糸球体腎炎（membranoproliferative glomerulonephritis：MPGN）の型をとることが多い．詳細は次に述べるが，各病型の疫学に関しては EULAR-SS Task Force recommendation が最新かつ網羅的であ

り[2]，2017 年版のシェーグレン症候群診療ガイドラインの腎病変に関する systematic review において唯一採用されているため[3]，参照を勧める．

SS の腎病変の頻度は 0.3～33.5% と幅が大きく[4]，大規模後方視レジストリでは 1% 以下[5,6]，ヨーロッパでは 5～14%[7,8]，中国では 33.5%[9] とばらついている．この理由として，SS の診断基準の違いや人種差による可能性のほかに，無症候性の RTA や TIN をどれだけ負荷試験や腎生検で拾い上げているかによる違いがあると推察される[4,10]．また，中国のコホートでは SS 診断 3 年以内に他の膠原病，特に全身性エリテマトーデスへ進展した症例を含んでいるため[9]，二次性 SS の影響があると思われる．EULAR-SS Task Force では RTA と糸球体病変，合わせて 13% であった[2]．

腎病変の合併は通常，50 歳以上，および SS 診断から 2～7 年後にみられる[4]．SS 診断からの期間は病型によって異なる可能性があり，TIN では 2 年以内，糸球体病変では 8 年というデータがあるが[8]，病型によらず 2～3 年というデータもあり[9]，確定的ではない．日本人のデータは少ないが，日本腎臓学会の腎生検レジストリー（J-RBR）に登録された SS の腎病変 35 例の解析では，平均 53 歳，SS 診断から平均 2 年で腎病変が出現しており[11]，おおむね国外のデータと合致している．

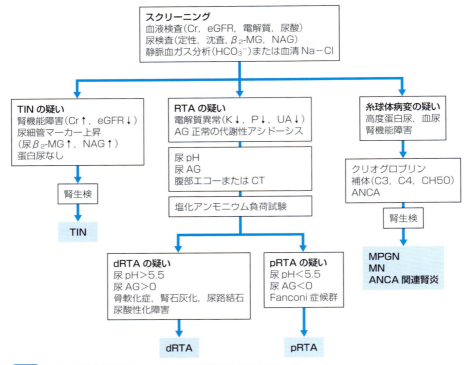

図1 SSの腎病変スクリーニングと診断のためのフローチャート
代表的な病型のスクリーニングおよび診断のための流れを示す．
AG：アニオンギャップ，dRTA：遠位尿細管性アシドーシス，MN：膜性腎症，MPGN：膜性増殖性糸球体腎炎，TIN：尿細管間質性腎炎，pRTA：近位尿細管性アシドーシス．

2 尿細管間質病変

1）尿細管間質性腎炎（TIN）

SSの腎病変の約2/3がTINを呈する[4,5,10,12]．TIN自体は生命予後を悪化させないが[8]，約65％が慢性TINへ移行し，CKDへ進展する[5,12]．臨床的所見としては血清クレアチニン（Cr）上昇，推定糸球体濾過量（eGFR）低下といった腎機能障害や，尿細管機能障害によって電解質異常，代謝性アシドーシスを呈する．蛋白尿は陰性または少量のみで，尿定性では異常のないことが多いが，尿生化学では尿中β_2ミクログロブリン（β_2-MG）および尿中β-D-Nアセチルグルコサミニダーゼ（NAG）の上昇がスクリーニングに有用である．β_2-MGは通常は近位尿細管でほぼすべて再吸収されるが，TINにより近位尿細管の機能異常が起こると尿中β_2-MGが上昇する．一方，NAGは近位尿細管に多く含まれるため，近位尿細管傷害時に尿中NAGが上昇するが，SSによる慢性TINではゆっくり障害されるためか上昇しないこともある．確定診断および鑑別疾患の除外のためには腎生検が有用である．GaシンチグラフィはSSのTINにおける信頼性は検討されておらず，急性TIN 23例（うちSS 1例）の解析において，腎に中等度集積がみられた場合の感度61％，特異度75％と信頼性は高いものではなかった[13]．このことからスクリーニングで積極的にTINが疑われる場合は早期に腎生検すべきであり，Gaシンチグラフィは腎生検が困難な場合にのみ参考所見として考慮されるかもしれない．

腎組織所見では，リンパ球を主体とした炎症細胞が尿細管・間質に浸潤する（**図2**）．炎症は斑状またはびまん性に分布することが特徴である[10]．また炎症細胞はCD4$^+$T細胞，B細胞，形質細胞が主体であるが[10]，単球も浸潤しうる．またカルシウム結晶の析出やリンパ濾胞の形成もま

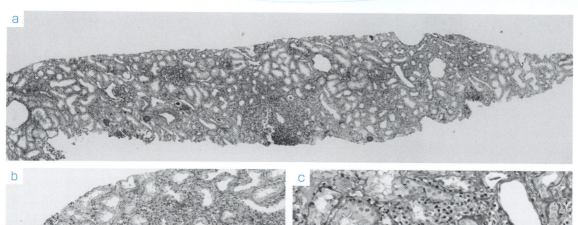
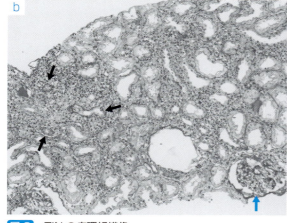
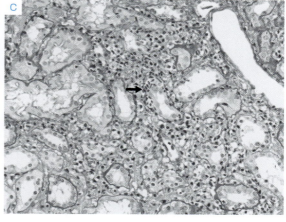

図2 TIN の病理組織像
a 炎症細胞浸潤は斑状またはびまん性の分布である（PAS 染色，20 倍）．b 尿細管間質にリンパ球を主体とした炎症細胞浸潤がみられる．病変内の尿細管は萎縮している（➡）．糸球体は軽度の虚血性変化のみである（➡）（PAS 染色，100 倍）．c 尿細管上皮細胞内にリンパ球が浸潤しており，尿細管炎の像である（➡）（PAS 染色，200 倍）．

カラー口絵 39 参照

れにみられる．一方で好中球や好酸球はほぼみられない．肉芽腫形成もまれであるが，サルコイドーシスの合併のため肉芽腫を呈した報告がある[14]．炎症細胞の浸潤は副腎皮質ステロイド治療によって可逆的であるが，慢性化すると種々の程度の尿細管萎縮や間質線維化を呈し，CKD へ進展する．蛍光抗体法では通常沈着はみられないが，IgG や C3 が尿細管基底膜に線状に沈着することがあり，抗尿細管抗体の沈着が想定されている[15]．

重要な鑑別疾患は IgG4 関連腎臓病である．多くは IgG4 陽性形質細胞の浸潤の程度で鑑別可能であるが，SS でも IgG4 陽性形質細胞が浸潤することがまれにある[16]．このため IgG4 染色のみに頼らず，SS に特徴的な臨床像や，IgG4 関連腎臓病に特徴的な画像所見（造影 CT での腎皮質の多発性造影不良域）や光顕像（腎被膜を超える炎症細胞浸潤，病変部と非病変部の境界が明瞭な病変分布，stori-form fibrosis）を含めて総合的に鑑別すべきである．

2）遠位型 RTA（dRTA）

RTA は SS 患者の 9% 程度にみられるが，そのうちの 97% が dRTA である[2]．遠位尿細管および集合管が障害されることによって H+ の分泌障害が起こり，代謝性アシドーシスをきたす．dRTA は 66% は症候性，34% は無症候性である[2]．SS による電解質異常のおもな原因であり，症候性のうち 69% が低カリウム血症により筋痙攣や周期性四肢麻痺を起こし[2,4]，呼吸筋麻痺へ至った症例もある[17,18]．また高カルシウム尿症や低クエン酸尿症によって尿路結石・腎性疝痛（12%）や腎石灰化（17%），骨軟化症（13%）を生じる[2]．Cr>1.2 mg/dL 程度の腎機能障害は 24% にみられるのみであり[2]，SS の診断がつく前に dRTA による骨軟化症が先行した症例もある[19]．

診断のためには，完全型ではアニオンギャップ

(anion gap：AG) 正常型の代謝性アシドーシスを呈し，アシドーシスにもかかわらず早朝尿 pH >5.5 となり，尿中 AG（＝尿中 Na^+＋尿中 K^+－尿中 Cl^-）>0 となる．一方，不完全型では代謝性アシドーシスはきたさないが，塩化アンモニウム負荷試験で代謝性アシドーシスを誘導しても尿 pH<5.3 へ低下しないものをいう．前述の如く無症候性で，腎機能障害もきたさないことがあるため，スクリーニングでは血清 HCO_3^- や早朝尿 pH の確認が望ましい．血清 HCO_3^- は静脈血のガス分析で外来測定が可能であるが，困難な場合は「血清 Na－Cl」により AG 正常の代謝性アシドーシスが推測できる．通常は血清 Na－Cl＝36 であるが，AG 正常の代謝性アシドーシスでは Na－Cl<36 となる．

RTA のため腎生検された症例の 94% に TIN を認めたことから[2]，TIN の結果として RTA が起こると想定される．dRTA をもつ症例はより長期の SS 罹患歴があり，血清 β_2-MG 高値，蛋白尿や高血圧，腎機能障害が多い[20]．別の研究では dRTA のある症例では尿中 β_2-MG や尿中 NAG，尿中 ALP が多く，尿中クエン酸が低下しやすい[21]．自己抗体の関与も指摘されており，dRTA を発症した SS の母から出生した児に一過性の dRTA がみられ抗 Tamm-Horsfall 蛋白抗体が検出されたり[22]，また血清中の carbonic anhydrase II に対する自己抗体が RTA の発症および低カリウム血症に関連する[23,24]といった報告がある．

3) 腎性尿崩症

集合管の障害はまれに尿崩症を惹起し，夜間頻尿や多尿を呈することがある．RTA のうち 4% の合併率であるが[2]，イタリアのコホート研究では水分制限テストを施行した SS 48 例中 13 例（26%）に尿濃縮障害がみられ，dRTA の約半数を占めるというデータもあり[10]，潜在性の症例をどのくらい拾い上げるかによって頻度が異なると考えられる．尿濃縮障害は腎機能障害と関連がなく，尿濃縮障害のみが唯一の異常であることがあるため[10]，スクリーニングでは早朝尿の尿比重の確認が望ましい．

4) 近位型 RTA（pRTA）/Fanconi 症候群

近位型 RTA（proximal RTA：pRTA）は RTA の約 3% とまれである[2]．TIN によって近位尿細管が障害されることによる HCO_3^- の再吸収障害を特徴とする．遠位尿細管からの H^+ 分泌は保たれるので尿酸性化はされるため，尿中 AG<0 となる．また近位尿細管は HCO_3^- 以外にも K や P，尿酸を再吸収するため，pRTA ではこれらの再吸収が障害される Fanconi 症候群を併発する．このため低カリウム血症に加えて低リン血症，低尿酸血症を呈し，さらにまれであるが，くる病や骨折，骨軟化症を呈することがある[25]．近位尿細管は糖も再吸収するため，Fanconi 症候群では正常血糖にもかかわらず尿糖が出現すること（腎性尿糖）が特異的であり[26]，スクリーニングでは電解質や尿酸，血清 HCO_3^- に加えて，尿糖の確認が望ましい．

5) 後天性 Gitelman 症候群

Gitelman 症候群は遠位尿細管における NaCl 共輸送体（NCCT）をコードする SLC12A3 の変異によって起こされる常染色体劣性遺伝の疾患であるが，SS において同部位が障害されると後天性に Gitelman 症候群と同様の症状がみられることがある[27,28]．腎排泄亢進による低カリウム血症と低マグネシウム血症を呈し，細胞外容量低下によって二次的に高アルドステロン血症を呈し，尿中 Ca 低下がみられる．多くは TIN による障害によって生じるが[27]，NCCT に対する自己抗体によって惹起されたという報告がある[28]．

6) 後天性 Bartter 症候群

後天性 Gitelman 症候群よりはまれであるが，TIN によって Henle の太い上行脚にある Na-K-Cl 輸送体が障害されると Bartter 症候群と同様の症状が惹起されることがある[29]．Gitelman 症候群と同様に低カリウム血症，二次性の高アルドステロン血症が起こるが，細胞外容量低下はより顕著で，高カルシウム尿症や低カルシウム血症を伴う．

3 糸球体病変

1) 膜性増殖性糸球体腎炎（MPGN）

SS の糸球体病変は MPGN が最も多く，腎生検で診断された SS の腎病変のうち 4～30% を占める[2,5,8]．臨床的には高血圧や高度の蛋白尿，血尿，急性腎傷害や急速進行性糸球体腎炎を呈するため，発見しやすい[8]．続発性クリオグロブリン血症による病変と考えられており，血清クリオグロブリンや低補体血症（特に C4）を検索する必要

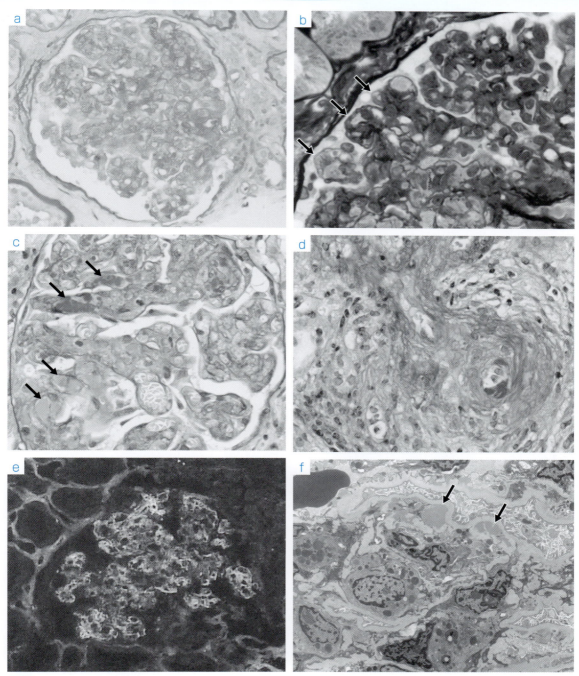

図3 MPGNの病理組織像
a 糸球体に全節性にメサンギウム細胞増殖と管内増殖を呈しており，分葉化している（PAS染色．200倍）．b 糸球体基底膜の二重化がみられ（→），内皮細胞傷害が推定される（PAM染色．800倍）．c クリオグロブリン腎症では係蹄内にPAS陽性およびエオジン好性の蛋白血栓がみられる（→：PAS染色．400倍）．d クリオグロブリン腎症の血管炎の像．細動脈レベルに炎症細胞の浸潤を認める（PAS染色．400倍）．e IgMの蛍光染色．メサンギウム領域，内皮下に沈着がみられる（fringe pattern）（200倍）．f 電顕像．傍メサンギウム領域・内皮下に高電子密度物質の沈着（→）を認める．係蹄内は炎症細胞が充満している．
〔c, d, f：山口病理組織研究所　山口　裕先生の御厚意による〕

カラー口絵40参照

がある．確定診断のためには腎生検が必須である．

腎組織所見では糸球体基底膜二重化を伴うメサンギウム増殖・管内増殖性腎炎の像を呈し，分葉化を呈する（**図3**）．蛍光抗体法では免疫グロブリン（IgG，IgM，IgA）や補体（C3，C1q）がメサンギウム領域・内皮下へ沈着し，MPGN typeIのパターンを呈する．特にクリオグロブリンによる二次性MPGNの特徴として，係蹄内にIgGおよびIgMからなる蛋白血栓や，細動脈レベルの血管炎，また電子顕微鏡では沈着物内に25～35 nmの微小管腔構造が観察されることがある．

腎予後はTINと差はないかまたは良好であるものの，生命予後はTINより低い[8,30]．糸球体病変の発症予測因子としてクリオグロブリン血症および低C4血症があるが[8]，これらはいずれも悪性リンパ腫の独立したリスク因子であることから[8,31]，糸球体病変の生命予後悪化はクリオグロブリン血症による影響の可能性がある．

2）膜性腎症（MN）

10%以下の頻度であるが，膜性腎症（membranous nephropathy：MN）の合併例がある[4]．IgGおよびC3が顆粒状に糸球体係蹄の上皮下に沈着し，蛋白尿を呈する．しかしながら膜性腎症は中高年の原発性ネフローゼ症候群において最も頻度が多い疾患であり，SSとの因果関係は不明である．

3）その他の糸球体病変

その他の糸球体病変として，IgA腎症（1～22%），巣状分節性糸球体硬化症（1～8%），微小変化型ネフローゼ症候群（2～4%），MPGN typeIII，二次性アミロイドーシスが報告されている[4,32]．またANCA関連血管炎による半月体形成性糸球体腎炎も数編報告されているが[4,33-35]，SSとの因果関係は不明である．さらにまれであるがSSによる偽リンパ腫やMALTリンパ腫の腎への浸潤例の報告がある[36-39]．

● おわりに

SSの腎病変の疫学と各病型について概説した．病型によって腎予後や生命予後を悪化させうるため，無症状でもスクリーニングを定期的に行い，腎病変が疑われる場合には腎専門医と連携して診断，治療，その後のフォローアップを行うことが肝要である．

（原　怜史，鈴木康倫，川野充弘）

文献

1) Seror R, et al：*RMD Open* 2015；**1**：e000022.
2) Ramos-Casals M, et al：*Rheumatology (Oxford)* 2015；**54**：2230-2238.
3) 厚生労働科学研究費補助金難治性疾患等政策研究事業自己免疫疾患に関する調査研究班（編）：シェーグレン症候群診療ガイドライン2017年版．初版，診断と治療社，2017：41-42.
4) Fançois H, et al：*Nat Rev Nephrol* 2016；**12**：82-93.
5) Maripuri S, et al：*Clin J Am Soc Nephrol* 2009；**4**：1423-1431.
6) Malladi AS, et al：*Arthritis Care Res (Hoboken)* 2012；**64**：911-918.
7) Seror R, et al：*Ann Rheum Dis* 2010；**69**：1103-1109.
8) Goules AV, et al：*Arthritis Rheum* 2013；**65**：2945-2953.
9) Lin DF, et al：*Chin Med J (Engl)* 2010；**123**：3252-3257.
10) Bossini N, et al：*Nephrol Dial Transplant* 2001；**16**：2328-2336.
11) Ichikawa K, et al：*Clin Exp Nephrol* 2017；**21**：1024-1029.
12) Ren H, et al：*J Rheumatol* 2008；**35**：278-284.
13) Graham F, et al：*Clin Kidney J* 2016；**9**：76-81.
14) Akiyama Y, et al：*Arerugi* 1992；**41**：1500-1506.
15) Winer RL, et al：*Clin Immunol Immunopathol* 1977；**8**：494-503.
16) Kawano M, et al：*Mod Rheumatol* 2015；**25**：637-641.
17) Poux JM, et al：*Clin Nephrol* 1992；**37**：189-191.
18) Ohtani H, et al：*Nephrol Dial Transplant* 1999；**14**：2201-2203.
19) Geng Y, et al：*Clin Rheumatol* 2018；**37**：257-263.
20) Pertovaara M, et al：*Rheumatology (Oxford)* 1999；**38**：1113-1120.
21) Asarød K, et al：*QJM* 2000；**93**：297-304.
22) Jordan SC, et al：*J Pediatr* 1985；**107**：566-569.
23) Pertovaara M, et al：*Rheumatology (Oxford)* 2011；**50**：1453-1457.
24) Takemoto F, et al：*Am J Med* 2005；**118**：181-184.
25) Yang YS, et al：*Rheumatol Int* 2007；**27**：593-597.
26) Haque SK, et al：*Nephrol Dial Transplant* 2012；**27**：4273-4287.
27) Hinschberger O, et al：*Rev Med Interne* 2011；**32**：e96-e98.
28) Kim YK, et al：*Am J Kidney Dis* 2008；**52**：1163-1167.
29) Casatta L, et al：*Br J Rheumatol* 1997；**36**：1125-1128.
30) Kidder D, et al：*Nephrol Dial Transplant* 2015；**30**：1363-1369.
31) Mariette X, et al：*N Engl J Med* 2018；**378**：931-939.
32) Ooms V, et al：*Am J Kidney Dis* 2005；**46**：e75-e80.
33) Guillot X, et al：*Joint Bone Spine* 2009；**76**：188-189.
34) Kamachi M, et al：*Nephrol Dial Transplant* 1999；**14**：1033-1034.
35) Wang WJ, et al：*J Formos Med Assoc* 2011；**110**：473-477.
36) Thieblemont C, et al：*Curr Opin Oncol* 1995；**7**：415-420.
37) Tzioufas AG, et al：*Best Pract Res Clin Rheumatol* 2007；**21**：989-1010.
38) Cacoub P, et al：*Am J Kidney Dis* 1996；**28**：762-766.
39) Oyen RH, et al：*Clin Radiol* 1995；**50**：271-273.

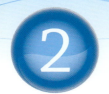

腺外症状
3) 呼吸器・循環器病変

> **Essential Points!**
> ▶ Sjögren 症候群（SS）に合併する肺病変は生命予後に影響する重要な臓器病変である。
> ▶ 肺病変は①気道病変，②間質性肺炎，③リンパ増殖性疾患に大きく大別されるが，アミロイドーシスや胸膜病変，肺高血圧症，肺血栓塞栓症などを合併することもあり，多彩な病像を呈する。
> ▶ 抗 Ro/SS-A 抗体や抗 La/SS-B 抗体が陽性の母親の胎児には完全房室ブロックが 2〜5% にみられ，その第 2 子には 12〜25% に生じるとされるが，成人の SS 患者で房室ブロックが発症することはまれである。

1 Sjögren 症候群患者の肺病変

1) Sjögren 症候群における肺病変の有病率

原発性 SS の肺病変には，気道病変，間質性肺炎，リンパ増殖性疾患などがある．間質性肺炎および気道病変はしばしば併存する[1,2]．SS における肺病変の有病率は 9〜75% と報告されている[1,2]．胸部単純 X 線写真では 10〜52% に何らかの異常所見を認めると報告されている[1,2]．しかし，胸部単純 X 線写真が正常であった SS 患者のうち 64% に胸部 CT で異常所見を認めたとも報告されており[3]，実際にはかなり高頻度に肺病変が合併しているものと思われる．胸部 CT での異常は 34〜77% の患者でみられると報告されている[1,2]．

2) 肺病変のリスク因子

肺病変のリスク因子として，男性，喫煙，高年齢，口腔乾燥症状，口唇小唾液腺生検での focus score 高値，長い罹病期間，抗 Ro/SS-A 抗体陽性，抗 La/SS-B 抗体陽性，抗核抗体陽性，リウマチ因子陽性，リンパ球減少，レイノー現象，消化管病変の合併などが報告されている[1,2]．また，HTLV-I 感染と肺病変との関連を示唆する報告もある[1]．肺病変を有する SS 患者は，健康関連 QOL や身体機能スコアが低く，死亡リスクが高くなるため[4]，上述のようなリスク因子を有している患者では特に肺病変合併に注意して精査を行う必要がある．

3) Sjögren 症候群でみられる気道病変

気道病変は SS で最も頻繁にみられる肺病変であり，慢性咳嗽の原因となる[2]．外分泌腺の破壊に伴う気道乾燥（sicca 症候群）や気道へのリンパ球浸潤が気道病変発症の原因と考えられている．慢性咳嗽を訴える患者で呼吸機能検査や胸部 CT で異常がみられない場合は，気管気管支腺の外分泌機能低下を考える必要がある．気管支鏡検査では乾燥した気道粘膜が認められる．気道への浸潤細胞は主として CD4 陽性 T リンパ球である[5]．SS 患者の 55% において気管支肺胞洗浄液で CD4 リンパ球数の増加がみられると報告されている[5]．胸部 CT では，気管支拡張（5〜54%）（**図 1，2**），mosaic attenuation（22%），気管支壁の肥厚（8〜68%）（**図 1，2**），小葉中心性粒状影（**図 3**）や分岐状影（6〜45%）などがみられる[1,2]．胸部 CT で気道病変がみられる場合でも，ほとんどの場合呼吸機能異常を認めない．呼吸機能検査で閉塞性換気障害を認めることはまれであり，11〜14% 程度とされている[2,6]．

SS 患者の 7〜61% に咳嗽がみられる[1,2,6]．乾性咳嗽は SS 発症に数年単位で先行することがあり，慢性咳嗽の鑑別疾患として SS も念頭におくことが重要である．気道の乾燥，粘液線毛系の異常，細気管支炎，気道過敏性，胃食道逆流症などが咳嗽の原因となるとされている[2]．咳嗽の重症度は気道乾燥症の程度と相関するという報告もある[2]．

① 気道過敏性

気道過敏性は SS 患者の 42〜60% でみられる[2]．タバコの煙，大気汚染物質などに曝露した後に咳嗽が増強することが多い．SS 患者はメサコリン負荷試験が陽性となることが多いが，そのメカニズムは十分に明らかにされていない[2]．気管支喘

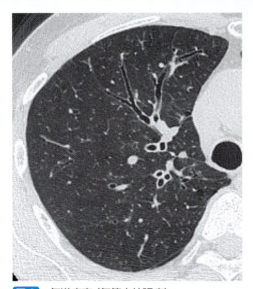

図1 気道病変（気管支拡張症）
右上葉に気道壁肥厚を伴った気管支拡張所見を認める．

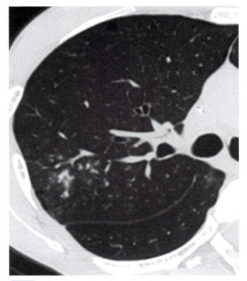

図3 気道病変（細気管支炎）
右上葉に小葉中心性粒状影を認める．これは細気管支炎を示唆する所見である．

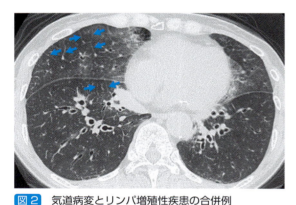

図2 気道病変とリンパ増殖性疾患の合併例
右中，下葉に小葉間隔壁肥厚（→）とすりガラス状陰影を認める．両側下葉には気道壁肥厚を伴った気管支拡張所見を認める．小葉中心部や小葉辺縁部に粒状影を認め，いわゆるランダムパターン分布を示す粒状影を認める．葉間胸膜は粗造となっている．これらはリンパ増殖性疾患を示唆する所見である．

息とは異なり，好酸球はSSの気道過敏性とは関連しないようである．また，気道過敏性の強さは唾液腺でのリンパ球浸潤の程度や呼気ガス一酸化窒素レベルとは相関しないと報告されている[2]．気道過敏性を示すSS患者の40～60%の症例では，吸入ステロイドはあまり有効でない[2]．このように，SS患者では気道過敏性が高頻度にみら

れるが，そのメカニズムは気管支喘息とは異なる点が多い．

② 細気管支炎

細気管支炎は，SS患者で最も頻度の高い気道病変である．それは単独で発症する場合もあれば，間質性肺炎に合併する場合もある[1,7]．肺生検病理組織では，SS患者の12～24%において細気管支炎が認められたと報告されている[2,7]．濾胞性細気管支炎では，病理学的に細気管支周囲間質に融合性の胚中心をもつリンパ濾胞の浸潤が多数認められる[2]．SSにおける細気管支炎の臨床経過は緩徐であることが多いと報告されているが，重症例も報告されている[2]．

③ 気管支拡張症

SS患者における気管支拡張症は，胸部CTでは7%～54%にみられると報告されている[1,2]．気管支拡張症をもつSS患者は，年齢が高く，食道裂孔ヘルニアを有することが多く，抗平滑筋抗体陽性率が高く，抗Ro/SS-A抗体陽性率は低いと報告されている[2]．

④ 呼吸器感染症

繰り返す呼吸器感染症はSSの10～35%で認められると報告されている[2]．その原因としては，粘液線毛クリアランス異常，気道乾燥，気道局所

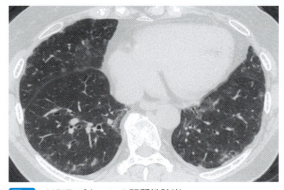

図4 NSIPパターンの間質性肺炎
両側びまん性に胸膜直下や気管支血管束周囲にすりガラス状陰影を認める．NSIPを思わせる像である．

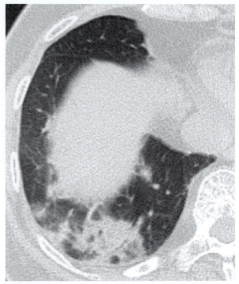

図6 OPパターンの間質性肺炎
右下葉に斑状のconsolidationを認める．OPパターンの画像所見である．
〔角川智之・他：リウマチ科　2016；**56**：482-487．より改変〕

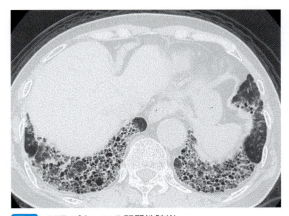

図5 UIPパターンの間質性肺炎
両側肺底部に蜂巣肺，牽引性気管支拡張所見を認める．UIPパターンの画像所見である．

の免疫不全，胃食道逆流，気管支拡張症，免疫抑制薬使用などがあげられる．

4）間質性肺炎

SSの約10〜32%に間質性肺炎を合併すると報告されている[1,2]．また，原発性SSの診断時に間質性肺炎合併がみられない場合でも，1年後に10%，5年後に20%，15年後に43%程度に新たに間質性肺炎合併がみられたとも報告されており[8]，原発性SS患者では間質性肺炎発症に注意してフォローアップする必要がある．SSに伴う間質性肺炎の組織型は，非特異性間質性肺炎（nonspecific interstitial pneumonia：NSIP）パターン（図4），通常型間質性肺炎（usual intersti-tial pneumonia：UIP）パターン（図5），器質化肺炎（organizing pneumonia：OP）パターン（図6），リンパ球性間質性肺炎（lymphocytic interstitial pneumonia：LIP）パターン（図7）などがみられ，このなかではNSIPパターンが最も多い[1,2]．急性増悪期のびまん性肺胞傷害（diffuse alveolar damage：DAD）の報告もみられる[9]．最近の146例の組織学的レビューでは，NSIPが45%，UIPが16%，LIPが15%，OPが7%，そして17%は他の病理学的所見であった[10]．

各組織パターンのhigh-resolution computed tomography（HRCT）所見は特発性間質性肺炎に準ずる．HRCTではすりガラス状陰影（図2，4，7）が最も高頻度（32〜92%）にみられる[1,2]．その他には線状影（小葉間隔壁肥厚など）（55〜75%）（図2，7），蜂巣肺（3〜43%）（図5）[1,2]などの所見もみられる．細気管支周囲のリンパ球浸潤によるチェックバルブ機序により，小葉中心部に薄壁囊胞（図7）がみられることがあり（7〜13%），SSに合併する肺病変に特徴的所見とされている．LIP患者の場合，68〜82%に囊胞がみられると報告されている[2]．複数の囊胞の存在（図7）は他の

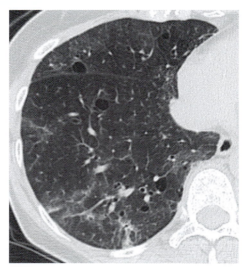

図7 リンパ腫との鑑別に外科的生検が必要な症例
右中，下葉に多発性の薄壁嚢胞とすりガラス状陰影を認める．小葉間隔壁肥厚も伴っている．これらはLIPやNSIPを思わせる像であるが，リンパ腫との鑑別には外科的肺生検が必要である．
〔角川智之・他：リウマチ科 2016；**56**：482-487．より改変〕

疾患でみられることはまれであり，SSの肺病変に比較的特徴的にみられる所見である．嚢胞のサイズは0.5 cm～7 cmと様々である．嚢胞の壁は薄く，肺にランダムに分布しており，多くは肥厚した気管支の末梢に存在する．嚢胞はLIPでみられることが多く特徴的所見ではあるが特異的所見という訳ではなく，アミロイドーシスやリンパ腫でもみられることがあるので注意が必要である．外科的肺生検はこれらの鑑別を行ううえで重要である．

間質性肺疾患の存在は早期死亡と関連すると報告されており[8]，SS患者の重要な予後因子である．

5）肺アミロイドーシス

SSに伴う肺アミロイドーシスはまれである．SSでみられるアミロイドーシスは結節型であることが多く，胸部CTにて肺内に0.4～5 cmほどの単発あるいは多発性の結節・腫瘤を認める．悪性腫瘍との鑑別が困難な症例も存在し，注意が必要である．嚢胞を認めることもあるが，LIPやリンパ腫との鑑別には生検が必要である．しかし，アミロイドーシスでは経気管支肺生検で大出血をきたすことがあるため注意が必要である．リンパ腫を除外するためには，外科的肺生検が必要である[2]．

6）リンパ腫

原発性SSでは非Hodgkinリンパ腫の相対危険度が健常者に比べておよそ40倍高いと報告されている[11]．1995年度の厚生省の疫学調査では，SSの悪性腫瘍合併率は約15％であり，悪性リンパ腫は4％に認められた．スウェーデンで行われた調査では，原発性SSの非Hodgkinリンパ腫の標準化罹患比は15.57であった．SS患者のうち4～8％が経過中にリンパ腫を合併したとの報告もあり[12,13]，SS患者のフォローアップにあたってはリンパ腫合併に注意する必要がある．また，SSに合併したリンパ腫のうち約20％にリンパ腫肺病変がみられたと報告されており[14]，良性のリンパ増殖性疾患との鑑別が重要となる．リンパ増殖性疾患のHRCT像は，リンパ路に沿った病変分布を反映して，気管支肺動脈周囲間質肥厚，気管支壁肥厚，小葉間隔壁肥厚，小葉中心性粒状影，胸膜直下の粒状影，すりガラス状陰影などがみられる．浸潤影や結節，腫瘤，縦隔・肺門リンパ節腫大などがみられた場合は悪性リンパ腫の合併を疑う必要がある．

7）肺病変の治療

SSに合併した気道病変や間質性肺炎の治療に関する無作為比較試験はこれまで行われておらず，治療適応や効果について確立した知見はない．以下の治療法に関する記載は，確立したものではなく，あくまでも過去の少数例での報告に基づいた経験的なものである．治療方針は症例ごとにケースバイケースで判断せざるをえないのが現状である．

① 気道病変

びまん性汎細気管支炎（diffuse panbronchiolitis：DPB）に準じてマクロライド少量長期療法が行われることもあるが，DPBと比較して有効性は低い．濾胞性細気管支炎はしばしばNSIPやLIP，OP病変と同時にみられることが多く，その場合はそれぞれの間質性肺炎に対する治療を行う．濾胞性細気管支炎単独でみられ，自覚症状や呼吸機能検査異常が軽微の場合は，無治療で慎重に経過観察する．症状がある場合や呼吸機能検査異常を認める場合，進行性の場合などは治療介入

を検討する必要がある．吸入ステロイドや気管支拡張薬，マクロライド少量長期療法が有効であったとの報告もみられ[15]，症状がある場合は使用を検討してもよいと思われる．経口プレドニゾロン40 mg 程度から開始し，治療反応性を評価しながら漸減する方法も報告されている[16]．

② 間質性肺炎

軽症例では長期間安定して経過することもあるため，治療開始時期に関しては治療薬剤による有害事象発生のリスクを考慮し，総合的に判断する必要がある．無症状で HRCT や呼吸機能検査で軽微な異常しか認められない場合は，無治療で経過観察してもよいと考えられる．症状がある場合や経時的に進行する症例では治療開始を考慮する．

間質性肺炎の各種パターンに応じて次のように治療が行われることが多い．

a）NSIP パターンの間質性肺炎

経口プレドニゾロン 1 mg/kg（ideal body weight）程度から開始し，治療反応性を評価しながら漸減していく[9]．ステロイド投与量や投与スケジュールは特発性 NSIP に準じて行う．ステロイド抵抗性の症例やステロイドに対して反応はみられるものの有害事象のため，早めの減量が余儀なくされる症例では免疫抑制剤の併用を考慮する．アザチオプリン，シクロホスファミド，シクロスポリン[17,18]などの併用が考慮される．

b）LIP パターンの間質性肺炎

特発性 LIP に準じて治療が行われる．ステロイドが中心に用いられるが，免疫抑制剤が併用されることもある．

c）OP パターンの間質性肺炎

特発性 OP に準じて治療が行われる．経口プレドニゾロン 0.75〜1 mg/kg（ideal body weight）程度から開始し，治療反応性を評価しながら漸減していく．

d）リンパ腫

病型と悪性度，病期によって治療方針が決定される．血液専門医による診療が望ましいが，血液専門医以外の医師が診療する場合は血液専門医との連携が必要である．化学療法が無効であった肺粘膜関連リンパ組織（mucosa-associated lymphoid tissue：MALT）リンパ腫にマクロライド少量長期療法が有効であったとの報告もみられ，

注目されている[19]．

8）肺病変の予後

肺病変を合併した SS 患者の予後に関しては十分な検討がなされた報告は少ない．10 年間のフォローアップで多くの患者では forced vital capacity（FVC）や diffusing capacity for carbon monoxide（DLCO）の低下はみられず，DLCO が自然経過で改善する例もみられおおむね良好な経過を示したとの報告もみられる[3]．しかし，一方では徐々に呼吸機能の低下がみられたとの報告もある．また，肺病変合併は原発性 SS の生命予後不良因子であるとの報告が多い[4,8]．原発性 SS 患者 85 名での検討では，間質性肺炎を合併した患者は間質性肺炎を合併していない患者と比較して予後不良の傾向であったと報告されている[8]．ノルウェーからの報告では 216 名の原発性 SS 患者のうち 59 名（27%）に間質性肺炎を認め，10 年後の死亡は間質性肺炎合併群では 10 例（17%），間質性肺炎を合併していない群では 7 例（4.5%）で認められており，間質性肺炎合併例では死亡率が約 4 倍であったと報告されている[4]．原発性 SS に合併した間質性肺炎では，NSIP，LIP，OP パターンでは一般に予後良好とされており，NSIP 患者の 5 年生存率は 83% と報告されている[7]．一方，UIP パターンでは予後不良であったと報告されている[20]．SS 患者の間質性肺炎は，特発性肺線維症に比べて重症ではない場合が多いが[7]，特発性肺線維症と同様に急性増悪することがあるため注意が必要である．SS 合併間質性肺炎患者は 38 か月の調査期間中，39% の患者が死亡し，16% が急性増悪を示したとも報告されている[9]．

② Sjögren 症候群患者の循環器病変

抗 Ro/SS-A 抗体の経胎盤通過の結果として SS を有する妊婦の胎児に先天性房室ブロックが発生することがある．SS 患者の妊娠では，抗 Ro/SS-A 抗体や抗 La/SS-B 抗体陽性の母親から胎児への移行抗体が，SS-A 抗原と交差反応性をもつ心筋に作用し，完全房室ブロックを引き起こすと考えられている．新生児の完全房室ブロックは 1/15,000〜20,000 でみられるまれな疾患だが，抗 Ro/SS-A 抗体や抗 La/SS-B 抗体が陽性の母親の

胎児に妊娠18〜24週で2〜5%診断され，その第2子には12〜25%生じると報告されている[21]．房室ブロックは成人のSS患者ではまれであり，抗Ro/SS-A抗体とは関連がないと報告されている[22]．

肺高血圧症（pulmonary hypertension：PH）は予後不良の疾患である．Launayら[23]は，PHを合併するSSの特徴として，レイノー現象や皮膚の血管炎，間質性肺炎を合併する可能性が高く，検査所見上，抗Ro/SS-A抗体，抗La/SS-B抗体陽性，多クローン性高γ-グロブリン血症を認める症例が多いと報告している．これらの結果は，SSにおけるPHが，肺動脈の血管炎に伴う内腔狭窄や血管収縮，血流の過粘稠度に伴う血流障害により起こることを示唆している．PHはSSではまれな臓器合併症だが，発症すると生命予後を著しく悪化する可能性があるため，本疾患を念頭

においた管理が必要となる．

SSは動脈壁肥厚，脳血管イベントおよび心筋梗塞[24]，高血圧および高トリグリセリド血症[25]の独立した危険因子であったと報告されているが，一方では，312人の原発性SS患者を対照とした研究においては，心血管疾患の頻度は自己免疫疾患のない対照群と変わらなかったとも報告されている[26]．原発性SSのまれな合併症として，急性心膜炎および心筋炎がみられることがある．臨床的に明らかな心疾患のない107人の原発性SS患者および年齢および性別が一致した健常対照112人の心エコー検査では，弁の逆流，心嚢水，肺高血圧がSS患者でより多くみられた[27]．低補体血症，年齢，およびクリオグロブリン血症は，これらの所見の予測因子であった．

（角川智之，迎 寛）

文 献

1) Kakugawa T, *et al*：*Respir Med* 2018；**137**：95-102.
2) Flament T, *et al*：*Eur Respir Rev* 2016；**25**：110-123.
3) Davidson BK, *et al*：*Ann Rheum Dis* 2000；**59**：709-712.
4) Palm O, *et al*：*Rheumatology*（*Oxford*）2013；**52**：173-179.
5) Papiris SA, *et al*：*Am J Respir Crit Care Med* 1997；**156**：637-641.
6) Papiris SA, *et al*：*Ann Rheum Dis* 1999；**58**：61-64.
7) Ito I, *et al*：*Am J Respir Crit Care Med* 2005；**171**：632-638.
8) Nannini C, *et al*：*BMJ Open* 2013；**3**：e003569.
9) Parambil JG, *et al*：*Chest* 2006；**130**：1489-1495.
10) Ramos-Casals M, *et al*：*Rheumatology*（*Oxford*）2015；**54**：2230-2238.
11) Kassan SS, *et al*：*Ann Intern Med* 1978；**89**：888-892.
12) Voulgarelis M, *et al*：*Arthritis and rheumatism* 1999；**42**：1765-1772.
13) Tonami H, *et al*：*J Comput Assist Tomogr* 2003；**27**：517-524.
14) Hansen LA, *et al*：*Mayo Clin Proc* 1989；**64**：920-931.
15) Borie R, *et al*：*Respir Med* 2011；**105**：130-136.
16) Aerni MR, *et al*：*Respir Med* 2008；**102**：307-312.
17) Deheinzelin D, *et al*：*Am J Respir Crit Care Med* 1996；**154**：794-799.
18) Shi JH, *et al*：*Respiration* 2009；**78**：377-386.
19) Ishimatsu Y, *et al*：*Chest* 2010；**138**：730-733.
20) Enomoto Y, *et al*：*PLoS One* 2013；**8**：e73774.
21) Julkunen H, *et al*：*Semin Arthritis Rheum* 1998；**28**：97-106.
22) Sung MJ, *et al*：*Korean J Intern Med* 2011；**26**：213-215.
23) Launay D, *et al*：*Medicine*（*Baltimore*）2007；**86**：299-315.
24) Bartoloni E, *et al*：*J Intern Med* 2015；**278**：185-192.
25) Juarez M, *et al*：*Arthritis Care Res*（*Hoboken*）2014；**66**：757-764.
26) Perez-De-Lis M, *et al*：*Lupus* 2010；**19**：941-948.
27) Vassiliou VA, *et al*：*Clin Exp Rheumatol* 2008；**26**：109-112.

2 腺外症状
4) 神経病変

Essential Points!

▶ Sjögren 症候群（SS）の神経病変は原発性 SS 患者の約 20% に認められる合併症であり，多彩な症状を呈する．

▶ 最も多い神経病変は末梢神経障害であるが，中枢神経障害の合併例も報告されており，全神経系が SS の標的となりうる．末梢神経障害では感覚失調性ニューロパチー，有痛性感覚神経ニューロパチー，多発性単神経炎，三叉神経炎の頻度が高く，神経節細胞への炎症性細胞浸潤や血管炎による機序が考えられている．

▶ 中枢神経障害では多発性脳梗塞，横断性脊髄炎，多発性硬化症様症状などがみられる．

▶ SS の神経症状は乾燥症状に先行して出現することがあり，その診断においては注意が必要である．

SS は外分泌腺を侵す自己免疫疾患であるが，腺外臓器病変を合併することもあり，その病像は多彩である．腺外病変の 1 つとしての神経病変の存在は古くから知られていた．SS における神経障害の合併頻度は報告により様々であるが，1980 年代に Alexander ら[1] は 20〜25%，1996 年に Göransson ら[2] は自験例において 27% であったと報告しており，およそ 20% の SS 患者が何らかの神経病変を合併するものと推定される．2011 年わが国において実施された全国疫学調査の二次調査[3]では腺外型 SS 例の 9.8% に神経病変を認めたとしており，国外の既報に比して合併頻度に差が認められるが，わが国の疫学調査が主治医の自己申告に基づく情報であったために検出率が低くなった可能性がある．SS の神経合併症で最も頻度の高いものは末梢神経障害であるが，中枢神経障害の報告も散見され，SS が神経系を幅広く障害しうることが推測される．神経症状を有する SS においては 40〜93% の患者で乾燥症状出現以前に神経症状が出現したと報告されており[4-6]，神経症状は SS の臨床診断に先行しうる．SS における神経障害の発症機序についてはいまだ不明な点が多いが，感覚神経障害においては後根神経節炎（dorsal root ganglionitis）との関連が指摘[7]されており，神経節細胞自身を標的とする自己免疫機序が考えられている．

近年 EULAR-SS Task Force が提唱した SS の統一評価基準である EULAR Sjögren's Syndrome Disease Activity Index（ESSDAI）では，12 個のドメイン（臨床項目）のうち，神経病変として末梢神経障害と中枢神経障害の 2 つを独立して採用しており[8]，それぞれ 5 点の係数に活動性に応じて 0〜3 点を乗じた点数（最大 15 点）で評価される．

1 末梢神経障害

SS の 10〜35% に合併する最も多い神経合併症で，30〜50 歳代の女性に多い[5]．Göransson ら[2] は SS 患者 62 人中，神経症状を有する患者が 17 人（27.4%）であったにもかかわらず，神経伝導速度（nerve conduction velocity：NCV）の異常は 34 人（54.8%）に認められたとし，無症状の脱髄性神経症の患者が存在することを報告している．

SS に合併する末梢神経障害の種類は多彩であり，感覚性失調性ニューロパチー，有痛性感覚神経ニューロパチー，三叉神経炎，多発性単神経炎など種々の病型があげられる．2017 年に発表されたわが国の SS 診療ガイドライン[9]では SS に特徴的な末梢神経障害として多発性神経炎，脳神経障害，さらに多発性単神経炎の 3 型を考慮することを提案している．発症機序は神経障害の型により異なり，脊髄神経節炎（neuronopathy）と血管炎（vasculitis）の 2 つに大別される．脊髄神経節炎は脊髄後根神経節や三叉神経節への T 細胞やマクロファージを中心とした炎症細胞浸潤を認めるもので，SS の感覚神経障害の主病因とされる[4]．

| 表1 | SS に認める末梢神経障害のおもな病型 |

- 感覚神経ニューロパチー（sensory neuropathy）
    感覚失調性ニューロパチー（sensory ataxic neuropathy）
    有痛性感覚神経ニューロパチー（painful sensory neuropathy）
    純感覚神経ニューロパチー（pure sensory neuropathy）
- 感覚運動性ニューロパチー（sensorimotor neuropathy）
    脱髄性多発根神経炎（demyelinating polyradiculoneuropathy）
- 運動神経ニューロパチー（motor neuropathy）
- 多発性単神経炎（mononeuritis multiplex）
- 脳神経炎（cranial nerve neuropathy）
    三叉神経炎（trigeminal neuropathy）
    多発脳神経炎（multiple cranial neuropathy）
- 自律神経障害（autonomic neuropathy）
- 混合型ニューロパチー（mixed type neuropathy）

ganglion neuron に対する自己抗体が唾液腺組織と交差反応を示す[10]とする報告もある．以下に，SS に認めうる末梢神経障害の主要な病型（**表1**）とそれぞれの特徴について述べる．

1) 感覚失調性ニューロパチー（sensory ataxic neuropathy）

多くは四肢遠位の非対称性の深部感覚異常で発症し，深部感覚障害の慢性進行による運動失調をきたすものである．運動神経自身の障害は認めないため，筋力低下は認めない．Mori ら[5]は92例の神経症状を有する SS のうち36例（39%）に感覚失調性ニューロパチーを認め，最も頻度が高い病型であったとしている．病理組織学的には large-diameter nerve fiber を侵すニューロパチーであり，発症機序として脊髄後根神経節への炎症細胞浸潤（dorsal root ganglionitis）が証明されている[7]．腓腹神経生検では large-diameter nerve fiber の密度減少を認めることが診断に有用である．三叉神経障害などの脳神経障害や自律神経障害も合併しうる．

2) 有痛性感覚神経ニューロパチー（painful sensory neuropathy）

疼痛を伴うしびれとして自覚されるもので，深部覚や運動機能は保たれる．しびれは比較的急性に発症し，年余にかけて全身に広がる場合もある．SS における合併頻度は，Mori らの報告[5]では92例中18例（20%）と末梢神経障害のなかで2番目に高かった．発症機序として後根神経節への炎症細胞浸潤が考えられている．腓腹神経生検では，small-diameter nerve fiber の密度減少を

認めることが多い．近年，皮膚生検による表皮内神経線維密度（intra epidermal nerve fiber density：IENFD）の減少が small-diameter nerve neuropathy の診断に有用であることが明らかとなっており[11]，本病型を診断するうえで重要な検査と考えられている．

Chai ら[12]は，末梢神経障害による症状を呈する SS 患者16名中，皮膚生検を施行された13名全例で表皮内神経線維の消失または変性を認めたが，これら13名中7名では NCV が正常であったと報告しており，NCV 正常の症例でも皮膚生検で異常を呈する可能性がある．有痛性感覚神経ニューロパチーを有する患者が経過とともに感覚失調性ニューロパチーへと進展する例や三叉神経炎の合併例が認められることは，これら3つの神経障害の機序が神経節炎で共通することを示唆するものである．

3) 純感覚神経ニューロパチー（pure sensory neuropathy）

純粋に感覚障害のみを呈する神経障害である．非対称性，斑状に始まることが多いが，進行すると対称性となる．他の感覚神経ニューロパチーと同様に，後根神経節への炎症細胞浸潤による[13]とされ，血管炎は関与していないとされる．三叉神経障害や自律神経障害を合併する場合がある．

4) 感覚運動性ニューロパチー（sensorimotor neuropathy）

感覚，運動神経がともに障害されるもので，SS の末梢神経病変のなかでは比較的頻度が高いとされる[4,6]．一般に large-diameter nerve fiber

の障害で起こり，軸索障害が多いが，慢性炎症性脱髄性多発根神経炎（chronic inflammatory demyelinating polyradiculopathy：CIDP）との類似例など，脱髄性根神経炎によることもある．発症機序として血管炎が考えられている．

5）運動神経ニューロパチー（motor neuropathy）

運動神経の障害により四肢の筋力低下，深部腱反射消失をきたす．SSにおける合併頻度は低い．その臨床像はGuillain-Barré症候群に類似する場合もあり，遠位筋優位の筋力低下，深部反射減弱などを呈する．脊髄炎や感覚神経ニューロパチーとの合併例もある．

6）多発性単神経炎（mononeuritis multiplex）

離れた末梢神経がランダムに多発性に障害されるものであり，感覚神経，運動神経ともに侵されうる．SS患者における合併頻度は，Moriら[5]の報告では92例中11例（12%）であった．一般に四肢に多いが，三叉神経や肋間神経の例もある．比較的慢性に経過することが多いが，急性に発症するものもある．神経生検所見では神経栄養血管の血管炎による軸索変性像を呈する．

7）脳神経障害（cranial nerve neuropathy）

SSの脳神経障害のうち三叉神経炎（trigeminal neuropathy）の頻度が最も高く，ほとんどの場合，感覚障害のみをきたす．Moriら[5]の報告によると，神経病変を有するSS患者の16%に三叉神経炎を認め，全例感覚障害（pure sensory trigeminal neuropathy）のみであったとしている．三叉神経障害の症状としては味覚障害，嗅覚障害，顔面の疼痛，知覚減弱があげられる．三叉神経障害の機序として三叉神経節への直接細胞浸潤が考えられており，神経節細胞の変性に至るとされる．脳神経障害ではしばしば複数の脳神経が同時に障害されることがあり（multiple cranial neuropathy），顔面神経，内耳神経，動眼神経，外転神経なども障害しうるとされる．複数の脳神経障害の病因として血管炎の関与が考えられている．

8）自律神経障害（autonomic neuropathy）

SSの神経合併症として自律神経系が障害され

表2　SSに認める中枢神経障害のおもな病型

- 多発性脳梗塞（multiple cerebral infarction）
- 無菌性髄膜炎（aseptic meningitis）
- 視神経炎（optic neuritis）
- 多発性硬化症様症状（multiple sclerosis-like symptom）
- パーキンソニズム（parkinsonism）
- 横断性脊髄症（transverse myelitis）
- Brown-Séquard症候群
- 精神症状（psychiatric symptoms）
   認知障害，痴呆，気分障害，人格変化など

ることもあり，緊張性瞳孔（Adie瞳孔），心血管障害（起立性低血圧，頻脈），発汗障害，消化器症状（下痢，便秘，悪心，嘔吐，腹痛など），膀胱直腸障害（頻尿，尿失禁，尿閉）などをきたす．感覚失調性ニューロパチーを有する患者に合併することが多いとされ，自律神経節の炎症と血管炎のいずれによる機序も考えられている．自律神経障害により唾液腺炎や涙腺炎の有無にかかわらず乾燥症状をきたしたり，食道機能不全を起こすことがある．近年，自律神経節アセチルコリン受容体（ganglionic acetylcholine receptor：gAChR）に対する自己抗体が自律神経障害を呈するSSの80%に検出されたと報告されており[14]，本抗体が自律神経障害の病因に深く寄与している可能性が示唆される．

9）混合型ニューロパチー（mixed type neuropathy）

経過中に複数の異なる神経病型を合併することはまれではない．感覚神経ニューロパチーと三叉神経炎の合併，感覚神経ニューロパチーと自律神経障害の合併，末梢神経障害と中枢神経障害の合併など様々な神経病型の合併が報告されている．なかでも自律神経障害はすべての神経病型に合併しうる．

2　中枢神経障害

SSに伴う中枢神経病変はその存在を疑問視する見解もあるが，肯定的な研究も多い．合併頻度については様々であり，Alexanderら[1]はSSの32%と高い合併率を報告している．その一方で，Massaraら[15]は438名の原発性SS患者のうち5.7%（25名）に中枢神経病変を合併したと報告し

ている．このような差は診療施設や患者収集によるバイアスが関与しているものと思われる．SSの中枢神経病変は末梢神経障害と同様，乾燥症状などの腺症状に先行する場合がある．2017年に発表されたわが国のSS診療ガイドライン[9]ではSSに特徴的な中枢神経障害として脳症，無菌性髄膜炎，次いで脳白質・脊髄病変の3型を考慮することを提案している．中枢神経障害の病型は**表2**にあげるように多様であり，その病態は末梢神経障害の機序と同様，炎症細胞浸潤や血管炎による虚血性変化と推測される．SSに伴うパーキンソニズムは症状に消長がみられること，抗パーキンソン薬が無効でステロイド薬や免疫グロブリン療法が有効であること，頭部MRI上被殻，淡蒼球中心のラクナ病変が特徴である．視神経症（optic neuropathy）は急速な視力低下をきたすもので，片側性，両側性いずれの場合も起こりうる．しばしば多発性硬化症（multiple sclerosis：MS）との鑑別が問題となる．抗SS-A/Ro抗体や抗SS-B/La抗体が陰性で，髄液中のミエリン塩基性蛋白（myelin basic protein：MBP）あるいはオリゴクローナルバンドが検出される場合はMSを考えるべきである．抗SS-A/Ro抗体と抗SS-B/La抗体の両者が陽性で乾燥症状を認めなかった例に視神経炎が初発症状として出現し，のちに乾燥症状が出現してSSの確定診断に至った例も報告されており[16]，視神経炎をSSの合併症として把握することは時として困難である．

視神経脊髄炎（neuromyelitis optica：NMO）は視神経炎と横断性脊髄炎を生じる炎症性中枢神経疾患であり，MSの一亜型とされていたが，近年アクアポリン4（aquaporin-4：AQP4）に対する特異的自己抗体が発見されたことから，独立した疾患と考えられている．近年，全身性エリテマトーデス（systemic lupus erythematosus：SLE）やSSなどの全身性自己免疫疾患に抗AQP4抗体陽性のNMOを合併する症例が国内外で報告されている．抗AQP4抗体の発見以前に，Delalandeらは神経症状を呈するSSには高頻度に脊髄障害が認められ，その一部に視神経炎が合併していることを報告していた[6]．Wingerchukは典型的NMOのみならず，再発性横断性脊髄炎や視神経炎の単独例，SSなどの自己免疫疾患を伴う視神経炎，横断性脊髄炎にも抗AQP4抗体が見出されることから，これらを含むNMO spectrum disorder（NMOSD）の概念を提唱し[17]，さらにPittockらはNMOSDの153例中41例で抗AQP4抗体が陽性で，そのうち3例にSS（1例はSLEとのoverlap）を合併することを報告した[18]．神経症状を呈さないSSでは同抗体は検出されないことから，SSに抗AQP4抗体が産生されると，その病原的機序によってNMOが発症するものと考えられる．

③ 神経病変の検査

神経病変，病型の診断は身体所見に加えて電気生理学的検査，病理組織学検査，画像検査の結果から総合的に行う必要がある．NCVは末梢神経障害の有無，さらには障害が脱髄性か軸索性か混合型かの鑑別が可能である．筋電図（electromyography）は下位運動神経における軸索障害や障害レベルの診断に有用である．多発性単神経炎の診断においては，腓腹神経生検により血管炎所見および，それに伴う軸索変性所見の証明が必須である．感覚性神経障害における皮膚生検の有用性については，前述のようにsmall-diameter nerve neuropathyの診断において診断的意義が高い．髄液検査は中枢神経病変，特に髄膜炎やMSとの鑑別診断時に有用である．NMOが疑われる場合には，抗AQP4抗体の検査が参考となるが，2013年よりELISA法による抗AQP4抗体の測定が保険収載されている．

● おわりに

末梢神経障害には，SS以外に多くの病因（薬物，中毒，糖尿病，尿毒症，ビタミンB1・B6・B12欠乏，アルコール，サルコイドーシス，異常グロブリン血症，内分泌疾患，感染，外傷・圧迫，遺伝性，癌性）が関与しているため，その確定診断は時に困難である．またSSの神経病変はSSの診断が確定する前，すなわち乾燥症状などが出現する前から症状が出現することがあること，SSの神経病変に対する医師の認知度の低さなどから日常診療において神経症状が十分に把握・管理できていないことが予想される．したがって，たと

え乾燥症状が認められなくても，抗 SS-A/Ro 抗体や抗 SS-B/La 抗体が陽性となる患者に神経症状を認めた場合には，SLE など SS 以外の膠原病を否定したのちに，電気生理学検査，神経生検，皮膚生検，画像検査により神経病変の確定診断に努める必要がある．神経病変の発症機序によっては，適切な治療により神経症状のみならず日常生活動作（activities of daily living：ADL）の改善が見込めるため，治療手段について早期から積極的に検討する必要がある．今後，SS に合併する神経病変の病型ごとの病因や治療反応性についてのさらなる検討が待たれる．

（川端大介）

文 献

1) Alexander EL, *et al*：*Medicine* 1982；**61**：247-257.
2) Göransson LG, *et al*：*Arch Neurol* 2006；**63**：1612-1615.
3) Tsuboi H, *et al*：*Mod Rheumatol* 2014；**24**：464-470 .
4) Mellgren SI, *et al*：*Neurology* 1989；**39**：390-394.
5) Mori K, *et al*：*Brain* 2005；**128**：2518-2534.
6) Delalande S, *et al*：*Medicine* 2004；**83**：280-291.
7) Griffin JW, *et al*：*Ann Neurol* 1990；**27**：304-315.
8) Brito-Zerón P, *et al*：*Ann Rheum Dis* 2016；**75**：348-355.
9) Sumida T, *et al*：*Mod Rheumatol* 2018；**28**：383-408.
10) Murata Y, *et al*：*Neuro Report* 2005；**16**：677-681.
11) Göransson LG, *et al*：*Arch Neurol* 2006；**63**：1410-1413.
12) Chai J, *et al*：*Neurology* 2005；**65**：925-927.
13) Malinow K, *et al*：*Ann Neurol* 1986；**20**：535-537.
14) Mukaino A, *et al*：*Mod Rheumatol* 2016；**26**：708-715.
15) Massara A, *et al*：*Arthritis Rheum* 2008；**58**：S787.
16) Tesar JT, *et al*：*Am J Med* 1992；**92**：686-692.
17) Wingerchuk DM, *et al*：*Lancet Neurol* 2007；**6**：805-815.
18) Pittock SJ, *et al*：*Arch Neurol* 2008；**65**：78-83.

2 腺外症状
5) 甲状腺病変

Essential Points!

▶ Sjögren 症候群（SS）と自己免疫性甲状腺疾患には疫学や病態などに共通点が多くみられ，橋本病や Basedow 病の合併頻度が上昇している．

▶ 甲状腺疾患を合併する SS には，女性，抗胃壁細胞抗体陽性，C4 正常などの特徴が指摘されている．

▶ SS では，リンパ腫などの悪性血液疾患の合併頻度が高いが，固形癌では甲状腺癌のリスクが上昇することが報告されている．

原発性 Sjögren 症候群（pSS）は浸潤リンパ球により緩徐進行性に唾液腺や涙腺の破壊が生じる疾患である．疫学や病態を含め，自己免疫性甲状腺疾患との類似点が多い[1]（**表 1**）．本項では pSS と甲状腺疾患の関連に焦点を当てて概説する．

1 自己免疫性甲状腺疾患

自己免疫で生じる甲状腺疾患は，Basedow 病と橋本病（慢性甲状腺炎ともよばれる）が代表的である．Basedow 病は甲状腺刺激ホルモン（thyroid stimulating hormone：TSH）受容体抗体により甲状腺が慢性的に刺激され，甲状腺機能亢進症が生じる疾患であり，有病率は 0.2〜1％ 程度とされる．橋本病は，浸潤リンパ球により甲状腺濾胞細胞が障害される疾患で，その初期では，サイログロブリン（thyroglobulin：Tg）抗体や甲状腺ペルオキシダーゼ（thyroid peroxidase：TPO）抗体（どちらか一方，あるいは両方）が陽性で，甲状腺ホルモンが正常な時期があり，その後，次第に甲状腺の破壊が進行し，甲状腺機能低下症に移行する（TSH のみが上昇する潜在性の低下症から次第に TSH が上昇し遊離サイロキシン〈free thyroxine：FT_4〉が低下する顕性の低下症へ進行する）．TPO 抗体や Tg 抗体の陽性者は成人女性の 10〜20％ といわれ非常に高頻度である．一方で，Basedow 病や橋本病の経過中に，急激に甲状腺の破壊が生じ，一過性の甲状腺中毒症を生じる状態があり，無痛性甲状腺炎とよばれる．無痛性甲状腺炎は産後に生じることもあり，これは産後甲状腺炎とよばれる．

橋本病の診断に関しては，Tg 抗体と TPO 抗体の一方が少なくとも陽性で，びまん性甲状腺腫があるものとされ，わが国では甲状腺機能低下の有無を問わないが，文献によって TSH の上昇を診断項目に含めているものもあるため，わが国と定義が違う場合には，できる限り"TSH 上昇を伴う"橋本病などと記載した．

2 原発性 Sjögren 症候群と自己免疫性甲状腺疾患

SS は他の自己免疫疾患を合併することがあるが，そのなかでも，橋本病は高頻度に認められる[1-4]．また代表的な膠原病である全身性エリテマトーデス（systemic lupus erythematosus：SLE），関節リウマチ，強皮症，pSS のなかでは pSS が最も自己免疫性甲状腺疾患を合併しやすいといわれる[5,6]．pSS 症例での自己免疫性甲状腺疾患の合併頻度は 30％ 程度で，一般人口の 4％ 程度に比較して高頻度[2]とするもの，通院中の pSS 400 症例のうち，7％ に橋本病，3％ に Basedow 病を認めた[7]とするものや，pSS 114 症例のうち，甲状腺機能低下症が 14％，Basedow 病（甲状腺中毒症を含める）が 2％[8]とするものがある．一方，pSS と対照群とで自己免疫性甲状腺疾患の頻度には有意差がない[3]とするものある．つまり，頻度の差はあるものの，pSS では，Basedow 病や橋本病といった自己免疫性甲状腺疾患を一般人口よりも高頻度に合併すると考えてよいと思われる．

| 表1 | SSと自己免疫性甲状腺疾患の共通点 |

疫学的共通点
　女性に多い
　発症のピークが30〜50歳代
病態上の共通点
　上皮細胞への自己免疫反応である
　自己抗体が陽性になる
　リンパ球浸潤を伴う組織所見
　HLA-B8, DR3, DR5が疾患感受性遺伝子に含まれる
　上皮細胞にHLAクラスIIが発現する
　B細胞のクローン増殖がある
　浸潤リンパ球や活性型T細胞である
臨床的な共通点
　MALTリンパ腫を合併しやすい
　特定の感染症に罹患しやすい（EBV, CMV, *Yersinia enterocolitica*など）
　甲状腺と唾液腺はヨウ素を取り込む

3 原発性Sjögren症候群経過中の甲状腺疾患

　台湾での診断名ベースの後ろ向き研究によると，pSS女性343名の8年間の経過中，何らかの甲状腺疾患の発症率は20.7%であった．非pSSでは10.8%であり有意に多かった[9]としている．ただし，本研究は診断名ベースで，詳細が不明である．

　ハンガリーでの後ろ向き研究では，pSS 479名のうち，95名（21.3%）に自己免疫性甲状腺炎を認めた．具体的には，TSHの上昇を伴う橋本病（全体の19.8%），Basedow病（同3.76%），甲状腺機能正常の慢性甲状腺炎（同2.1%）であった．さらに，橋本病の約1/4の症例では，橋本病がpSSの発症に先行し，同じく半数では，pSS発症後5年程度で橋本病が発症を認めたとしている[1]．Basedow病合併症例では，1/3においてBasedow病がpSSに先行，のこりの2/3でpSS発症後平均2年程度でBasedow病が発症と報告している[1]．

　pSSの経過中の甲状腺疾患の発症を前向きに検討したD'Arbonneauら[2]は137名のpSS患者と，年齢と性別を調節しpSSが除外された坐骨神経痛や変形性関節症にて受診した対照群120名とを対象として，経過中に自己免疫性甲状腺疾患が増加しないかを検討した．まずエントリー時に認めた自己免疫性甲状腺疾患は，pSS群で，TSH上昇を伴う橋本病20名，Basedow病1名（合計21.8%）であり，対照群では橋本病2名（4.2%）のみであった．その後，平均5年間にわたり，少なくとも年に1回の甲状腺評価を行ったところ，pSS群では，10名がTSH上昇を伴う橋本病，2名がBasedow病を発症した．対照群では1名がTSH上昇を伴う橋本病を発症した．経過中に甲状腺機能低下症を伴う橋本病を発症した症例では，エントリー時に，TPO抗体を8名，TPO抗体とTg抗体を4名に認めたとしている[2]．

4 甲状腺疾患を合併する原発性Sjögren症候群の特徴

　Ramos-Casalsらは，160名のpSS症例と75名の対照群とで，甲状腺ホルモン，Tg抗体，TPO抗体を測定したところ，pSS群に橋本病30名，軽症のBasedow病2名，26名の非自己免疫性甲状腺疾患が検出した．対照群には13名の橋本病と7名の非自己免疫性甲状腺疾患などを認めたが，有意差は認めなかった．非自己免疫性甲状腺疾患では機能性甲状腺腫瘍（いわゆるPlummer病や中毒性多結節性甲状腺腫）の頻度が多いようであるが，詳細は不明である．なお，pSSに（自己免疫性，非自己免疫性問わず）甲状腺疾患を合併する場合は，女性や抗胃壁細胞抗体陽性の頻度が高く，経過中に甲状腺機能異常が生じたpSS症例ではエントリー時のSS-A抗体陽性の頻度が高いとしている[3]．

　CaramaschiらはpSS症例100名を前向きに検討したところ，27名に橋本病を認めた．橋本病の有無でpSSの臨床的な特徴を比較したところ，橋本病を合併しない場合は，C4が有意に低値で，口腔内乾燥症状が有意に高頻度であり，さらに，統計学的な有意差はないが，クリオグロブリン陽性，palpable purpura（触知可能な紫斑）を伴う皮膚血管炎，末梢神経障害，リンパ腫の合併を認めたと報告している．すなわち，橋本病を伴うpSS患者はC4が正常の軽症pSSと結論している[10]．

　Ioannidisらは，C4低値とpalpable purpuraはリンパ腫への危険因子と報告しており[11]，橋本病を合併するpSS症例はリンパ腫を合併しにくいようである．

pSS の経過中の甲状腺疾患の発症を検討した D'Arbonneau ら[2]は，甲状腺疾患の有無で pSS の特徴を比較すると，エントリー時から自己免疫性，非自己免疫性を問わず甲状腺疾患を有する場合は，リウマチ因子と SS-A 抗体を高頻度に認めたとしている．TSH 上昇を伴う橋本病を合併する pSS では HLA-DR3 の頻度が高い傾向であった．経過中に甲状腺機能異常を呈した pSS 症例では，エントリー時に SS-A 抗体が高頻度に陽性であったとしている．一方で，pSS で甲状腺疾患（TPO 抗体，Tg 抗体，甲状腺ホルモンのいずれかに異常があるもの）がある場合には，抗核抗体とリウマチ因子が陽性になりにくく，口唇唾液腺生検組織でリンパ球浸潤が軽度[6]とするものもある．

なお，Basedow 病を合併する pSS の特徴や，産後甲状腺炎を含めた無痛性甲状腺と pSS との関係を検討した報告は現時点ではない．

5 原発性 Sjögren 症候群と甲状腺良性腫瘍

上述したハンガリーでの研究では，pSS 479 名のうち，7.7% に甲状腺結節を認めている[1]．同様に D'Arbonneau ら[2]は 137 名の pSS 患者のうち，1 名に多結節性甲状腺腫を認めたとされる．甲状腺良性腫瘍は自己免疫との関連は考えにくい．ただ，もともと pSS の好発年齢では甲状腺腫瘍の検出頻度も高いので臨床的には注意を払う必要がある．

6 原発性 Sjögren 症候群と甲状腺悪性腫瘍

Liang らは，2012 年末までに発表された 14 研究のメタ解析にて，pSS では悪性腫瘍全体で 53% の危険率上昇があるとしている．これは主としてリンパ腫などの悪性血液疾患によるものである．ただし，甲状腺癌のリスクは 2.58 倍（95%CI 1.14〜4.03）であり，固形がんでは唯一リスクの上昇を認めたとしている[12]．pSS で甲状腺癌の頻度が多いのはその後の検討でも確認されている．2017 年のスペインからの報告では，1,300 名の pSS 症例を平均 66 か月フォローしたところ，127 名

（9.8%）に 133 の悪性腫瘍が検出され，最も多かったのは，B 細胞 MALT リンパ腫（27 例）やその他の B 細胞リンパ腫（19 例）であったが，甲状腺癌も 4 名の女性に検出され，スペインの一般人口と比較して 5 倍程度のリスクの上昇があるとしている[13]．甲状腺癌以外では口唇や口腔内の悪性腫瘍，胃癌のリスク上昇を指摘している．これらの固形がんのリスクは人種が関連しており，非白人でハザード比が 10.44 倍とされる．

pSS で合併が多い橋本病では甲状腺癌の頻度が上昇する可能性が指摘されており[14]，関連が疑われる．

7 甲状腺疾患からみた原発性 Sjögren 症候群

Basedow 病や橋本病での pSS の合併頻度はそれぞれ，30%，22% とする報告がある[15]．同様に，170 名の橋本病の患者では，16.5% に pSS を認め，256 名の Basedow 病の症例には，4.7% に pSS を認めており，頻度が高い[7]．一方，Scofield は，自己免疫性甲状腺疾患の症例で pSS の頻度が増加するわけではないとしている[16]．

台湾での診断名ベースの後ろ向き研究（343 名の女性の pSS を 8 年間検討）では，pSS 診断以前では，甲状腺中毒症が 9.9% で最も多く，単純性，あるいは，詳細不明の甲状腺腫が 7.3% であった．何らかの甲状腺炎があると pSS のリスクは 3.6 倍，甲状腺中毒症では 2.45 倍，単純性あるいは詳細不明の甲状腺腫では 2.02 倍に上昇していた．一方，非中毒性結節性甲状腺腫やその他の甲状腺疾患では pSS のリスクは増加していなかった[9]．既述のように，診断名ベースの研究であり，甲状腺中毒症が Basedow 病であったかなど不明な点が多い．

Agha-Hosseini らは，予め pSS を除外された 40 名の橋本病症例と健常対照群を用いて，口腔内乾燥症の有無と重症度を，質問表を用いて評価した[17]．口腔内乾燥症は橋本病患者で高頻度であった（16 人対 6 人）．また，非刺激時と刺激後の唾液腺流量は橋本病のほうが低い傾向であり，橋本病の症例は口腔内乾燥症状が多いことが判明した．なお，この研究対象となった橋本病の症例は

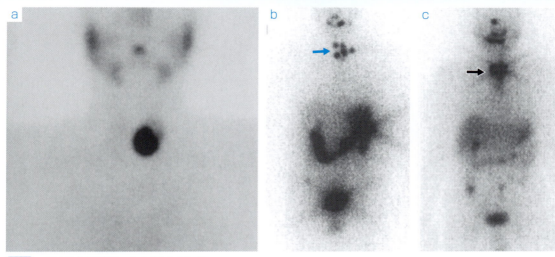

図1 唾液腺と甲状腺への131-Iの集積
機能性甲状腺腫瘍（a），甲状腺癌（b，c）に対して131-Iを用いた内用療法を行った後のシンチグラフィ所見．甲状腺機能性腫瘍（a），頸部転移性病変（b），甲状腺床（甲状腺全摘後の残存甲状腺組織：c）だけでなく，唾液腺にも程度の差はあるものの明瞭な131-Iの集積を認める．
➡：頸部転移性病変，➡：甲状腺床．

甲状腺ホルモンの補充を受けており甲状腺機能は正常であった．

Guptaら[18]は，甲状腺眼症の既往が明らかでなく眼の乾燥症状で受診した539症例のうち21名に，外眼筋の肥厚などを眼窩エコーにて認め，潜在性の甲状腺眼症を検出したとしている．これら21症例には，眼球突出や眼球運動障害，複視といった甲状腺眼症に典型的な症状を認めず，約半数に甲状腺機能低下症やBasedow病の既往を認めたとしている．なお，この研究対象に含まれていたpSS症例は3名である．同様に，176名の自己免疫性甲状腺疾患（Basedow病88名，橋本病40名，粘液水腫48名：甲状腺機能低下症が顕著であり皮膚や浮腫にムコ多糖が蓄積するもの）のうち，37%がSchirmerテスト（両眼<5 mm）とローズベンガル試験（score>4）の両方が陽性で，23%が唾液腺シンチグラフィ（Schall基準でscore ⅢあるいはⅣ）または口唇唾液腺生検で異常（Chisholm-Mason scoreでⅢあるいはⅣ）を認めた．pSSと診断できた症例は176例中24%であり，内訳は，Basedow病症例の20%，橋本病の27%，原発性粘液水腫の29%であり，特に偏りはなかった[5]としている．ドライアイと甲状腺眼症の関連[19]はよく知られているが，眼球突出などがなくとも半数以上のBasedow病症例に何らかのドライアイを認めた[20]とするものもある．つまり自己免疫性甲状腺疾患では，pSSで認めるような乾燥症状が高頻度に認められ，鑑別上重要といえる．

甲状腺癌やBasedow病の治療で使われる放射性ヨウ素（131-I）は，治療後のシンチグラフィ画像から明らかなように，甲状腺濾胞上皮のみならず，唾液腺にも明瞭に集積する（図1）．131-Iはβ線を放出することで細胞傷害性を有するため，甲状腺だけでなく唾液腺も障害され，放射性ヨウ素治療後には高率に一過性の味覚障害が生じる[21]．また，131-Iで治療後の口腔内乾燥症状，痛みや圧痛を伴う唾液腺炎の出現頻度が，pSS症例で高いことも報告されている[22]．

● おわりに

pSSでは自己免疫性甲状腺疾患や甲状腺悪性腫瘍の高頻度な合併があり注意が必要であるだけでなく，pSSに類似した症状を甲状腺疾患から生じることもあるため，臨床上，鑑別が必要である．

（安藤隆雄）

文 献

1) Zeher M, *et al*：*Thyroid* 2009；**19**：39-45.
2) D'Arbonneau F, *et al*：*Arthritis Rheum* 2003；**49**：804-809.
3) Ramos-Casals M, *et al*：*Medicine (Baltimore)* 2000；**79**：103-108.
4) Horvath IF, *et al*：*Clin Rheumatol* 2008；**27**：1479-1483.
5) Coll J, *et al*：*J Rheumatol* 1997；**24**：1719-1724.
6) Punzi L, *et al*：*Rev Rhum Engl Ed* 1996；**63**：809-814.
7) Biró E, *et al*：*Clin Rheumatol* 2006；**25**：240-245.
8) Lazarus MN, *et al*：*Ann Rheum Dis* 2005；**64**：1062-1064.
9) Lu MC, *et al*：*PLoS One* 2013；**8**：e77210.
10) Caramaschi P, *et al*：*Rheumatol Int* 2013；**33**：1271-1275.
11) Ioannidis JP, *et al*：*Arthritis Rheum* 2002；**46**：741-747.
12) Liang Y, *et al*：*Ann Rheum Dis* 2014；**73**：1151-1156.
13) Brito-Zerón P, *et al*：*J Hematol Oncol* 2017；**10**：90.
14) Noureldine SI, Tufano RP：*Curr Opin Oncol* 2015；**27**：21-25.
15) Kolsi R, *et al*：*Rev Rhum Mal Osteoartic* 1990；**57**：805-808.
16) Scofield RH：*Clin Exp Rheumatol* 1996；**14**：321-330.
17) Agha-Hosseini F, *et al*：*Med Oral Patol Oral Cir Bucal* 2016；**21**：e1-5.
18) Gupta A, *et al*：*Am J Ophthalmol* 2009；**147**：919-923
19) Selter JH, *et al*：*Clin Ophthalmol* 2014；**9**：57-62
20) Bruscolini A, *et al*：*Semin Ophthalmol* 2015；**30**：372-376.
21) Solans R, *et al*：*J Nucl Med* 2001；**42**：738-743.
22) Hollingsworth B, *et al*：*J Clin Endocrinol Metab* 2016；**101**：4085-4093.

2 腺外症状
6）皮膚病変

> **Essential Points！**
> - Sjögren症候群（SS）の皮膚症状は，①外分泌機能の低下に由来した乾燥病態に起因する皮疹（腺症状）と②免疫学的異常に関連した皮疹（腺外症状）の2つに分類できる．
> - 腺症状には，涙腺・唾液腺の腺症状に起因する眼瞼炎，口唇炎や，皮膚の外分泌腺である汗腺の障害による発汗障害，それにともなう乾皮症がある．
> - 腺外症状は，環状紅斑が代表的なものであり，ほかに，高γ-グロブリン性紫斑や血管炎もしばしば出現する．
> - 疾患非特異的な所見として，レイノー現象，アクロチアノーゼ，爪上皮出血点，凍瘡および凍瘡様皮疹などがしばしばみられる．

SSは外分泌腺の慢性炎症性変化を主体とする症候群であり，皮膚の外分泌腺である汗腺も傷害しうる．一方，腺外症状としても多彩な皮膚症状を呈する[1,2]．したがってSSの多彩な皮膚症状は，①外分泌機能の低下に由来した乾燥病態に起因する皮疹と②免疫学的異常に関連した皮疹との2つに分けて考えることが重要である．SSの皮膚症状を診断する際には，乾燥に関連した症状について詳細に問診することはもちろんであるが，環状紅斑，紫斑，レイノー現象，凍瘡・凍瘡様皮疹，日光過敏，顔面や手掌の紅斑，薬疹などの既往について確認すべきである．

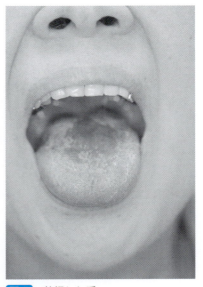

図1 乾燥した舌
カラー口絵41 参照

1 腺症状（乾燥病態）に関連する皮膚症状

1）眼瞼炎・口唇炎

SSでは涙液や唾液の分泌低下にともなって，眼囲や口囲に眼瞼炎，口角炎・口唇炎などを生じる．舌は，赤い平らな乾燥した舌となる（図1）．粘膜病変の詳細は他項を参照されたい．

眼瞼炎や口唇炎は，点眼液や歯磨きなどによる接触皮膚炎などが鑑別となる．特に眼の乾燥のために点眼薬を使用している場合が多いので，SSが存在している場合にも，その眼瞼炎や口唇炎に接触皮膚炎が混在していることがあり，すべてが乾燥病態に起因しているとはいえない場合もあることに注意する．貼付試験による鑑別を行うことが必要となる．

2）発汗障害

SSでは，自覚的な汗の分泌異常を訴える例は少ない．特に，皮膚の乾燥や汗の減少を主訴として訴えることは極めてまれである．しかしながら，乏汗症や無汗症を呈した例が報告されており，まれではあるが注意すべき症状である．

乏汗症や無汗症を呈する例は発汗低下による夏季の熱中症などで発見されることが多い．無汗症の診断にはMinor法（ヨウ素デンプン反応を用いた発汗着色法：ヨウ素存在下では汗の水分でデン

プン粉が黒色化されることにより検出する）を行う.

SSにともなう無汗症は，わが国でこれまでに17例が報告されている[3]．年齢は平均53歳（20〜77歳），男性7例，女性10例で，無汗症の病型は，全身型が7例，分節型ないし局所型が10例であった．一方，中里らは，分節型無汗症101例のうち13例がSSであったと報告している[4]．本症の発汗障害の機序には，汗腺自体の障害と交感神経節障害の2つがあげられている．Mitchellらは，無汗症をともなうSS患者の汗腺周囲には炎症細胞浸潤が認められ重症度に細胞浸潤が重要な指標になると述べており[5]，わが国の報告例のなかでも汗腺周囲の細胞浸潤が認められている例がある.

SS全般において発汗機能異常が存在するかどうかについては一定の見解は得られていない．片山らは，50歳以下の若年女性患者の検討で健常人に比して有意に発汗機能の低下がみられたと報告している[6]．発汗機能の低下は皮膚乾燥症状が目立たない例でも認められ，組織学的に汗腺のリンパ球浸潤や汗腺の破壊などはみられなかったという.

3）乾皮症

乾皮症は角層に含まれる水分が減少して皮膚が乾燥することをいう．40歳代以降に好発し，冬季に多い．上述のように汗腺が障害されて発汗減少を生じると乾皮症をきたすと考えられるが，SS患者で臨床的に乾皮症を呈する例は実際にはあまり多くない．また，乾皮症自体が発生頻度の高いcommon diseaseであるので，特異性は低く，乾皮症が認められた場合にもSSによるものなのかあるいは単なる加齢変化なのかを判断することは困難である.

② 腺外症状（免疫異常）に関連する皮膚症状

SSでは腺症状以外にも種々の皮膚症状が認められることがあり，これらは免疫学的異常に関連した皮疹と捉えられている．環状紅斑が代表的なものであり，紫斑，レイノー現象，凍瘡様皮疹などもしばしばみられる．SSに特異性の高い皮疹と膠原病全般にみられる非特異的な皮疹とに分けられる.

1）環状紅斑

SSにともなう環状紅斑は，SSの腺外症状とし て代表的な皮疹である（**図2**）．SSに特異性が高く，抗SS-A/Ro抗体と抗SS-B/La抗体の両者が高率に陽性になる．日本人をはじめとする東洋人にほぼ限られるのが特徴である.

軽度の浸潤を触れる淡紅色の浮腫性小紅斑としてはじまり，徐々に遠心性に拡大し，辺縁が隆起して，完全な環状あるいは環の一部を欠いた馬蹄形を呈するようになる．2つ以上の環状紅斑が融合して連圏状を呈することもある．自覚症状は通常ない．典型的には表皮の変化は乏しいが，鱗屑や痂皮を認める場合もある．通常1〜2か月持続し，色素沈着はほとんど残さずに消褪する.

顔面に比較的よく出現するが，体幹，四肢にもしばしば生じる．日光，寒冷刺激，疲労，ストレス，妊娠などが誘因となることがある．乾燥症状が目立たない例も多い.

診断には皮膚生検が必須であり，真皮全層に血管周囲へのリンパ球を主体とする著明な細胞浸潤を認め，核片をともなうこともある．液状変性はないか，あっても軽度である．蛍光抗体直接法（ループスバンドテスト）は通常陰性である.

SSにおいて環状紅斑が出現する機序はまだ完全に明らかになっていないが，抗SS-A/Ro抗体がほぼ全例に陽性となり，抗SS-B/La抗体も高率に陽性となる．また新生児エリテマトーデスとの関係からも，これらの抗体に大きく依存した反応であることが推定されている．しかしながら，抗SS-A/Ro抗体の52 kDaや60 kDa抗原との反応性の違いや反応エピトープとの相関にははっきりしたものはない.

環状紅斑の誘因として，片山らは顔面の環状紅斑がサーモグラフィー上の温度の低いところに出現することを指摘し，寒冷刺激の関与を指摘している[2]．塚崎らは，日光曝露で環状紅斑が増悪する例を報告し，同時にSS 14例に光線検査を行い，紫外線によって惹起された紅斑が遷延化したり，紫外線により皮疹の誘発がみられた例では抗SS-A/Ro抗体，抗SS-B/La抗体の陽性率が高い傾向があったと述べている[7].

環状紅斑とは環状を呈して遠心性に拡大する様々な紅斑の総称であり，鑑別診断として，common diseaseでは蕁麻疹，虫刺症，多型滲出性紅斑など，ほかに遠心性環状紅斑（Darier），

146　第4章　臨床症状

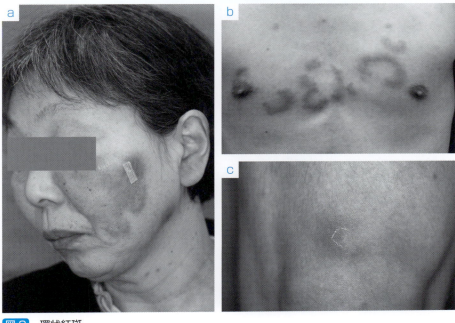

図2 環状紅斑
a 顔面, b 前胸部, c 下肢.

カラー口絵42参照

慢性遊走性紅斑（ライム病），Sweet病，サルコイドーシス，リンパ腫などがあげられる．膠原病のなかでは全身性エリテマトーデス（systemic lupus erythematosus：SLE）にみられる亜急性皮膚エリテマトーデス（subacute cutaneous lupus erythematosus：SCLE）やLE tumidusとの鑑別が必要である．

なかでも，SCLEとの鑑別がもっとも問題となる．SCLEも抗SS-A/Ro抗体を基盤に生じる．SSにともなう環状紅斑は，組織学的に真皮の血管周囲性の密なリンパ球浸潤が主体であり，エリテマトーデスに特徴的な毛孔性角栓，表皮萎縮，液状変性を欠き，臨床的には表皮変化が乏しいのが典型的である．しかしながら，両者の中間的な例も存在する．抗SS-A/Ro抗体陽性のSSとSLEは共通点が多く，抗SS-A/Ro抗体陽性SS/SLEオーバーラップ症候群という考え方も提唱されている[8]．SSの環状紅斑が人種・遺伝的要因に依存していることはほぼ間違いないと考えられる．抗SS-A/Ro抗体陽性例の中でも，白人にはSSの環状紅斑はまれであり，一方日本人ではSCLEはまれでSSの環状紅斑が圧倒的に多いこ

とから，SCLEとの異同は白人と黄色人種の遺伝的な差による表現型の違いにすぎないという考え方があり，ともに抗SS-A/Ro抗体（および抗SS-B/La抗体）を基盤に生じる同一スペクトラムの症状と考えることもできる．

2）高γ-グロブリン性紫斑

高γ-グロブリン血症にともなって生じる下腿の慢性の紫斑である（**図3**）．両側性に生じる．点状ないし斑状の紫斑が多発し，病変の繰り返しによる色素沈着をともなう．長時間の立ち仕事や運動負荷により誘発されることが多い．通常は浸潤を触れないnon-palpable purpuraである．高γ-グロブリン血症をきたす他の疾患でも出現しうるが，SSが基礎疾患として最も多い．

3）血管炎

SSでは種々の皮膚血管炎をともなうことがある．Ramos-Casalsらは原発性SS患者558例中9％に皮膚血管炎が認められたと報告している[9]．palpable purpuraや蕁麻疹様紅斑（蕁麻疹様血管炎）を呈し，ほとんどの例は小血管の白血球破砕血管炎で，クリオグロブリンが関与している場合もある．

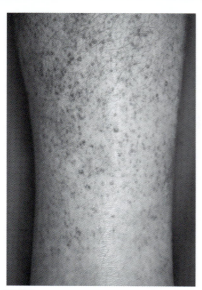

図3　高γ-グロブリン性紫斑
カラー口絵43 参照

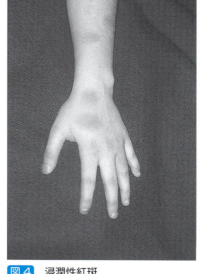

図4　浸潤性紅斑
カラー口絵44 参照

　蕁麻疹様血管炎は，臨床的に蕁麻疹に類似した淡紅色の浮腫性紅斑を呈するが，通常の蕁麻疹に比べて持続時間が長く，色素沈着を残す．組織学的には真皮上〜中層の白血球破砕血管炎の像を示す．SLE が基礎疾患であることが多いが，SS でも時に認められる．

4）結節性紅斑

　結節性紅斑は下腿を中心とした発赤をともなう有痛性の皮下硬結で，種々の疾患でみられる症状であるが，SS でも時に全身性に結節性の紅斑がみられることがある．

5）浸潤性紅斑

　発熱と同時あるいは続発して，顔面，体幹，四肢に拇指頭大くらいまでの浸潤の強い紅斑を生じることがある（図4）[10]．10〜30 歳代の若い女性に多い．SS の環状紅斑に類似した組織を示し，Sweet 病が鑑別になる．上述の結節性紅斑と同一スペクトラムの症状と考えられる．

6）寒冷刺激と循環障害にともなう皮膚症状

　SS では寒冷刺激にともなう循環障害を基盤とした皮疹が種々の程度で認められる．これらは SS に特異的な症状ではないが，しばしば SS の発見のきっかけとなる．

① レイノー現象

　寒冷や緊張などにより末梢動脈の収縮が生じ，手指や足趾が発作的に蒼白になる現象である．白→紫→赤の3 相性の変化をとることが典型的である．SS の約 30％ の症例に認められる．軽症のことが多く，手指の潰瘍は通常ともなわない．SS 以外の膠原病にもしばしばみられ，SS に特異的な所見ではない．

② アクロチアノーゼ（肢端紫藍症）

　寒冷により四肢末端が赤紫色から紫藍色を持続的に呈するものである．患部の皮膚は冷感が強い．病変部皮膚を押すとうっ血が圧排されてチアノーゼの暗紫色が白くなり，離すと外側から円が閉じる様にチアノーゼの色が戻る（iris shutter sign）のが特徴である．皮疹が持続性である点がレイノー現象との違いであるが，病態としてはレイノー現象の紫色相と同様の変化が持続的に生じている状態と考えることができる．これも SS に特異的な症状ではない．

③ 爪上皮出血点

　手指の爪上皮（爪の甘皮の部分）にみられる点状や線状の黒色の出血点であり（図5），末梢循環障害の鋭敏な指標となる．全身性強皮症で高率に認められるが，SS でも約 20％ にみられる．

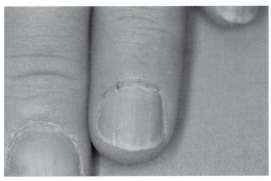

図5　爪上皮出血点　カラー口絵45参照

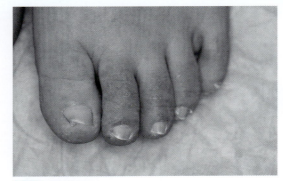

図6　凍瘡様紅斑　カラー口絵46参照

④凍瘡

いわゆる「しもやけ」で，寒冷期に四肢末端や耳朶に浮腫性の鮮紅〜紫紅色斑を生じ，瘙痒をともなう．水疱やびらんを生じることもあるが，通常瘢痕は残さない．厳寒期よりも日内温度差が大きい初冬や晩冬に好発する傾向がある．反復する寒冷刺激によって小動脈がうっ血し，炎症をきたすと考えられている．全体にうっ血し樽柿状に紫紅色に腫脹するものと多形滲出性紅斑様の小丘疹・小紅斑からなるものがあるが，両者が混在する場合もある．

凍瘡自体はcommon diseaseであるが，一部の症例ではSSを含む膠原病を背景とすることがある．①年齢（成人以降），②季節（春を過ぎても改善しない），③臨床像（重症）が注意すべき点である．遠藤らは，成人凍瘡患者48例の基礎疾患を検討し，SS 25例，SSと他の膠原病のオーバーラップ6例が存在したと報告している[11]．

⑤凍瘡様皮疹（凍瘡様紅斑）

凍瘡に類似の症状はSSでしばしばみられ，凍瘡様皮疹あるいは凍瘡様紅斑とよばれる（図6）．はっきりとした寒冷刺激がなくても持続するのが特徴であるが，どこまでが「膠原病患者に生じた真の凍瘡」でどこからが「凍瘡様紅斑」であるかの見極めは必ずしも容易ではない．SSの20〜30％にみられるとされ，非特異疹の1つであるが，SS患者の初期病変として重要である．

⑥網状皮斑

真皮・皮下脂肪織境界部の小血管の狭窄や閉塞によるうっ血により生じる網目状の紅斑である．その動脈から血流を受ける皮表血管（真皮・皮下組織境界部血管を頂点とした円錐形の分布）の辺縁血流速度が遅くなりうっ滞するために網状を呈する．基礎疾患には真皮・皮下組織境界部の血管障害をきたす疾患，すなわち血管炎や血栓をきたす疾患，クリオグロブリンなどの異常蛋白血症があり，SSでも生じることがある．

7）薬疹

SSには高頻度に薬剤過敏症状を呈する特徴があり，複数の薬剤に対するアレルギーを示す症例も多くみられる．したがって本症で皮疹をみた場合には常に薬疹を念頭におくことが重要である．また，不必要な投薬は可能な限り避けるべきである．

8）光線過敏・女子顔面黒皮症様皮疹

光線過敏は膠原病ではSLEに特徴的な所見であるが，SSでも種々の程度の光線過敏がみられることがある．上述のように抗SS-A/Ro抗体および抗SS-B/La抗体陽性例では光線過敏が高頻度にみられることが報告されている[7]．女子顔面黒皮症様皮疹にも光線過敏の関与が考えられている．

9）皮膚リンパ腫

欧米に比べると頻度は低いが，Bリンパ腫のみならずTリンパ腫も生じることがある．偽リンパ腫もみられることがある．

10）その他

SSでは脱毛も報告されており，びまん性の脱毛が多いとされる．その他，尋常性白斑，扁平苔

2 腺外症状 6）皮膚病変

癬，尋常性乾癬，サルコイドーシスなどの合併例が報告されている．欧米の診断基準ではサルコイドーシスが除外診断になっているが，小寺らは自己免疫性背景を有するサルコイドーシスの群に SS が多いことを示し，共通の基盤をもつ可能性があることを述べている[12]．

（藤本　学）

文 献

1) 臼田俊和：日皮会誌 2006；**116**：289-295.
2) 片山一朗・他：皮膚臨床 1997；**39**：185-191.
3) 五十嵐直弥・他：臨皮 2006；**60**：907-910.
4) 中里良彦・他：発汗学 2005；**12**：87-89.
5) Mitchell J, *et al*：*J Am Acad Dermatol* 1987；**16**：233-235.
6) Katayama I, *et al*：*Br J Dermatol* 1995；**133**：716-720.
7) 塚崎直子・他：皮膚病診療 2001；**23**：287-290.
8) Provost TT, *et al*：*Lupus* 1997；**6**：105-111.
9) Ramos-Casals M, *et al*：*Medicine（Baltimore）*，2004；**83**：96-106.
10) 江内田智子・他：臨皮 2003；**57**：890-892.
11) 遠藤桃子・他：日皮会誌 1995；**105**：1091-1098.
12) 小寺雅也・他：日皮会誌 2000；**110**：35-39.

2 腺外症状

7) 原発性シェーグレン症候群の筋・骨格系徴候；筋・関節病変

Essential Points！

▶ 原発性 Sjögren 症候群の筋・骨格系徴候が EULAR Sjögren's Syndrome Disease Activity Index（ESSDAI）に占める割合が大きく，その評価は重要である．

▶ 関節症状の評価は DAS28，関節超音波を用いるなど関節リウマチの診察に類似するが，臨床経過や自己抗体検査結果も含めた慎重な判断が必要である．

▶ 筋症状の活動性評価には筋電図，MRI，筋生検のいずれかが必要であり，鑑別が困難な症例には筋生検を検討すべきである．

---

1 原発性 Sjögren 症候群と筋・関節病変，ESSDAI，ESSPRI

Sjögren 症候群（SS）は通常，口腔・眼球等に乾燥症状をきたす自己免疫疾患として広く認識されている．しかし，初診時には乾燥症状は必ずしも明確に自覚されず，筋・骨格系徴候を含めた腺外症状が前景に立つことも少なくなく，筋・骨格系徴候を端緒として関節リウマチ（rheumatoid arthritis：RA）を含めた各種リウマチ・膠原病疾患の鑑別を行う過程で原発性 SS の診断に至ることは日常診療でしばしば経験される．また筋・骨格系徴候は痛み（筋痛，関節痛）という形での症状になることが多いが[1]，後述の通り SS の活動性評価において筋症状と関節症状は独立して評価されるので，原発性 SS 患者より疼痛の訴えがあった際にはそれが筋痛か関節痛かの鑑別も必要である．

原発性 SS 患者の約 30% で疲労感の自覚が認められるが，疲労感を有する SS 患者群では疲労感のない SS 患者群と比して筋痛／関節痛を有する症例が有意に多い[2]．

SS は 2015 年 1 月に指定難病に含まれ，その重症度分類は SS の全身症状を評価する指標である EULAR Sjögren's Syndrome Disease Activity Index（ESSDAI）[3]に基づいて行われる．ESSDAI の詳細については「第 3 章　診断手技・手法　8. 活動性の指標 ESSPRI，ESSDAI」（p.92）を参照されたい．関節症状，筋症状ともに 4 段階〔無

（0），低（1），中（2），高（3）〕で評価され，その重みはそれぞれ 2，6 と高く，SS の活動性評価における関節・筋症状の重要性が反映されている．また自覚症状の評価基準である EULAR Sjögren's Syndrome Patient Reported Index（ESSPRI）[4]にも筋肉痛・関節痛の項目が採用されている．

なお自己抗体について，RA の分類基準に含まれるリウマトイド因子（rheumatoid factor：RF）は SS においても比較的高頻度に検出されるため，関節症状と RF 陽性を示す症例では SS の鑑別も必要である．一方で RA 診断における特異度が高く，将来的な RA 発症の予測因子とも考えられている抗環状シトルリン化ペプチド（cyclic citrullinated peptide：CCP）抗体[5]も原発性 SS で約 7〜33% と一定の頻度で陽性になると報告されており[6,7]，陽性例では経過中に RA を合併し 2 次性 SS と判断されることも多い[6]．そのため抗 CCP 抗体陽性で乾燥症状，関節症状を認める症例では詳細な問診，乾燥症状の評価に加えて後述の画像所見も考慮し，慎重な鑑別診断を行うとともに将来的な RA 合併への注意も必要である．抗 SS-A 抗体は SS の自己抗体として広く知られているものの，SS 以外にも全身性エリテマトーデス（systemic lupus erythematosus：SLE）など種々のリウマチ・膠原病疾患で陽性になることがあり[8]，炎症性筋炎でも陽性となりうるため注意が必要である．すなわち，抗 SS-A 抗体陽性で筋症状を呈した場合は SS 以外の自己免疫疾患を含めた鑑別も必要である．抗 SS-A 抗体陽性多発性筋炎／皮

膚筋炎では抗SS-A抗体陰性群に比して有意に再燃が多いという報告がある[9]．抗SS-B抗体はSSの診断における特異性が高いが[10]，ほとんどの場合で抗SS-A抗体との共陽性を示し，2016年米国リウマチ学会（American College of Rheumatology：ACR）/ヨーロッパリウマチ学会（The European League Against Rheumatism：EULAR）原発性SS分類基準[11, 12]からは除外されている．抗SS-B抗体単独陽性の場合，原発性SSを含めたリウマチ・膠原病疾患の診断に合致することは少ないが，SLEなどいずれかの診断に合致した場合は関節症状の頻度が多いとされている[13]．

本項では，原発性SSにおける筋・骨格系徴候の特徴に加え，2015年にSSが指定難病となり，筋・骨格症状の評価を含めたESSDAIの重要性が増したことからESSDAIにおける関節症状・筋症状の評価における注意点についても概説する．なおわが国でのSS診断は1999年厚生省研究班改訂診断基準[14]が用いられ，この基準を満たしている症例が指定難病の対象となる．これまで欧米，また国内から発表されている研究は2002年米国・ヨーロッパ基準〔American-European Consensus Group（AECG）SS Classification Criteria〕[15]に基づいて症例選択を行ったものが多いため，わが国における指定難病としてのSSとは若干患者像が異なる可能性があることに注意されたい．

2 関節症状

1）原発性Sjögren症候群における関節症状の特徴

原発性SSで関節痛もしくは関節炎症状をきたすのは欧米では53％と報告されている[6]．関節症状は10〜20％で原発性SSの発症に先行して生じるが，40〜50％では乾燥症状の発症と同時とされている[1]．朝のこわばりや両側性の関節痛をきたしうる点はRAに類似する[16]．

原発性SS患者において，RAの骨破壊評価の基本である手指・足趾X線単純写真の異常所見を認めることは多くない．しかし原発性SSではSLEと比して手X線画像で変形性関節症の所見を認めることが多いという報告もあり注意を要する[17]．関節エコー（筋骨格超音波〈musculoskeletal ultrasound：MSUS〉）はRAにおいて早期の骨・滑膜病変を検出する手段として確立されており，SSの関節症状評価に対する有用性の報告も蓄積されている．RAと同様にSSでも，触診での判断が難しい場合はMSUSを積極的に活用すべきである．32例の原発性SSでの検討では，37.5％にMSUSで手関節における滑膜炎所見が認められた（図1）[18]．ただし，MSUSは触診では診断し難い滑膜炎の検出に有用であるが原発性SSに特異的な所見はなく，関節滑膜炎をきたす代表的な疾患であるRAとの鑑別が問題となる．

RAのMSUSでの特徴的所見として滑膜炎のほかに骨びらんがあげられるが，イタリアでの研究では原発性SSの12.5％で中手指節間（metacarpophalangeal：MCP）関節または近位指節間関節の骨びらんが認められた（図2）[19]．この研究で骨びらんを認めた症例では対称性関節炎やリウマ

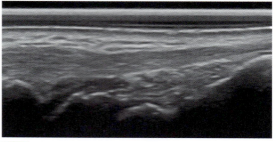

図1 原発性SSにみられた手関節の軽度滑膜炎所見
〔Iagnocco A, et al：Rheumatology (Oxford) 2010；49：1153-1157.〕

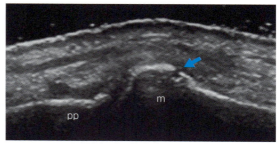

図2 原発性SSにみられた第1中手指節間関節の骨びらん

m：中手骨頭（metacarpal head），pp：基節骨（proximal phalanx），➡：びらん（erosion）．
〔Riente L, et al：Clin Exp Rheumatol 2009；27：747-750. より改変〕

イド結節を認めなかったことから，RA 合併の可能性も否定はできないものの原発性 SS で高度の関節炎をきたす病型があることが示唆されている[19]．Amezcua-Guerra らは原発性 SS による関節炎の MSUS 所見の特徴として MCP 関節，手関節および膝関節が滑膜炎の好発部位であるのに対し近位指節間関節，肘関節や足関節では殆ど認めないこと，また第 2 MCP 関節の骨びらんは二次性 SS に特異度が高い所見であることを報告している[20]．

なおわが国の研究では，AECG 分類基準より SS と診断された患者群のうち抗セントロメア抗体（anti-centromere antibody：ACA）陽性例では全く MSUS での滑膜炎所見を認めなかった[21]．ACA 陽性 SS[22] では ACA 陰性例に比して有意にレイノー症状の出現が多いが[23]，MSUS での検討結果を考慮すると手指の疼痛症状の評価は慎重に行う必要がある．

なお SS と同様に関節症状を呈することがあり，皮膚症状や臓器症状，血液検査所見等から SS との鑑別を要することが多い SLE の手関節では腱鞘滑膜炎の頻度が多いと報告されている[24]．

ESSDAI では採り入れられていないが，MRI も原発性 SS の早期の滑膜炎を捉えうる．ただ，MSUS と同様に，原発性 SS に特異的な所見ではなく[25]早期 RA との鑑別を慎重に進める必要がある．

2）ESSDAI における関節症状の評価

ESSDAI 日本語改訂版（日本シェーグレン症候群学会 ESSPRI・ESSDAI 小委員会）における関節症状の評価で，低活動性に該当するのは「朝のこわばり（＞30 分）を伴う手指，手首，足首，足根，足趾の関節痛」かつ「最近 4 週間に経験した関節痛」である．

すなわち，問診においては①関節痛が最近 4 週間の間で出現したこと②30 分以上続く朝のこわばりを伴っていること，これら 2 要素を満たしていることを確認する必要がある．

また中等度活動性・高活動性の判定に際しては「DAS28 で用いる 28 関節を触診あるいは超音波検査で評価する」と定められており，1〜5 箇所の関節滑膜炎で中等度活動性，6 箇所以上で高活動性と判断される．RA の活動性評価として用いられている disease activity score 28（DAS28）[26] に基づいた関節評価はリウマチ専門医には馴染み深

表1 わが国の原発性 SS 関連筋炎報告例

年齢，性別	治療（PSL mg/ 日）	治療経過	文献
48，F	20	改善	30
74，F	40	改善	29
63，F	30	改善	29
62，F	10	改善	29
57，F	10	改善	29
50，F	20	改善	29
64，F	20	改善	31
63，F	30	改善	32

いものであるが，変形性関節症など SS と無関係な所見は含めないため触診の際は注意を要する．また SS による関節炎のスコアリングであるため感染性や代謝性，RA や他の自己免疫疾患による関節痛や滑膜炎を除外することも要求されている[27]．

3　筋症状

1）原発性 Sjögren 症候群における筋症状の特徴

原発性 SS において筋痛や筋力低下といった筋症状の頻度は関節症状と比して高くない．Kraus らの研究より原発性 SS における筋炎合併頻度は約 3％ と報告された[28]．一方，わが国では 89 例の原発性 SS 中 5 例（5.6％）に筋炎を認めた報告のほか[29]，いくつかの症例報告が散見され，いずれも筋生検により筋炎の診断が確定し，ステロイド治療に良好に反応している．筋痛，筋力低下や筋電図異常は必ずしも認めず，筋原性酵素も大きく上昇するものから軽度の上昇に留まるものまで幅がみられる（**表1**）[30-32]．イタリアでの多施設後ろ向きコホート研究では原発性 SS の患者群のうち 1.28％（17/1,320 例）で筋力低下を認めていた．筋力低下を認めた群の 41.1％ で筋痛，76.4％ で血清クレアチンキナーゼ（creatine kinase：CK）上昇，92.8％ で筋電図（electromyography：EMG）異常を認めていた．17 例中 13 例において筋生検が施行され，6 例で組織学的に筋炎の所見を認めた．筋炎を合併した例は比較的高い頻度で乾燥症状と同時期に筋症状の発現が認められているが（47.05％），SS の診断後，暫くして筋症状を生じるもの，また SS の診断に先立ち筋症状を認める

2 腺外症状 7）原発性シェーグレン症候群の筋・骨格系徴候；筋・関節病変　153

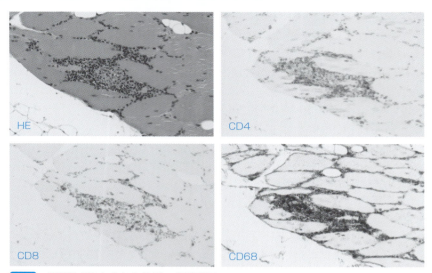

図3 原発性SSに生じた筋炎の組織所見
HE染色では筋線維の大小不同・核の中心化，筋線維間に著名な炎症細胞浸潤を認めた．また，炎症細胞浸潤の中心に肉芽腫様変化を認めた．免疫染色では，炎症細胞の主体はCD4陽性T細胞で，一部にCD8陽性T細胞とCD68陽性マクロファージを認めた．
〔内田 貞輔・他：日臨免誌 2010；**33**：277-282. より改変〕

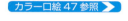

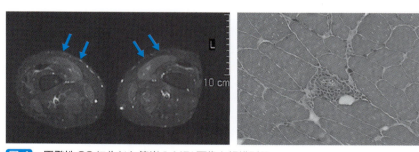

図4 原発性SSに生じた筋炎のMRI画像と組織所見
➡：両側大腿四頭筋のSTIR高信号域．
〔Koga T, et al：Rheumatol Int 2012；**32**：3647-3649. より改変〕

ものなど様々である[33]．

原発性SSにおける筋炎では筋線維の大小不同や再生，炎症細胞の浸潤等を認める[29]．内田らの検討では原発性SSの筋組織でCD4⁺T細胞を主体とする炎症細胞浸潤を認めた（**図3**）[31]．また，Kogaらは筋脱力，筋痛やEMG異常所見は認めなかったもののCKの上昇やMRIでの大腿四頭筋short T1 inversion recovery高信号を示し，筋生検では筋線維の大小不同や変性，血管周囲の炎症細胞浸潤が示された症例を報告した（**図4**）．この症例では筋炎と同時に間質性肺炎も認めていたがいずれも中等量のプレドニゾロン（PSL）で改善しており，原発性SSに合併する筋炎および間質性肺炎は多発性筋炎／皮膚筋炎にみられるものとは異なる特徴を有することが示唆された[32]．

また，SS小唾液腺生検組織でみられうる胚中心様構造が原発性SSの筋組織でも観察されている[34]．これらから原発性SSの筋炎において腺組織と同様の炎症細胞浸潤が生じていることが推察される．

SSの約9％で尿細管性アシドーシスを合併し[6]，低カリウム血症による筋力低下を生じる可

能性も念頭におく必要がある．なお線維筋痛症（fibromyalgia：FM）が原発性 SS に比較的高頻度（14.6〜31.0%）に合併し，FM 合併原発性 SS は FM 非合併に比べ ESSPRI が有意に高い[35,36]．しかし，後述の通り ESSDAI では FM による疼痛はスコアの対象とされていないことに注意が必要である．

2) ESSDAI における筋症状の評価

ESSDAI において筋症状の活動性を有すると認められるのは EMG，MRI あるいは筋生検で異常を認める場合であり，また EMG は神経内科専門医によって施行されることが推奨されているため，SS において筋症状を認める際には身体診察のほかに MRI 撮像や神経内科医へのコンサルトを要する．MRI は筋組織内のびまん性炎症を捉えるのに有用である[27]．

低活動性以上と判断するには EMG，MRI，筋生検のいずれかは必須となるがすべてを施行する必要はない．また，一度筋生検で炎症性筋炎を証明された症例では，同様の筋症状が再燃し血清 CK の上昇を伴う際は再度の筋生検は必要ない[27]．

関節症状の評価と同様にステロイドによる筋脱力，スタチンによる横紋筋融解症，すでに診断された他の自己免疫疾患による筋症状，FM など SS 自体によらない症状は評価に含めず，これらの場合は 0（活動性なし）とスコアする[27]．前述の通り筋生検は必須ではないが，鑑別に苦慮する場合は施行を考慮する．

● おわりに

原発性 SS の筋・骨格系徴候の診断においては類似の症状をきたす疾患の鑑別が必要であるが，その問診・診察技法は RA や炎症性筋疾患など他の自己免疫疾患と共通し，習熟しておく必要がある．病態について未解明の部分が多く，そのため治療についてわが国では確立されているとはいえないが，国外では生物学的製剤の有用性が報告されており[37]，今後病態が解明されてくるにつれ応用も広がってくると考えられる．

また近年，原発性 SS において足底腱膜，アキレス腱および膝蓋腱の肥厚を認め，Madrid Sonographic Enthesitis Index（MASEI）が健常者に比して有意に高いことが示された[38]．この研究では MASEI と ESSDAI の相関は認められなかったものの，今後原発性 SS における腱付着部炎の意義についても多数例での解析が必要になると予想される．

（寶來吉朗）

文 献

1) Vitali C, et al：Best Pract Res Clin Rheumatol 2015；**29**：63-70.
2) Karageorgas T, et al：Arthritis Care Res (Hoboken) 2016；**68**：123-131.
3) Seror R, et al：Ann Rheum Dis 2010；**69**：1103-1109.
4) Seror R, et al：Ann Rheum Dis 2011；**70**：968-972.
5) 川尻 真也・他：Keynote R・A 2017；**5**：61-64.
6) Ramos-Casals M, et al：Rheumatology (Oxford) 2015；**54**：2230-2238.
7) Payet J, et al：J Rheumatol 2014；**41**：2395-2402.
8) Franceschini F, et al：Autoimmunity 2005；**38**：55-63.
9) Tatebe N, et al：Mod Rheumatol 2018；**28**：141-146.
10) Venables PJ, et al：Clin Exp Rheumatol 1989；**7**：181-184.
11) Shiboski CH, et al：Ann Rheum Dis 2017；**76**：9-16.
12) Shiboski CH, et al：Arthritis Rheumatol 2017；**69**：35-45.
13) Jardel S, et al：PLoS One 2017；**20**：e0185104.
14) Fujibayashi T, et al：Mod Rheumatol 2004；**14**：425-434.
15) Vitali C, et al：Ann Rheum Dis 2002；**61**：554-558.
16) 住田 孝之：医学のあゆみ 2016；**258**：968-973.
17) Aksoy A, et al：J Rheumatol 2016；**43**：1068-1071.
18) Iagnocco A, et al：Rheumatology (Oxford) 2010；**49**：1153-1157.
19) Riente L, et al：Clin Exp Rheumatol 2009；**27**：747-750.
20) Amezcua-Guerra LM, et al：Biomed Res Int 2013；**2013**：640265.
21) Fujimura T, et al：Mod Rheumatol 2015；**25**：871-875.
22) Katano K, et al：J Rheumatol 2001；**28**：2238-2244.
23) Nakamura H, et al：BMC Musculoskelet Disord 2010；**11**：140.
24) Iagnocco A, et al：Clin Exp Rheumatol 2004；**22**：621-624.
25) Boutry N, et al：Radiology 2005；**236**：593-600.
26) Prevoo ML, et al：Arthritis Rheum 1995；**38**：44-48.
27) Seror R, et al：RMD Open 2015；**1**：e000022.
28) Kraus A, et al：J Rheumatol 1994；**21**：649-653.
29) Aoki T, et al：Mod Rheumatol 2003；**13**：57-61.
30) 青木 昭子・他：リウマチ科 1999；**22**：313-316.
31) 内田 貞輔・他：日臨免誌 2010；**33**：277-282.
32) Koga T, et al：Rheumatol Int 2012；**32**：3647-3649.
33) Colafrancesco S, et al：Clin Exp Rheumatol 2015；**33**：457-464.
34) Espitia-Thibault A, et al：Autoimmun Rev 2017；**16**：154-158.
35) Torrente-Segarra V, et al：Clin Exp Rheumatol 2017；**35 Suppl 105**：28-34.
36) Choi BY, et al：Clin Exp Rheumatol 2016；**34** (2 Suppl 96)：S9-13.
37) Vivino FB, et al：Rheum Dis Clin North Am 2016；**42**：531-551.
38) Sag S, et al：J Med Ultrason (2001) 2018；**45**：121-127.

2 腺外症状
8) 消化器病変

Essential Points!

▶ Sjögren 症候群（SS）患者では様々な消化器病変を呈しうる.
▶ 消化管病変は食道，胃の病態に関する報告が豊富だが，下部消化管症状も少なくない.
▶ 肝臓病変は高頻度に認める. C 型肝炎ウイルスとの関連性も留意したい.

一次性 SS では消化器病変を 2～24％ で認めるとされる[1]. SS は全身の外分泌腺が障害される疾患であり，外分泌腺が豊富に存在する消化器系臓器は SS で障害されやすい臓器といえるだろう. 実際，SS の診療において消化器系臓器に関する症状や検査異常に遭遇する機会は少なくない. しかし，EULAR Sjögren's Syndrome Disease Activity Index（ESSDAI）において疾患活動性に関連するとされる 12 の臓器特異的病変（領域）に消化器病変は含まれていない. また，消化器病変は症状，検査所見が非特異的であることが多く，SS そのものに関連するものか，SS 以外の要因（併存する膠原病，薬剤，その他）と関連するものかの鑑別（**表 1**）に迷うことが少なくない. SS の消化器病変は病態解析や臨床データが十分でなく不明点も多いが，quality of life（QOL）を損ね，時に予後にも影響するため，SS の診療においてその評価と理解は重要である. 本項では，SS における消化器病変の臨床像と病態について概説する（**表 2**）[2,3].

1 Sjögren 症候群と消化管病変

兵庫医科大学病院リウマチ・膠原病内科通院中の一次性 SS 患者 18 人（非ステロイド抗炎症薬〈nonsteroidal anti-inflammatory drugs：NSAIDs〉連用者，消化管に明らかな器質的疾患を有する者，腹部手術歴を有する者は除外）を対象に，自己記入式問診票 Gastrointestinal Symptom Rating Scale（GSRS）日本語版[4]を用いて消化管症状に関連する QOL の実態調査を行った. その結果，SS 患者では全体のスコア，さらに酸逆流，腹痛，消化不良，下痢，便秘の 5 つの消化器症状すべてのスコアが一般住民に比べ高く，SS 患者では上部，下部ともに消化管症状に関連する QOL が低下していることが示唆された. SS では上部消化管に関する病変が多いとされるが，下部消化管に関する病変の理解も必要と考えられよう.

表 1 SS 患者で消化器病変が生じた際，鑑別が必要な病態

- Sjögren 症候群そのものに関連する病態
- Sjögren 症候群以外の要因と関連する病態
  (1) 併存する膠原病に関連する病態
  → 全身性強皮症，全身性エリテマトーデス，関節リウマチ（アミロイドーシスを含む）など
  (2) 治療薬剤に関連する病態（副作用）
  → ムスカリン M3 受容体刺激薬（ピロカルピン，セビメリン），非ステロイド抗炎症薬，副腎皮質ステロイド薬，免疫抑制薬など
  (3) その他〔(1) でも (2) でもない病態〕

1) 食道病変

おもな臨床症状は嚥下障害（30～81％）[3]，胸焼け（24～62％）[3]である. SS 患者は健常者に比べ嚥下時間が有意に延長しているという報告がある[5]. 嚥下障害の原因として食道運動機能障害が指摘されているが，健常者と違いがないとの報告[6]もあり決定的ではない[2].

一方，嚥下障害の一因として唾液分泌量減少があげられる. 唾液分泌促進薬であるピロカルピン，セビメリンは唾液分泌量，口腔乾燥に関する諸症状の改善に加え，嚥下困難感の改善効果も得られる[7,8]. 唾液分泌量減少により食道の酸クリアランスが低下するため食道炎が生じやすく，さらに酸への曝露により形態変化や二次的な食道運動機能障害が生じるとされている[9].

その他，食道粘膜萎縮，上部食道ウェブ，副交感神経機能障害[6]，上部食道括約筋障害と収縮低

表2 SS における消化器病変の臨床所見とその病態

	臨床所見	病態
食道	嚥下障害 胸焼け	唾液分泌量低下：嚥下障害，酸中和能低下 胃食道逆流症 食道運動機能障害 食道粘膜萎縮 食道ウェブ 自律神経（副交感神経）機能障害 上部食道収縮低下，上部食道括約筋障害 下部食道括約筋（LES）短縮，LES 圧低下 アカラシア
胃・十二指腸	心窩部痛 上腹部不快感	慢性萎縮性胃炎 MALT リンパ腫 十二指腸炎・潰瘍 胃内容物排泄遅延
小腸・大腸	腹部不快感 便秘 残便感 下痢 嘔気	蛋白漏出性胃腸症 血管炎による虚血性腸炎 慢性偽性腸閉塞，腸管嚢胞様気腫症 セリアック病 炎症性腸疾患，S状結腸炎
肝臓	肝腫大 肝機能異常	原発性胆汁性胆管炎（PBC） 自己免疫性肝炎（AIH） 悪性リンパ腫，偽リンパ腫 ウイルス性肝炎 （薬剤性肝障害）
胆道		（硬化性胆管炎）
膵臓	膵内外分泌機能障害 血中膵酵素上昇 膵腫大，膵管異常 膵石灰化	慢性膵炎 （自己免疫性膵炎）

下，下部食道括約筋（lower esophageal sphincter：LES）短縮と LES 圧低下による胃食道逆流症[9]，アカラシアも SS の食道病変の原因病態と考えられている[2,3]．このように SS の食道病変は唾液分泌量減少によるところが大きいが，病態形成には多因子が関与することが伺える．

2）胃・十二指腸病変

おもな臨床症状は心窩部痛，上腹部不快感（16〜23%）[3]である．最も高頻度に認められる胃病変は慢性萎縮性胃炎である（25〜81%）[3]．胃粘膜には唾液腺と同様にリンパ球浸潤と腺の萎縮が認められる[10,11]が，SS に特有の病理組織学的所見は確認されていない．この組織所見は自覚症状を伴わない症例でも認められる．一般的に萎縮性胃炎の大半は *Helicobacter pylori (H.pylori)* 感染に起因

するが，SS 群と非 SS 群で *H.pylori* 感染率に差はないと報告されている[10]．当科における検証では，一次性 SS 患者（35 人）と SS が否定されている全身性エリテマトーデス（systemic lupus erythematosus：SLE）患者（23 人）の間で萎縮性胃炎の頻度，*H.pylori* 感染率，抗胃壁細胞抗体価に差は認めなかったが，SS 患者において *H.pylori* 陰性の萎縮性胃炎が有意に多い（SS 群 57.1%，SLE 群 26.1%；$p = 0.041$）という結果を得ている[12]．また，*H.pylori* 除菌治療により非 SS 群では自覚症状や粘膜萎縮の改善を認めるが，SS 群では改善しないという報告もある[10]．これらより SS の萎縮性胃炎は SS 特有の病態により惹起されていることが示唆される．

また，SS では消化管，特に胃の粘膜関連リン

2 腺外症状 8）消化器病変　157

パ組織（mucosa-associated lymphoid tissue：MALT）リンパ腫の発症リスクが高い．胃MALTリンパ腫の主要な病因は*H.pylori*であり，約90%は*H.pylori*感染による慢性胃炎を基盤として発症し，*H.pylori*除菌治療により60～90%でリンパ腫の完全寛解が得られる[13]．しかし，*H.pylori*除菌治療により非SS群では胃MALTリンパ腫の組織所見が改善するが，SS群では改善しないという報告がある[10]．除菌治療抵抗因子の1つとして染色体転座t（11；18）（q21；q21）/ *API2-MALT1* があり，本転座陽性例のほとんどは*H.pylori*除菌治療に反応しない[13]．胃MALTリンパ腫の15～24%でt（11；18）（q21；q21）/ *API2-MALT1* 転座を認める[13]が，SSに合併した胃MALTリンパ腫でこの転座を高率（67%）に認めたという報告がなされている[14]．これらよりSSでの胃MALTリンパ腫は長期の慎重な経過観察と病状経過に応じた治療計画が必要といえる．また，萎縮性胃炎と同様，SS特有の病態によって生じることが示唆される．

その他，十二指腸腺（重炭酸塩）の分泌減少に関連する十二指腸炎・潰瘍や，自律神経障害が原因と考えられる胃内容物排泄遅延（後述）があげられる．

3）小腸・大腸病変

SSとの関連性が明らかな小腸・大腸病変は少ない[2,3]．しかし，Kroghらは問診票を用いた調査により一次性SS患者では便秘，残便感，腹痛など腸管機能障害に関連する症状が健常者に比べて多いことを報告している[15]．当科における一次性SS患者を対象としたGSRS問診票を用いた調査でも下痢，便秘に関するスコアは高く，SS患者において腸管症状は決して少なくないと理解したい．

これまで蛋白漏出性胃腸症，血管炎による虚血性腸炎，慢性偽性腸閉塞，腸管嚢胞様気腫症，セリアック病，S状結腸炎，炎症性腸疾患の合併が関連病態として報告されているが，不明点も多い[2,3]．セリアック病は，欧米での調査では一次性SS患者の4.5～14.7%，非SS患者の10倍の頻度で発症するとされる[3,11]．わが国ではまれな疾患だが，SS患者で過敏性腸症候群様の腹部症状を呈する際に原因病態として忘れないようにしたい．

4）Sjögren症候群の消化管病変の誘因：新しい報告

① 唾液中epidermal growth factorの減少

Epidermal growth factor（EGF）は上皮細胞の細胞分裂と増殖を促進するサイトカインであり，人体ではおもに唾液腺（特に耳下腺）と十二指腸のBrunner腺で産生され，口腔と消化管の粘膜保護作用や組織修復に促進的な役割を果たしている．当科における検証では，SS患者では非SS患者に比べ唾液中EGF量が減少しており，それはSSの罹病期間の長期化とともに進行すること，唾液分泌量低下に加え唾液中EGF量の低下が口腔内病変の形成や難治化，口腔内QOL低下と強く関係することが明らかとなった[16,17]．

Kellyらはリウマチリウマチ（rheumatoid arthritis：RA）やSicca syndromeの患者では唾液中EGFが少ないことを示し，そのためNSAIDsによる胃粘膜障害や胃潰瘍を生じやすいと推察している[18]．Koskenpatoらは壁細胞のH$^+$/K$^+$ ATPaseの大部分はEGF受容体を発現していることを示し，壁細胞はEGFの標的となるが，SS患者では唾液中EGFが減少しており，壁細胞が傷害され自己免疫性胃炎様の萎縮性胃炎をきたすのではないかと結論づけている[19]．

② 自己抗体と消化管運動機能障害

SSでは様々な自己抗体が検出されているが，自己抗体と消化管運動機能障害の関連について種々の報告がなされている．

Kovácsらは胃排泄シンチグラフィを用いて胃内容物半減期を測定し，一次性SS患者では70%で異常値を示し，半減期は健常者に比べ有意に延長していたと報告し，その原因として抗M3ムスカリン作動性アセチルコリン受容体（M3 muscarinic acetylcholine receptor：M3R）抗体の関与を推測している[20]．M3Rは外分泌腺に発現し，腺分泌に重要な役割を果たしている．M3Rに対する自己抗体である抗M3R抗体の抗体価および陽性率がSS患者で高く，SSの病因となる自己抗体の有力な候補と考えられている[21]．M3Rは消化管の平滑筋にも存在し，収縮と蠕動に重要な役割を果たす．Parkらは，抗M3R抗体陽性一次性SS患者由来のIgGは健常者のIgGと異なりマウスの消化管全体の平滑筋の収縮を抑制したが，そ

れがM3Rノックアウトマウスの消化管の平滑筋でみられなかったことから，SS患者の消化管運動機能障害は抗M3R抗体が関与する可能性があると結論づけている[22]．

また，MukainoらはSS患者において抗ganglionicアセチルコリン受容体（ganglionic acetylcholine receptor：gAchR）抗体の抗体価および陽性率が高いことを報告している[23]．抗gAchR抗体は自律神経節におけるアセチルコリン受容体に対する自己抗体であり，自己免疫性自律神経節障害（autoimmune autonomic ganglionopathy：AAG）において重要な役割を果たすとされている．AAGでは起立性低血圧，発汗障害，排尿障害，便秘など多彩な自律神経症状を呈する．著者らはSSにおける上部・下部消化管症状を含め自律神経障害と本抗体の関連性について言及している[23]．

2 Sjögren症候群と肝臓病変

SS患者の10～49%で肝機能異常[2,3,24]を，11～21%で肝腫大[3]を認めるとされる．おもな病態は原発性胆汁性胆管炎（primary biliary cholangitis：PBC），自己免疫性肝炎（autoimmune hepatitis：AIH）である．なお，「シェーグレン症候群診療ガイドライン2017年版」において，PBC，AIHは予後に影響しうる合併症として提案されている（CQ17）[25]．

一次性SSの4～9%にPBCを合併し[24]，2～7%で抗ミトコンドリア抗体（anti-mitochondrial antibody：AMA）が陽性である[3,26]．AMA陽性一次性SSの60%で血清アルカリホスファターゼが上昇し，82%でPBCの組織学的特徴を有するとされる[3]．SSに合併するPBCはScheuer分類I期が多い[26]．臨床的・組織学的に緩徐な進行の無症候性PBCが多く，予後は良好である[24,26]．一方，PBCの3.5～36%でSSを合併する[24]．これはRA，SLE，全身性強皮症，多発性筋炎などSS以外の膠原病と比べ高頻度である[24]．さらにPBCの47～73%で眼・口腔乾燥症状を，30～50%で涙液・唾液分泌量減少を，26～93%でSSとして矛盾しない唾液腺の組織学的所見を認める[24]．このようにSSとPBCには強い関連性が認められ，唾液腺導管と胆管の交差反応性[27]，抗

M3R抗体[28]，遺伝的因子[29]など，両者に共通した病態の存在が想定されている．

AIHは一次性SSの1～4%に合併する[24]．一次性SSに合併したAIHの2/3がアジア諸国（日本，韓国，中国）からの報告である[11,24]．抗核抗体または抗平滑筋抗体が陽性となる1型が多く，抗肝腎ミクロソーム（liver kidney microsome：LKM）-1抗体が陽性となる2型は報告がない[24]．なお，SSはAIH-PBCの重複症候群を呈する頻度が全身性自己免疫疾患で最も高い[24]．

また，以前よりSSとC型肝炎ウイルス（hepatitis C virus：HCV）の関連性が指摘されている．SS患者におけるHCV抗体陽性率はわが国で6.8%[30]，スペインでは13.4%[31]である．わが国の一般供血者では1～2%，アメリカでは人口の1.6%，世界全体では人口の3%であるため明らかに高率である．特に地中海地方でSS患者の肝障害の主原因とされる[11,24]．HCV感染者の0～35.7%で口腔乾燥症状を，13.4～33%で唾液分泌量減少を，14～57%で涙液分泌量減少を認め[3]，20%以上でSS診断基準を満たす[32]などHCVとSSの関連性について多数の報告がある．慢性C型肝炎を合併したSS患者で，インターフェロンおよびリバビリンによる抗ウイルス療法後に眼・口腔乾燥症状がほぼ消退したという報告もある[33]．HCV関連SSでは抗SS-A抗体，抗SS-B抗体の陽性率が低く，低補体血症，クリオグロブリン血症の合併が多いなど一次性SSと異なる特徴があるとされる[11,24]．しかし，HCVとSSの関連性については依然不明である．なお，アメリカ・ヨーロッパ改訂分類基準（2002年），アメリカリウマチ学会分類基準（2012年），アメリカリウマチ学会／ヨーロッパリウマチ学会分類基準（2016年）ではC型肝炎は除外基準に含まれている．

その他，悪性リンパ腫，偽リンパ腫や，SSは薬剤アレルギーをきたしやすいとされることから薬剤性肝障害もあげられる．図1にSS患者における肝機能障害の原因診断のためのフローチャートを示す[24]．肝炎ウイルスの検索に加え，自己抗体（AMA，抗平滑筋抗体）の測定が有用である．

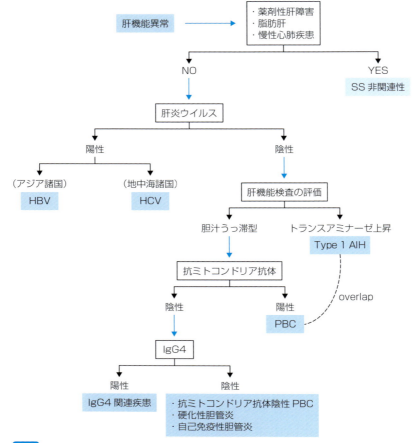

図1 SS患者における肝機能障害の原因診断のためのフローチャート
SS：Sjögren 症候群，HBV：B 型肝炎ウイルス，HCV：C 型肝炎ウイルス，AIH：自己免疫性肝炎，PBC：原発性胆汁性胆管炎．
〔Zeron PB, et al：J Clin Transl Hepatol 2013；1：94-102.〕

3 Sjögren 症候群と胆道・膵臓病変

膵臓は組織学的および機能的に唾液腺と類似しており，以前より SS における膵臓病変に関する報告がなされている[11]．Nishimori らは，SS 患者の 50％で血中膵酵素上昇を，18％で膵外分泌機能低下を，27％で内視鏡的逆行性胆管膵管造影における膵管異常像を認めたと報告している[34]．また，Afzelius らは，SS 患者の 25〜33％で膵臓の内外分泌機能低下またはセクレチン負荷 MRCP（magnetic resonance cholangiopancreatography）における慢性膵炎様の形態異常を認めたと報告し

ている[35]．SS では慢性膵炎が主で，多くは臨床症状に乏しい[3,34,35]．急性膵炎はまれである[1]．なお，硬化性胆管炎，自己免疫性膵炎は近年 IgG4 関連疾患の疾患概念で捉えられている．

おわりに

SS は多彩な病態を呈するが，消化器病変においても例外ではない．病態を1つ1つ丁寧に解きほぐし，適切な病態把握と治療方針の決定に反映させたい．

（東　直人）

文 献

1) Jonsson R, *et al*：In：Koopman WJ and Moreland LW（eds）：Arthritis and Allied Conditions, A Textbook of Rheumatology. 15th ed, Lippincott Williams & Wilkins, 2005：1681-1705.
2) Sheikh SH, *et al*：*Am J Gastroenterol* 1995；**90**：9-14.
3) Ebert EC：*J Clin Gastroenterol* 2012；**46**：25-30.
4) 本郷道夫・ほか：診断と治療 1999；**87**：731-736.
5) Caruso AJ, *et al*：*Dysphagia* 1989；**4**：101-105.
6) Mandl T, *et al*：*Scand J Rheumatol* 2007；**36**：394-401.
7) Papas AS, *et al*：*J Clin Rheumatol* 2004；**10**：169-177.
8) Fife RS, *et al*：*Arch Intern Med* 2002；**162**：1293-1300.
9) Volter F, *et al*：*Dig Dis Sci* 2004；**49**：248-253.
10) Sorrentino D, *et al*：*Helicobacter* 2004；**9**：46-53.
11) Popov Y, *et al*：*Rheum Dis Clin North Am* 2018；**44**：143-151.
12) Hashimoto N, *et al*：*Ann Rheum Dis* 2006；**65**（**Suppl II**）：263.
13) Nakamura S, *et al*：*Gastroenterol Clin North Am* 2015；**44**：649-660.
14) Streubel B, *et al*：*Clin Cancer Res* 2004；**10**：476-480.
15) Krogh K, *et al*：*Scand J Rheumatol* 2007；**36**：407-409.
16) Azuma N, *et al*：*Mod Rheumatol* 2014；**24**：626-632.
17) Azuma N, *et al*：*Mod Rheumatol* 2015；**25**：876-882.
18) Kelly SM, *et al*：*BMJ* 1990；**301**：422-423.
19) Koskenpato K, *et al*：*Scand J Rheumatol* 2016；**45**：118-121.
20) Kovács L, *et al*：*Clin Exp Rheumatol* 2003；**21**：697-703.
21) 坪井洋人・ほか：日臨免疫会誌 2013；**36**：77-85.
22) Park K, *et al*：*Arthritis Rheum* 2011；**63**：1426-1434.
23) Mukaino A, *et al*：*Mod Rheumatol* 2016；**26**：708-715.
24) Zeron PB, *et al*：*J Clin Transl Hepatol* 2013；**1**：94-102.
25) 厚生労働科学研究費補助金難治性疾患等政策研究事業自己免疫疾患に関する調査研究班（編）：シェーグレン症候群診療ガイドライン 2017 年版．診断と治療社，2017 年：66-67.
26) Hatzis GS, *et al*：*J Rheumatol* 2008；**35**：2012-2016.
27) Tsuneyama K, *et al*：*Hepatology* 1994；**20**：893-898.
28) Tsuboi H, *et al*：*Hepatol Res* 2014；**44**：E471-E479.
29) Sun Y, *et al*：*Clin Rev Allergy Immunol* 2015；**48**：301-315.
30) Kita M, *et al*：*Acta Med Nagasaki* 1996；**41**：31-37.
31) Brito-Zerón P, *et al*：*Arthritis Res Ther* 2015；**17**：250.
32) Nagao Y, *et al*：*J Gastroenterol Hepatol* 2003；**18**：258-266.
33) Prunoiu C, *et al*：*Rom J Morphol Embryol* 2008；**49**：557-562.
34) Nishimori I, *et al*：*Int J Pancreatol* 1995；**17**：47-54.
35) Afzelius P, *et al*：*Scand J Gastroenterol* 2010；**45**：752-758.

4章 臨床症状

3 シェーグレン症候群患者の妊娠・出産

> **Essential Points!**
> - Sjögren 症候群（SS）の患者で保有率の高い抗 SS-A/Ro 抗体は，妊娠時に胎盤を介して胎児に移行し新生児ループスを引き起こすことがある．
> - 新生児ループスの症状の多くは一過性である．
> - 新生児ループスのうち心臓の障害である先天性心ブロックはまれであるが，完全房室ブロックを呈する場合が多く重篤である例が多い．
> - 先天性心ブロックの予防法はいまだ確立していない．

1 妊娠が Sjögren 症候群に及ぼす影響

妊娠により病勢が改善，あるいは悪化する疾患があるが，SS においては一定の傾向はみられていない．

2 Sjögren 症候群が妊娠経過ならびに胎児に及ぼす影響

SS の患者が挙児希望である場合，抗 SS-A/Ro 抗体を有しているかどうかが大切である．母親の抗 SS-A/Ro 抗体は，胎盤を介して胎児に移行する．抗 SS-A/Ro 抗体が胎児に及ぼす現象は新生児ループス（neonatal lupus erythematosus：NLE）とよばれる．NLE の臨床症状は，皮膚，血液，肝胆道系そして心臓の障害がある．

3 抗 SS-A/Ro 抗体陽性女性の妊娠

わが国において抗 SS-A/Ro 抗体陽性率は 1％程度であり，保有する女性の妊娠は約 1 万人／年と推定される（妊娠 100 万人／年）．つまり，SS や陽性率の高い全身性エリテマトーデス（systemic lupus erythematosus：SLE）の患者のみならず，無症候性に抗体を有する女性がいることも知っておく必要がある．

4 NLE の臨床症状

皮膚・血液・肝胆道系障害は，一過性であることがほとんどである．

NLE の皮膚症状は約 7〜16％ に生じる[1]．皮疹の形状は環状紅斑を呈することが多い（図1）．顔面や頭皮などの，出産時に刺激を受けた擦過部に生じやすいといわれている．通常母親の体内由来の自己抗体が児より消失する生後半年以降に通常消失するが，色素沈着として残るケースもみられる．出生後に生じる皮疹は，日光曝露部にみられやすいことから，紫外線の影響も考えられている．

血液の障害は，多くは血小板減少[2]と好中球減少[3]である．抗 SS-A/Ro 抗体陽性女性から生まれる児の 27％ に血液障害にみられたとする報告もあるが[4]，ほとんど観察されなかったとする報告もある[5]．

肝胆道系障害については，血液検査の異常のみで，臨床的に治療を要さないものから重症の胆汁うっ滞がみられるケースまで多岐にわたる[6,7]．発熱と肝脾腫を伴い，重篤な肝障害と汎血球減少

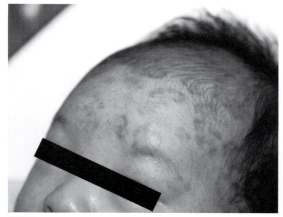

図1　NLE にみられる皮疹

カラー口絵 49 参照

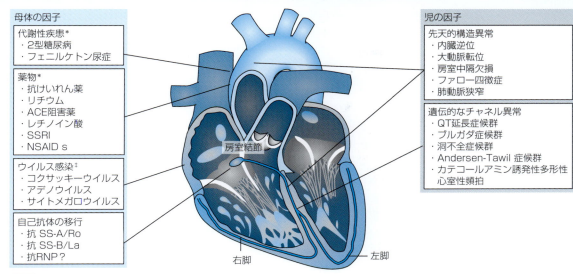

図2 CHBの発症に関連する母体および児の因子

児の心ブロックは、母体の代謝性疾患、薬物、ウイルス性心筋炎または母体自己抗体の移行、または児の解剖学的心臓異常および遺伝的なチャンネル異常に関連する。
*：心臓の構造異常と関連する因子。
‡：心筋炎発症のリスク上昇と関連する因子。
ACE：アンジオテンシン変換酵素、RNP：リボ核蛋白質、SSA：Sjögren症候群関連抗原A、SSB：Sjögren症候群関連抗原B、SSRI：選択的セロトニン再取り込み阻害剤。
〔Brito-Zeron P, et al：*Nat Rev Rheumatol* 2015；11：301-312.より改変〕

症を呈し、高フェリチン血症、高トリグリセリド血症、可溶性IL-2受容体高値から血球貪食症候群と診断された症例の報告もあり[8]、注意を要する。

心臓の障害は、おもに先天性心ブロック（congenital heart block：CHB）であり母体が抗SS-A/Ro抗体を有する約1〜2％の児に出現する[1]。CHBの発症はまれだが、完全房室ブロックを呈する場合が多く重篤である。通常、胎児心拍は120〜160 bpmであるが、50〜70 bpm程度に低下することで発見される。CHBは子宮内胎児死亡や新生児死亡の原因となり、無事に出産しても約2/3はペースメーカー植え込みを要する[9]。心臓のNLEでは、刺激伝導系障害以外では、心筋炎や心内膜線維弾性症を生じうる。そしてCHB児出産の既往があると次児では16〜17％の頻度でCHBを発症することがわかっている[9,10]。

5 抗SS-A/Ro抗体陽性女性におけるCHB

1）CHB発症の原因

母体側、児側の要因それぞれが考えられる（図2）[11]。解剖学的な心臓異常は症例の14〜42％で報告されている。この場合、心房と心室の間の電気生理的な連続性を妨げる房室中隔欠損症や大動脈の異常などを伴う[12]。その他の原因としてウイルス感染や薬物または心筋虚血および浸潤性疾患によって引き起こされることもあるが、構造的に正常な心臓を有する児のCHBにおいて大部分の症例が抗SS-A/Ro抗体関連のCHBである。

2）CHB発症の因子
① 抗SS-A/Ro抗体の力価

抗SS-A/Ro抗体高力価が発症と関連することが判明している。抗SS-A/Ro抗体は、二重免疫拡散（double immunodiffusion：DID）法か酵素抗体（enzyme-linked immuno sorbent assay：ELISA）法により測定される。各施設で抗SS-A/Ro

抗体をオーダーすると ELISA 法が選択される施設が多い．しかしながら ELISA 法は，検査キットにより反応性や抗体価の設定の違いがあるため，各社の ELISA 法のカットオフの数値以上の場合には，DID 法で力価の確認をすることが必要である．DID 法で抗体価 32 倍以上であった場合には，CHB の発症リスクが 27 倍となり，32 倍をカットオフ値とすると感度 96%，特異度 53% であった[13, 14]．ただし DID 法で 32 倍未満であった場合にも CHB 発症例を認めることには注意が必要である．

② 抗 SS-A/Ro 抗体のサブタイプ

抗 SS-A/Ro 抗体には 52 kDa，60 kDa とサブタイプが存在する．わが国においては，52 kDa の力価が CHB 発症と関連するとした報告があるが[15]，Tonello らの報告では 60 kDa との関連を示唆するものもあり[16]，コンセンサスは得られていない．

3）CHB 発症の予防因子

日本人で抗 SS-A/Ro 抗体が陽性である 635 人を解析した結果によると，妊娠判明後から妊娠 16 週以前にプレドニゾロン換算 10 mg/day 以上を継続投与することが CHB 発症の予防因子として抽出されている[13, 17]．

4）遺伝的要因の研究

CHB を有する児では，TGF-β 遺伝子のアミノ酸コドン 10 の感受性 SNP により臓器の線維化との関連があるロイシンの産生が有意に増加していたとする研究がある[18]．炎症やアポトーシス応答に関連する遺伝子の近傍の変異が心筋障害を促進しうることを示唆した報告もある[19]．また NK 細胞が細胞表面にもつキラー細胞免疫グロブリン様受容体（killer cell immunoglobuline-like receptor：KIR）が古典的 MHC クラス I 分子を認識すると NK 細胞による障害が制御されることが知られているが，CHB 発症児において HLA-C Asn 80 Lys（Asn，C1：Lys，C2）の C2 アレルの頻度が高く，新規の CHB 発症の遺伝子多型として報告されている[20]．

5）CHB の基本病態

抗 SS-A/Ro 抗体関連の CHB について，いくつかのメカニズムが明らかになってきている．可逆的な初期段階においては，交差反応が有力な原因として考えられる．抗 SS-A/Ro52 抗体は，L タイプカルシウムチャネルに交差反応性を有し，結合するといわれている．抗体の結合により Ca の心筋細胞内への流入が減少することが電導障害の原因となり[21]，1 度房室ブロックが生じると考えられている．

不可逆的な高度房室ブロックは，生理的心筋アポトーシスの阻害が有力な説である．胎児心筋細胞には，細胞のアポトーシスがプログラミングされている．胎生期の心筋細胞では，アポトーシスにより抗 SS-A/Ro60 抗原が細胞表面に表出する．ここに β2-glycoproteinI（β2GPI）が結合することで生理的なアポトーシス細胞のクリアランスが生じる．しかし，β2GPI の欠損や切断による失活した状態では，Ro 抗原に抗 SS-A/Ro60 抗体が優位に結合するようになり，生理的なアポトーシスは阻害され，炎症が惹起される．anti-Ro60 抗体がアポトーシス心筋細胞に結合すると，uPA/uPAR（urokinase-type plasminogen activator/ uPA Receptor）が活性化され，プラスミノーゲンがプラスミンとなり，MMP 分子や TGF-β1 の活性化につながると考えられている．プラスミンはさらに β2GPI を分解するため，Ro60 抗原への抗 SS-A/Ro 抗体の結合がさらに促進される（図3）[22, 23]．

toll-like receptor（TLR）の関与も推測されている．心筋細胞に表出した Ro 抗原（60 kDa および 52 kDa 蛋白）は，ssRNA と複合体を成している．Ro 抗原と抗 SS-A/Ro 抗体が結合することでオプソニン化した心筋細胞は，マクロファージの Fc γ 受容体を介してマクロファージ内に取り込まれる．マクロファージ細胞質内のエンドソームに発現した TLR7/8 は ssRNA を認識するため，ssRNA/Ro 複合体を介して心筋細胞と結合する．これにより TLR 依存性のエンドセリン -1 放出が生じ，さらに TGF-β を活性化し，線維化をまねくと考えられている[24]．

6）ハイリスク症例への対応

① 検査

胎児に CHB が生じる時期は，心臓の刺激伝導系の発現と関係しており，妊娠 18〜24 週の間とされている．したがって，胎児に CHB が発症するリスクのある妊婦（SS-A/Ro 抗体高力価，CHB

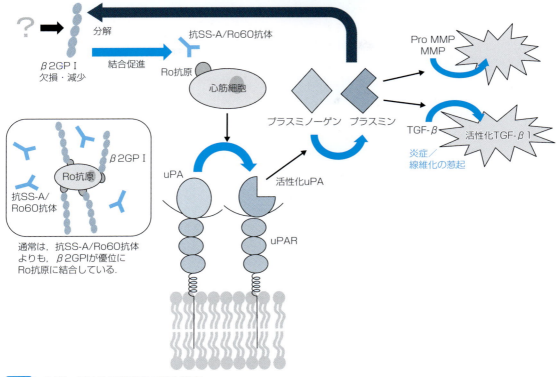

図3 心筋における伝導障害の発生機序
β2GPⅠ：β2グリコプロテイン1（β2glycoprotein1），uPA：ウロキナーゼ型プラスミノーゲン活性化因子（urokinase-type plasminogen activator）．
〔Briassouli P, et al：*Rheumatology (Oxford)* 2013；**52**：1448-1453., Izmirly PM, et al：*Curr Opin Rheumatol* 2012；**24**：466-472.〕

児出産の既往）においては16～26週の間は1～2週間隔に胎児心エコー検査を施行することが望ましい．しかしながら精密な心エコーは高度な技術が要求されるうえに，頻回に行うことによる時間的な負担も大きいという問題点がある．1～2度の房室ブロックの時点で発見した場合でも治療による改善の可能性があるが，進行が速いためより早期に診断する技術が望まれる．胎児PR時間を測定するために胎児心磁図法やドプラー心エコー法が試みられている．患児でPR時間延長が捉えられない場合や，正常児でも一過性にPR時間延長がみられる場合があり，課題である．

② 予防法

CHBの発症予防については，発症が約1％と低率であることや，ステロイド投与による母体，胎児の合併症の可能性があることから，全例が投与対象ではなく，ハイリスク症例への投与とするのが一般的である．前児がCHBであった場合には積極的な予防法の対象となる．

予防法として胎盤移行性の高いフッ化ステロイド投与がある．妊娠12週よりベタメタゾン1.5～2 mgを開始し，24週から2週間ごとに半減して投与する方法などが行われている．胎児へのフッ化ステロイドの使用については，早産や低出生体重児の傾向があることや，動物実験において脳の重量低下や海馬の神経発達障害の報告がある[25]ことから，児への中枢神経発達への影響を懸念する意見もある．ヒトでの報告においては，早産児の肺成熟目的あるいは先天性副腎皮質過形成症の治療目的にデキサメタゾンないしベタメタゾンを投与した例で児の精神発達をみた報告があるが，評価項目によっては問題がある可能性が示唆する結果もあり[26,27]，結論が出ていない．

その他の予防方法として大量γ-グロブリン療

法（intravenous immunoglobulin：IVIG）やヒドロキシクロロキン（HCQ）投与が検討されている。前児が CHB となった抗 SS-A/Ro 抗体母体への IVIG の予防投与については，2 つの前向き研究がある[28,29]。妊娠 12 週～24 週の間，3 週ごとに 400 mg/kg の IVIG 投与では，15～20% の CHB 発症がみられ，予防効果を認めなかった。投与量が 1 g/kg である場合に有効である可能性があるとする報告もある[30]。

ヒドロキシクロロキンは，抗マラリア薬として知られる薬剤であるが，SLE の治療として頻用されている。この薬には，TLR7/9 阻害作用があり，CHB 発症抑制効果が推測されている。抗 SS-A/Ro 抗体陽性女性で前児が CHB となった母親の次の妊娠において，HCQ 非投与例での CHB 発症が（21.2%）であったのに対して，投与例では 7.5%（3/40 例）と発症リスクの低下を認めた[31]。これを受けてアメリカでは臨床試験（PATCH）が行われており，わが国においてもほぼ同じプロトコールで「ヒドロキシクロロキンによる抗 SS-A 抗体陽性女性の妊娠での先天性房室ブロックの再発抑制：オンライン診療システムを用いた医師主導臨床試験」（UMIN：000028979）が進行中である。

7）発症症例への対応

CHB の発症が胎内で確認された例では，母体へのステロイド投与による経胎盤的治療が検討される。2 度房室ブロックの症例にフッ化ステロイドを投与した 20 例のうち 7 例で正常洞調律（normal sinus rhythm：NSR）か 1 度房室ブロックに改善されたのに対して，非治療群では 16 例中 1 例で改善がみられたのみであり，有意に治療群で改善がみられたとの報告もある[23,32]。デキサメタゾンの CHB へ治療効果をみた PRIDE study において，3 度房室ブロックの 22 例はいずれも改善がなかった。2 度房室ブロックでは 6 例のうち 1 例が 3 度房室ブロックに進行し，3 例はそのまま変化なく，2 例は NSR に戻った。1 度房室ブロックの 2 例も NSR となった[33]。近年，Research Registry for Neonatal Lupus（RRNL）のデータを解析した報告[34]では，CHB 発見時に 2 度ないし 3 度の房室ブロックで，かつ心内膜線維弾性症や胎児水腫，拡張型心筋症などの房室外病変を有しない例において，フッ化ステロイドによる房室外病変への進行や死亡率低下の効果は認めなかった。

6 症状経過，検査所見からみた予後判定

心臓以外の NLE では，その症状は多くの場合，一過性である。これらの患者の長期予後の報告によれば，NLE 患児 49 人のうち，6 人が 12 歳までに自己免疫疾患に罹患している[35]。その内訳は，2 例が若年性関節リウマチ，1 例が橋本病，1 例が乾癬と虹彩炎，1 例が糖尿病と乾癬，もう 1 例が先天性甲状腺機能低下症とネフローゼ症候群であった。SS，SLE の発症はみられなかった。

● おわりに

SS の女性の妊娠時に注意すべき NLE を中心に解説した。NLE のなかで最も重篤な CHB については，近年ようやく発症機序があきらかになってきたところである。疾患感受性遺伝子の報告もみられることから，病因に基づく多方面からの予防・治療法確立が望まれる。

（後藤美賀子，村島温子）

文 献

1) Brucato A, *et al*：*Lupus* 2002；**11**：716-721.
2) Watson R, *et al*：*Arch Dermatol* 1988；**124**：560-563.
3) Kanagasegar S, *et al*：*J Rheumatol* 2002；**29**：187-191.
4) Cimaz R, *et al*：*J Pediatr* 2003；**142**：678-683.
5) Motta M, *et al*：*J Perinatol* 2007；**27**：278-283.
6) Lee LA：*J Invest Dermatol* 1993；**100**：9S-13S.
7) Laxer RM, *et al*：*J Pediatr* 1990；**116**：238-242.
8) Shimozawa H, *et al*：*Pediatr Int* 2015；**57**：1211-1214.
9) Buyon JP, *et al*：*J Am Coll Cardiol* 1998；**31**：1658-1666.
10) Julkunen H, Eronen M：*Arthritis Rheum* 2001；**44**：487-488.
11) Brito-Zeron P, *et al*：*Nat Rev Rheumatol* 2015；**11**：301-312.
12) Brucato A, *et al*：*Lupus* 2003；**12**：427-435.
13) 厚生労働科学研究費補助金 成育疾患克服等次世代育成基盤研究事業「自己抗体陽性女性の妊娠管理指針の作成及び新生児ループスの発症リスクの軽減に関する研究」研究班（編）：抗SS-A抗体陽性女性の妊娠に関する診療の手引き，厚労科研報告書 2013.
14) Anami A, *et al*：*Mod Rheumatol* 2013；**23**：653-658.
15) Miyasato-Isoda M, *et al*：*Mod Rheumatol* 2018；**28**：690-696.
16) Tonello M, *et al*：*Clin Rheumatol* 2017；**36**：1155-1160.
17) Tsuboi H, *et al*：*Mod Rheumatol* 2016；**26**：569-575.
18) Clancy RM, *et al*：*J Immunol* 2003；**171**：3253-3261.
19) Clancy RM, *et al*：*Arthritis Rheum* 2010；**62**：3415-3424.
20) Ainsworth HC, *et al*：*Arthritis Rheumatol* 2017；**69**：2170-2174.
21) Karnabi E, *et al*：*J Cardiovasc Electrophysiol* 2011；**22**：922-930.
22) Briassouli P, *et al*：*Rheumatology (Oxford)* 2013；**52**：1448-1453.
23) Izmirly PM, *et al*：*Curr Opin Rheumatol* 2012；**24**：466-472.
24) Alvarez D, *et al*：*J Biol Chem* 2011；**286**：30444-30454.
25) Witchel SF, Miller WL：*J Genet Couns* 2012；**21**：615-624.
26) Hirvikoski T, *et al*：*J Clin Endocrinol Metab* 2012；**97**：1881-1883.
27) Crowther CA, *et al*：*N Engl J Med* 2007；**357**：1179-1189.
28) Pisoni CN, *et al*：*Arthritis Rheum* 2010；**62**：1147-1152.
29) Friedman DM, *et al*：*Arthritis Rheum* 2010；**62**：1138-1146.
30) Kaaja R, Julkunen H：*Arthritis Rheum* 2003；**48**：280-1；author reply 1-2.
31) Izmirly PM, *et al*：*Circulation* 2012；**126**：76-82.
32) Izmirly PM, *et al*：*Ann Rheum Dis* 2010；**69**：1827-1830.
33) Friedman DM, *et al*：*Am J Cardiol* 2009；**103**：1102-1106.
34) Izmirly PM, *et al*：*Ann Rheum Dis* 2016；**75**：1161-1165.
35) Martin V, *et al*：*Arthritis Rheum* 2002；**46**：2377-2383.

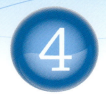

小児のシェーグレン症候群

> **Essential Points!**
>
> ▶ 1999年の厚生省診断基準を満たした小児の一次性Sjögren症候群（SS）の病像をまとめると，発症年齢は小児期全体にわたっており，女児に多い．発熱，皮膚症状，耳下腺腫脹が初発症状として多い．血液検査では成人と同様，抗核抗体（ANA），IgG高値，リウマトイド因子（RF），抗SS-A/Ro抗体，抗SS-B/La抗体を認める．外分泌腺組織への細胞浸潤とFas/Fas Lを介したアポトーシスが認められる．唾液腺シンチグラフィの異常は認められるが，分泌量低下まで至る例は30％程度であり，眼科検査の異常を認める例はさらに少ない．腺外臓器障害は約半数で認められる．10年以上の長期経過ではほとんどの症例において何らかの乾燥自覚症状が出現するが，他覚症状と必ずしも一致しない．新たな腺外症状・臓器障害は半数で出現した．長期経過で他の膠原病を合併してくる例は14％程度あり，注意を要する．
>
> ▶ 新生児ループス（NLE）は，膠原病母体からの移行抗体により児に全身性エリテマトーデス（SLE）様の皮疹，先天性心ブロック（CHB）などが出現するものである．NLE発症のリスクは抗SS-A/Ro抗体のなかでもSS-A/Ro抗原の52 kDa蛋白の特定のアミノ酸を認識する抗体陽性例に高いが，胎児側の因子として特定のHLAも指摘されている．最も問題となるCHBは妊娠16～28週に発症することが多く，この時期は慎重に胎児エコーで経過を観察し，徐脈がみられた場合には母体にフッ化ステロイドを投与する．CHBの長期予後では拡張型心筋症が問題となる．

1 小児Sjögren症候群の病態

SSは，「自己免疫性外分泌腺症」ともいわれるように，涙腺・唾液腺を主とした外分泌腺の自己免疫性の炎症による障害を特徴とする全身疾患である[1]．SSは一般に「眼・口の乾く中年女性に多い疾患」と考えられている．眼や口の乾きを訴えて病院を受診する小児はほとんどいないため，小児ではまれと思われている．しかし，「眼や口の乾き」は，「自己免疫性外分泌腺症」の結果として生じるものである．そこで，「自己免疫」と「外分泌腺障害」を中心病態としてSSを考えて検索すると，小児でもこれらを認める患者が少なからず存在する[2-4]．

1995年に日本小児リウマチ研究会により行われた，100床以上で小児科常勤医のいる1,290病院を対象とした全国調査では，若年性特発性関節炎（juvenile idiopathic arthritis：JIA）1,606人，全身性エリテマトーデス（systemic lupus erythematosus：SLE）906人，若年性皮膚筋炎（juvenile dermatomyositis：JDM）／多発性筋炎320人，混合性結合組織病（mixed connective tissue disease：MCTD）93人，一次性・二次性SS 70人であった[5]．小児慢性特定疾患治療研究事業（小慢）に1998〜2004年に新規登録された患者数から計算すると，小児のSSの有病率は小児人口10万人あたり0.53人であったが[6]，小慢制度では無治療の症例は登録できないことと，二次性SSは合併膠原病での登録が多くなるため，実際の患者はさらに多いことが推測されていた[7]．2016年の厚生労働科学研究「若年性特発性関節炎を主とした小児リウマチ性疾患の診断基準・重症度分類の標準化とエビデンスに基づいた診療ガイドラインの策定に関する研究」班が，小児科中核病院519施設に行ったアンケート調査（平成28年10月，回収473施設，回収率91.1％）によると，これらの病院で診療されている小児期発症SSは273名（有病率1.25/10万人）であり，小慢データより増加している[8]．しかし，地域別にみると症例数が0の県もあり，いまだ診断されていない症例が多いものと推測される．

1）臨床像

千葉大学医学部附属病院小児科における一次性

SS症例を中心に小児のSSの臨床像をまとめる.

1989～2010年に受診し，1999厚生省基準を満たすSSと診断した患者は46名であった．うち，初診から1年以内に他の膠原病と診断されない患者（一次性SS）は28例，初診時あるいは初診から1年以内に他の膠原病の合併と診断した例（二次性SS）は18例であり，合併する膠原病はSLEが最も多かった．

他の膠原病を合併した症例は病像が一次性SSとは異なるため，以下は一次性SSについて述べる．

① 発症年齢・性差

一次性SS患者の推定される発症年齢を図1に示す．発症年齢は，SSに起因すると思われる何らかの症状が初めて現れた年齢とした．たとえば反復性耳下腺腫脹が症状である症例では，最初に耳下腺腫脹がみられた年齢を発症年齢と推定した．平均は10.1±3.9歳であったが，図1に示すように発症年齢は小児期のすべてにわたっている．男女比は1：8であり，成人同様，女児に多かった．

② 発症から初診時までに認められた症状

初診時までに認められた症状を表1に示す．発熱，皮膚症状，耳下腺腫脹が多い症状であり，口腔症状，眼症状を認めた例は多くない．耳下腺腫脹は，過去の文献でも小児期のSSの初発症状として報告が多い[3,4]．流行性耳下腺炎は出席停止扱いの伝染病となっているため，耳下腺腫脹を繰り返す児は学童期になると流行性耳下腺炎かどうかの抗体を調べることが多い．このときにIgG，抗核抗体（anti-nuclear antibody：ANA），リウマトイド因子（rheumatoid factor：RF），抗SS-A/Ro抗体をチェックすると，SSのスクリーニングが可能となる．初診時までに腺症状を認めた例は耳下腺腫脹11例とがま腫1例の計12例（42.9%）であり，表1のように，多くの症例が発熱，皮膚症状，関節痛など非特異的な腺外症状で発症していることが，小児期SSを診断するうえで重要な点である．また，血小板減少性紫斑病，無菌性髄膜炎などの重篤な腺外臓器の障害で発症してくる例もあることに注意を要する．

③ 血液検査所見

血液検査では，IgG高値，ANA陽性，RF陽性，抗SS-A/Ro抗体，抗SS-B/La抗体が成人とほぼ同様の頻度で認められる（図2）．ポリクローナ

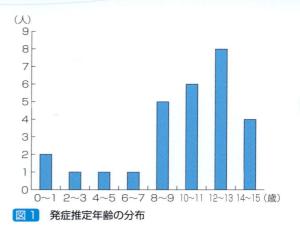

図1 発症推定年齢の分布

表1 初診時までにみられた症状

腺症状	乾燥自覚症状	0
	耳下腺腫脹	11
	がま腫	1
腺外症状	発熱	9
	皮疹	9
	関節症状	6
	リンパ節腫脹	2
	倦怠感	2
	ぶどう膜炎	1
	無菌性髄膜炎	1
	朝のこわばり	1
	出血傾向	1
	レイノー現象	1
	甲状腺腫	1
その他	検査で偶然	3

ルなB細胞の活性化を反映して，抗RNP抗体，抗DNA抗体が陽性になる例もあるが，これらの患者ではSLEやMCTDの発症を常に考慮して経過をみる必要がある．RFは3桁の高値となる例も珍しくないが，関節症状とは相関しない．

M3ムスカリン作動性アセチルコリン受容体（M3 muscarinic acetylcholine receptor：M3R）に対する抗体は，小児SSでは陽性者が多くみられ[9]，当科症例では24例中13例が陽性であった．α-フォドリンに対する抗体はKobayashiら[10]，Maenoら[11]が小児のSS患者には疾患特異的に，早期から出現すると報告している．

④ 外分泌腺障害

図3に各検査の陽性率を示す．

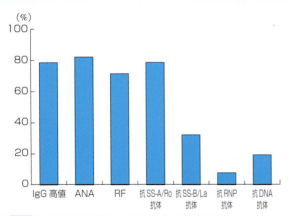

図2 免疫学的異常：自己抗体などの陽性率
IgG＞1,800 mg/dL，ANA 160 倍以上，RF：RA テスト＋，または RF≧15.0 U/L
抗 SS-A/Ro 抗体，抗 SS-B/La 抗体，抗 RNP 抗体：オクタロニー法で 1 倍以上
抗 DNA 抗体：RIA 法で 20.0 U/L 以上

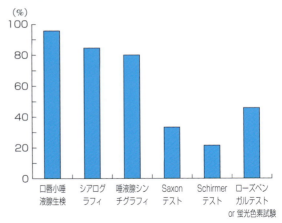

図3 外分泌腺障害：各検査の陽性率
各検査の陽性率を示す．Saxon テスト≦2 g/2 分，Schirmer テスト≦5 mm/5 分

a）眼科検査

　Schirmer テスト，ローズベンガルテストまたは蛍光色素試験を行った．唾液腺に比べると，診断基準を満たすほどの機能障害を認めない例が多い．ローズベンガルテストは，色素の刺激性から近年は行っていないため施行率が低いが，蛍光色素試験の陽性と合わせても角結膜の傷を有する例は半数である．涙腺の生検を行った患者はいない．

b）唾液腺障害

　口唇小唾液腺生検，あるいはシアログラフィのいずれかを全例に施行している．耳下腺シアログラフィは 1998 年以降は侵襲の少ない MRI を用いて行っている[12]．陽性率は口唇小唾液腺生検より低いが，組織に細胞浸潤が起こって構造が破壊された結果としてシアログラフィが陽性になることを考えれば当然と思われる[13]．唾液腺シンチグラフィの判定法は厚生省の診断基準では定められていないが，小児の場合には time activity curve を作成して判断する必要がある．4 つの大唾液腺に関心領域を設定し，^{99m}Tc を静注して，取り込み，および酸刺激による分泌能を測定する．左右差，取り込みの遅延，分泌低下の認められたものを陽性と判断すると，80.6％ に異常が認められ，感度の高い検査といえる．一方，唾液分泌量は Saxon テストの陽性率は 33％ で，口唇小唾液腺生検，耳下腺シアログラフィ，唾液腺シンチグラフィと比べると陽性率は低い．小児では唾液腺障害はあっても，分泌量の低下までは至っていない例も多いことが推測される．

　成人の SS 患者の口唇小唾液腺生検組織，涙腺生検組織の検討から，SS の腺障害の機序は腺細胞，導管上皮細胞のアポトーシスによると考えられており，アポトーシスの機序は，Fas/Fas ligand（Fas L）を介した系，パーフォリン / グランザイムを介した系，TRAIL を介した系がいわれている．少数の小児症例での検討では，口唇小唾液腺生検組織で TUNEL 染色により腺細胞，導管上皮細胞のアポトーシスと Fas および Fas L 陽性の細胞が認められ，小児の SS でも外分泌腺の障害には Fas/Fas L を介したアポトーシスが関与していることが示された[14]．それ以外のアポトーシスの機序については検討されていない．

⑤ 腺外臓器障害

　SS は様々な腺外臓器障害を認めることが知られている．小児でも同様で，経過中に橋本病，無菌性髄膜炎，関節炎，血小板減少症，溶血性貧血，好中球減少症，肺レイノー現象疑い，末梢神経炎，高 γ- グロブリン血症性紫斑，自己免疫性肝炎間質性腎炎などがみられた．これらの多くは，抗炎症療法の対象となった．SS では悪性リンパ腫の発症が問題となる．小児患者では，関節痛で発症し半年後に SS と診断，同時に胃原発の

MALTリンパ腫を発見した例が報告されている[15].

⑥ 治療

小児SSの治療適応には，統一された基準はなく，おもに腺外臓器障害に対して，パルス療法を含めたステロイド治療，シクロホスファミドやタクロリムス，ミゾリビンなどの免疫抑制療法が行われている.

2) 長期経過

10年以上経過を観察しえた症例について，その経過をまとめた.

対象症例は13例（男児3例，女児10例）であり，平均観察年数は13年3か月であった.

① 腺症状

自覚症状としての乾燥症状は，眼症状は12例，口腔症状は11例に認めており，13例全例で経過中に眼・口腔いずれかの乾燥自覚症状が出現した．持続する乾燥自覚症状を認めたものは，眼症状7例，口腔症状9例で，残りは一過性であった．他覚所見としてSchirmerテスト，ローズベンガルテストあるいは蛍光色素試験のいずれかの陽性を認めた例は10例で，うち1例は自覚症状を認めなかった．唾液分泌量低下を認めた例は全例自覚症状も有していたが，一方で自覚症状があっても唾液分泌量の低下のない症例も認められた.

② 腺外症状・腺外臓器障害

繰り返す発熱，倦怠感などの腺外症状，溶血性貧血や末梢神経炎などの腺外臓器障害は7例に認められ，SS発症から腺外症状出現時までの期間は半年〜10年であった．このように半数の例で何らかの腺外症状を認めていることは，SSの診療のうえで重要な情報と考えられる.

これらの腺外症状を認めた例と認めなかった例では自己抗体の陽性率に差はなく，今のところマーカーとなる検査値はみつかっていない.

③ 検査値の推移

これらの症例では，IgGの値の推移に一定の傾向は認められなかったが，武井らの小慢登録患者データの解析では，IgG値は緩やかに上昇したと報告されている[7].

④ 他の膠原病の合併

千葉大学医学部附属病院小児科および千葉県こども病院アレルギー・膠原病科を1989年〜2011年までに受診し，5年以上の経過が診療録で確認できた一次性SS 28例のうち，経過中に他の膠原病の診断基準を満たした例は4例（14%）であった．合併疾患はSLE 2例，MCTD 1例，SLE発症後にさらにMCTDを発症した例が1例であり，SS発症から合併までの期間は，5年〜20年であった.

⑤ 長期経過のまとめ

小児期発症で発症から1年以内に他の膠原病を発症しなかった一次性SSの長期経過をまとめると，

a) 乾燥症状は何らかの形で出現してくるが，自覚症状と他覚所見は必ずしも一致しない.

b) 腺外症状あるいは腺外臓器障害は半数で出現した.

c) 新たな膠原病はSS発症から20年以上を経て合併してくる例もある.

これらのことから，小児のSSは比較的進行が緩徐であるが，腺外臓器障害については常に注意が必要で，また他の膠原病の合併にも注意を払うべきである.

3) 小児Sjögren症候群の病態のまとめ

以上より当科症例を中心に小児の一次性SSについて病態をまとめると，

① 発症は小児期のいつでもありえる.

② 初発症状は，腺症状としての耳下腺腫脹，腺外症状としての発熱，皮膚症状が主である.

③ 血液検査では成人SSと同様の免疫学的異常を認める．すなわち，ANA陽性，IgG高値，RF陽性，抗SS-A/Ro抗体陽性を高頻度に認める．抗SS-B/La抗体も成人と同様，陽性率はそれほど高くない．抗M3R抗体は成人に比し，陽性率が高い.

④ 外分泌腺組織への細胞浸潤が認められ，Fas/Fas Lを介したアポトーシスが認められる．腺機能低下は軽度の例が多く，唾液腺ではシンチグラフィのtime activity curveでの異常が認められるが，唾液分泌量の低下まで至っている例は半数程度である．眼科検査の異常を認める例はさらに少ない.

⑤ 腺外臓器障害は約半数で認められる.

⑥ 10年以上の長期経過では，ほとんどの症例で何らかの乾燥自覚症状が出現してくる．しかし，他覚症状と必ずしも一致しない．一方，腺外症状・臓器障害は半数で認められた.

⑦ 20年以上の経過で，他の膠原病を合併する例

4 小児のシェーグレン症候群　　171

もあり，注意を要する．

4) 小児 Sjögren 症候群の診断

　これらのことから，小児の SS は SS の早期を捉えていると推察される．患者である Dauphin がその著書で「多くの SS 患者は小児期に何らかの症状を経験していた」と述べているように[16]，SS 患者は小児期に発症するが，それが SS の発症であると認識されないまま経過し，成人期になって乾燥症状が出現して初めて診断される例が多いのではないかと思われる．

　種々の臓器障害を認めることがあり，予後予測が困難な現状では，小児 SS は早期診断をして，経過観察をすることが必要である．前述の通り，小児 SS 患者では乾燥症状がないために見過ごされている場合が多い．小児に特化した診断基準が必要と考えられたため，日本シェーグレン症候群学会と日本小児リウマチ学会は合同でワーキンググループを立ち上げ，「小児期シェーグレン症候群診断の手引き」を作成した[17]．

① Sjögren 症候群を疑わせる臨床所見

　日常診療で以下に示すような，シェーグレン症候群の存在を示唆する所見，合併しやすい疾患・病態の小児患者を診療したら，SS の存在を鑑別診断として考えることが重要である．

【臨床症状・臓器障害】
・全身症状：発熱，倦怠感，リンパ節腫脹，朝のこわばり，原因不明の全身の疼痛
・腺外臓器症状：関節痛・関節炎，環状紅斑などの皮疹，紫斑，甲状腺腫，レイノー症状
・腺症状：反復性耳下腺腫脹，う歯の増加，口腔の痛み，口内炎の反復，ラヌラ，繰り返す眼の発赤，眼の異物感・かゆみ
・(問診で確認) 摂食時よく水を飲む，口臭，涙が出ない

など

【検査所見の異常（期間を 3 か月以上あけて，2 回以上陽性）】
・唾液腺腫脹のはっきりしない時期の唾液腺型アミラーゼ高値
・年齢における 97.5 パーセンタイル以上の IgG 高値，あるいは高 γ-グロブリン血症
・白血球減少，あるいはリンパ球減少
・赤血球沈降速度の亢進

表2 血液検査データ（3 か月以上の間隔で基準を満たす場合にカウントする）によるスコアリング

	基準	スコア
IgG 値	年齢の基準値の 97.5 パーセンタイル以上*	1
抗核抗体	40 倍〜80 倍	1
	160 倍	2
	320 倍以上	3
リウマトイド因子	≧15.0 U/L 以上	3
抗 SS-A/Ro 抗体または抗 SS-B/La 抗体のいずれか	オクタロニー法≧1 倍，ELISA 陽性基準以上	6

*：小児基準値研究班（編）：日本人小児の臨床検査基準値，日本公衆衛生協会，1997．による．
〔冨板美奈子：小児慢性特定疾病　診断の手引き．日本小児科学会（監），国立成育医療研究センター小児慢性特定疾病情報室（編），診断と治療社　2016：463-465.〕

など

【合併しやすい疾患】
・橋本病，無菌性髄膜炎，間質性腎炎，血小板減少性紫斑病，ぶどう膜炎
・他の膠原病，特に全身性エリテマトーデス，混合性結合組織病，多関節型若年性特発性関節炎など
・線維筋痛症，慢性疲労症候群

など

② 検査のすすめ方と診断

　上記のような臨床所見を認める患者に遭遇したら，血清 IgG 値，抗核抗体，リウマトイド因子，抗 SS-A/Ro 抗体，抗 SS-B/La 抗体を測定し，点数化する（**表2**）．SS に特徴的なこれらの血液検査結果がスコア 1 以上であれば，あるいは血液検査結果の点数は 0 であっても，臨床症状やその他の検査値から SS が疑われた場合には，さらに外分泌腺の障害について評価する．唾液腺障害の検査として，耳下腺シアログラフィ，唾液腺シンチグラフィ，唾液分泌量測定，口唇小唾液腺生検を，涙腺障害の検査として，Schirmer テスト，角結膜の染色試験を行う．これら外分泌腺障害の検査結果を**表3**に沿ってスコア化する．血清スコアの合計，および唾液腺スコアの合計，あるいは涙腺スコアのいずれか高い方により，SS 診断の確からしさを次の様に判定する（**表4**）．

表3 外分泌腺障害によるスコアリング

	検査	基準	スコア
唾液腺	①口唇小唾液腺生検	細胞浸潤を認めるが，focus（導管周囲に 50 個以上の単核球浸潤の浸潤）<1 個 /4 mm²	1
		focus を，4 mm² に 1 個以上認める	2
	②耳下腺シアログラフィ*	Rubin-Holt 分類の stage≧1	2
	③唾液腺シンチグラフィ	4 大唾液腺のいずれか 1 つ以上に取り込み低下または分泌の低下あり	1
	④唾液分泌量の測定**	Saxon テスト≦2.0 g/2 分または安静時唾液分泌量≦1.5 mL/15 分またはガムテスト≦10 mL/10 分	1
涙腺障害	涙液分泌量と角結膜染色	Schirmer テスト≦5 mm/5 分かつローズベンガルテストで van Bijsterveld score≧3	2
		Schirmer テスト≦5 mm/5 分かつ蛍光色素試験で陽性	
	角結膜染色スコア	ACR スコア（角膜・結膜の染色）***≧3	

*：方法は，従来法および MRI シアログラフィのいずれでもよい．
**：唾液分泌量は，単独ではスコアをカウントしない．
***：ACR クライテリアで採用されているリサミングリーン液は，日本ではまだ保険適用がない．
〔冨板美奈子：小児慢性特定疾病　診断の手引き，日本小児科学会（監），国立成育医療研究センター小児慢性特定疾病情報室（編），診断と治療社　2016：463-465.〕

表4 スコアリングによる判定

血清スコア	腺スコア（唾液腺スコアの合計あるいは涙腺スコア）		
	≧2	1	0
6	definite	probable	possible
5	probable	probable	possible
4	probable	probable	possible
3	probable	possible	*
2	probable	possible	*
1	possible	possible	*
0	*	*	**

＊：要フォロー，＊＊：SS の可能性は低い．
〔厚生労働科学研究費補助金 難治性疾患等政策研究事業 若年性特発性関節炎を主とした小児リウマチ性疾患の診断基準・重症度分類の標準化とエビデンスに基づいたガイドラインの策定に関する研究班 シェーグレン症候群分担班（編）：小児期シェーグレン症候群（SS）診療の手引き　2018 年版. 羊土社　2018. より改変〕

【definite SS】

1）涙腺スコアが 2，かつ血清スコアが 6 以上
2）唾液腺スコアが 2 以上，かつ血清スコアが 6 以上

【probable SS】

1）唾液腺スコアが 1，かつ血清スコアが 4 以上
2）涙腺スコアが 2，かつ血清スコアが 2〜5
3）唾液腺スコアが 2 以上，かつ血清スコアが 2〜5

【possible SS】

1）涙腺スコア 2，あるいは唾液腺スコアが 2 以上で，血清スコアが 1
2）唾液腺スコアが 1 で血清スコアが 1〜3
3）涙腺・唾液腺スコアがいずれも 0 であるが，血清スコアが 4 以上

5）治療

　経過観察中に臓器障害を認めた症例には，速やかに必要な治療を行う．一方，10 年の経過で，半数は腺外症状を認めないことや，腺症状も自覚症状が一時的に出現したのみの患者もおり，SS

の診断即治療，とは考えられず，個々の症例に応じた対応が必要である.

腺症状に対する治療は，基本的には成人と同様，対症療法である．腺外臓器障害のある患者では，その程度に応じて非ステロイド抗炎症薬，ステロイド薬，免疫抑制薬を使用する．また，甲状腺機能低下症の合併例では，甲状腺ホルモンの補充を行う.

生物製剤による治療は，関節炎に TNF-α 阻害薬が有効であったという症例報告があるのみで，確立されていない[18].

6）診療の手引

厚生労働科学研究補助金難治性疾患等政策研究事業　若年性特発性関節炎を主とした小児リウマチ性疾患の診断基準・重症度分類の標準化とエビデンスに基づいた診療ガイドラインの策定に関する研究班　シェーグレン症候群分担班では，日本小児リウマチ学会，日本リウマチ学会の協力と日本シェーグレン症候群学会の監修を受けて，「小児期シェーグレン症候群（SS）診療の手引き2018 版」（羊土社）を作成した.

小児期の SS については evidence が少ないため，expert opinion ではあるが，日常診療に役立つ情報を網羅しているので，こちらも参考にしていただきたい.

7）小児の IgG4 関連疾患

筆者が経験した小児 SS 患者のなかで，IgG4 が基準値の 135 mg/dL を超えた症例は 2 例であったが，いずれの症例も IgG4 関連疾患（IgG4-related disease：IgG4-RD）包括診断基準は満たさず，IgG4 関連 Mikulicz 病の基準も満たさなかった．文献的にも小児の IgG4-RD の報告は極めて少なく，自己免疫性膵炎[19]，Küttner 腫瘍[20]，炎症性筋線維芽細胞腫瘍[21]の症例報告があるのみである.

しかし，IgG4-RD は小児科領域ではまだ注目度が低いことから，積極的な検索を進めることで，今後症例数が増加する可能性はある.

② 新生児ループス（NLE）

SS や SLE などの自己免疫疾患をもつ母親から出生した児の 1～2％ に先天性心ブロック（congenital heart block：CHB），紅斑や血小板減少な

どが認められることがあり，このような病態を新生児ループス（neonatal lupus erythematosus：NLE）とよぶ[22,23]．NLE は母体の抗SS-A/Ro 抗体，抗 SS-B/La 抗体などの自己抗体が経胎盤的に胎児へ移行することによって引き起こされると考えられている[24]．NLE のリスクは SS 患者の妊娠・出産時の注意事項として重要であり，また小児科医は SS 母体から出生した児を注意して診察する必要がある.

1）NLE の症状
① CHB

NLE の症状として，最も問題となるのは CHB である．ほとんどが房室ブロックで，ブロックの程度は 1～3 度まで様々であり，妊娠 16～28 週に胎児徐脈としてエコーで，あるいは出生後に心電図で診断される[25,26]．心臓の形態学的な奇形を伴うことは極めてまれである．3 度の房室ブロック（完全房室ブロック）は，一般にステロイド治療に反応しないが，ステロイドは完全房室ブロックにより生じる心不全を改善するといわれている．1 度，2 度の房室ブロックはステロイド治療で改善する例もあるが，治療に反応せず完全房室ブロックに進展した例も報告されている[27-29]．出生後の心拍数が 55/ 分以下はペースメーカーの適応となる.

② 皮膚症状

典型的な皮疹は，環状紅斑である　浮腫性紅斑，あるいは円板状エリテマトーデス（discoid lupus erythematosus：DLE）様の紅斑も認められる．頭皮や眼窩周囲に出現することが特徴的とされる．出生時に認めることもあるが，生後，紫外線療法で顕在化してくることもある．57 例のコホート研究では皮疹の出現時期は平均生後 6 週で，17 週間程持続する．生後 6～8 か月には萎縮や瘢痕を残さずに自然に消退する[30].

③ 肝・胆道障害

219 例中 19 例（9％）で肝・胆道系の異常を認めた報告がある[31]．肝脾腫を認めることもある.

④ 血液異常

貧血，血小板減少が報告されている．まれに再生不良性貧血を認める．また，107 例中 25 例に好中球減少を認めた報告があるが，これら 25 例で敗血症などの重症感染を起こした児はいなかった[32].

表5 NLE を発症した児の母体血清中の抗体陽性率

児の症状	抗 SS-A/Ro 抗体陽性率（%）	抗 SS-B/La 抗体陽性率（%）	母の人数（人）
先天性心ブロック	100	91	57
皮膚症状	91	73	12
無症状	47	15	152

〔Buyon JP, *et al*：*Arthiritis Rheum* 1993；**36**：1263-1273.〕

⑤ その他

リンパ節腫脹，紫斑，一過性の脳の画像的な異常所見[33]，無菌性髄膜炎，脊髄病変などの中枢神経症状の報告がある．

2）自己抗体と NLE 発症リスク
① 抗体と発症頻度

NLE を発症した児の母体の抗 SS-A/Ro 抗体，抗 SS-B/La 抗体の陽性率を**表5**に示す[34]．このように NLE，特に CHB の発症と抗 SS-A/Ro 抗体は強く関係する．一方，抗 SS-A/Ro 抗体陽性女性 100 名を対象とした前方視的研究では，先天性完全房室ブロックの児は 2 名のみであった．初回妊娠での先天性完全房室ブロックのリスクは 2% であり，生産児の 1.8%，すべての妊娠の 1.7% である[35]．別の報告でも，112 人の抗 SS-A/Ro 抗体陽性者の 124 妊娠の 1.6% に CHB が発症している[31]．ただし，一度 CHB 児を出産した抗 SS-A/Ro 抗体陽性母体の次の妊娠時の CHB 発症リスクは 18% になる[36]．

抗 SS-A/Ro 抗体と抗 SS-B/La 抗体の両方をもっていると，児の NLE の皮膚症状が出やすい．抗 SS-A/Ro 抗体陽性母体の前方視的研究では，128 例の児のうち 21 人が皮膚症状を発症し，両方の抗体をもっているほうが発症頻度が高かった．また両方の抗体をもっていると，CHB の相対リスクは 50% に上昇した[32]．

厚生労働科学研究「自己抗体陽性女性の妊娠管理指針の作成及び新生児ループスの発症リスクの軽減に関する研究」研究班による研究では，抗 SS-A/Ro 抗体値が高い方が CHB 発症のリスクは高いとされ，MBL 社，TFB 社のキットを用いた ELISA 法で 120 IU/mL 以上で CHB の罹患率が高くなること，二重免疫拡散（double immune diffusion：DID）法では，32 倍以上の母体から出生した児の CHB 罹患率は 27 倍であったことが報告されている[37]．抗 U1-RNP 抗体陽性で，抗 SS-A/Ro 抗体，抗 SS-B/La 抗体陰性の母から出生した児が NLE を発症した報告もある．このような例では皮疹は認めるが，CHB は認められていない．

② 抗体の特異性

CHB を発症した児の母体の血清では SS-A/Ro 抗原の 52 kDa 蛋白に対する抗体が陽性であり，児への移行抗体も高値である．CHB の児の登録調査では，母体の 83% が 52 kDa 蛋白に対する抗体を有していた[38]．

さらに，52 kDa 蛋白のうち，200～239 のアミノ酸に対する抗体が特に CHB に関与していると考えられる．これに対して，健康な児を出産した抗 SS-A/Ro 抗体陽性母体の多くは 52 kDa SS-A/Ro 蛋白の 176～196 のアミノ酸に対する抗体が陽性であった[39]．

3）NLE 発症機序

母体からの移行抗体が関与していることは明らかであるが，母体の抗体陽性率より児の NLE の発症率が低いこと，双胎での発症の不一致がみられることから，胎児側の因子および子宮内環境の影響が示唆される．

胎児側の因子として，皮膚症状の発症と HLA DQB1*02，DRB1*03 アリルおよび tumor necrosis factor-α のプロモーター領域の polymorphism （-308A）が関与していることがいわれている[40]．

CHB の発症機序としては，発生過程においてアポトーシスを起こした心筋細胞に SS-A/Ro 抗原や SS-B/La 抗原が表出されて母体からの移行抗体が結合することにより，通常の発生過程では活性化されないマクロファージを活性化して炎症性サイトカインを放出させ，炎症過程が進行することなどが考えられている[41]．

4 小児のシェーグレン症候群

4) 予防・治療

　CHB の発症予防，早期治療が最も重要である．CHB の治療として，母体にステロイド薬を投与することが行われている．1 度，2 度の房室ブロックは母体へのステロイド薬投与で改善することがある．完全房室ブロックは一般にステロイド治療に反応しないが，ステロイド薬が房室ブロックによって生じてくる心外膜液貯留や胎児水腫を改善し，予後を改善する[27]．使用するステロイド薬は胎盤で不活化されないデキサメタゾンかベタメタゾンである．Buyon らは，NLE 児を出産するリスクのある妊婦の管理として以下を提唱している．

①妊娠 16～26 週は毎週，34 週までは 2 週ごとにパルスドプラ法による胎児エコーを行う．

②不完全房室ブロックが発見されたときには，デキサメタゾン 4 mg かベタメタゾン 3 mg を経口投与し，毎週心エコーを行う．

③完全房室ブロックに進行し，ほかに適応がなければ，ステロイド治療は中止する．

④胎内で房室ブロックが改善しても，出生後も注意深く房室ブロックの進行がないか，経過観察する．

　早期治療については，抗 SS-A/Ro 抗体陽性母体に妊娠 16 週までステロイドを投与した 26 例の児は 1 例も CHB を発症せず，4 例で皮膚症状を認めたのみであったが，ステロイドを投与しなかった，あるいは 16 週以降にステロイドを投与した 61 例では 15 例で CHB が起こったという報告がある[29]．しかし，抗 SS-A/Ro 抗体陽性母体からの児の CHB 発生率が数 % であり，ステロイドの母児双方へのリスクを考えると，抗 SS-A/Ro 抗体陽性母体全例にステロイドを投与する方法は望ましい治療法ではないと考えられる．

　このほか，発症予防としては，二重膜濾過法による血漿交換療法が行われてきた．母児に対する安全性は問題ないと考えられているが，有効性にはまだ議論の余地がある．また，CHB のハイリスク妊婦にヒドロキシクロロキンを投与して CHB を予防する臨床研究が国際的に行われており，わが国でも医師主導研究として，試験が始まった．

　胎内で房室ブロックがみられなかった児でも，出生時には心電図検査を行い，PR 間隔の延長のないことを確認する．

5) 予後

　皮疹は 6～8 か月で瘢痕を残さずに消失する．出生時までに CHB がみられなかった例では，その後新たに CHB を発症する率は極めて低いとされる．

　1 施設の報告であるが，胎内で完全心ブロックが診断された児 29 例のまとめでは，1 例は母体の治療のために中絶，6 例は胎内死亡，6 例が生後 1 週間以内に死亡しており，死亡率 43% であった．新生児期に診断された完全心ブロック 33 例では 2 例が 2 歳前に死亡し，死亡率は 6%．また症例の 89% はペースメーカーが必要であった[26]．

　105 人の母体から出生した 113 人の完全房室ブロック児の調査では，3 歳までに 19% が死亡し，3 歳以降の死亡はみられていないとされる．完全房室ブロックでペースメーカーを装着した例の予後はよいが，5～11% で心不全の報告がある[27]．

　さらに先天性完全房室ブロック患者の長期予後をまとめた報告では，拡張型心筋症（dilated cardiomyopathy：DCM）の発症が報告されている．Udink ten Cate らによる 111 例のペースメーカーを必要とした先天性完全房室ブロックの児のまとめでは，9 例が平均 5.7 歳で DCM を発症した．この 9 例のうち，7 例が母の抗 SS-A/Ro 抗体，抗 SS-B/La 抗体が陽性であった[42]．しかし，DCM を発症しなかった先天性完全房室ブロック患者のうち，母体の抗体を測定できた 52 例中 40 例で母体の抗 SS-A/Ro 抗体，抗 SS-B/La 抗体が陽性であったことから，母体がこれらの抗体が陽性かどうかは児の DCM 発症のリスクとはいいきれないと述べられている[42]．一方，Villain らは 111 例の先天性完全房室ブロック患者について，母体の抗体陽性 56 例と陰性 55 例について比較をしている．母体の抗体陰性群からは 1 例も DCM を発症しなかったのに対し，母体が抗体陽性群からは，16 例が DCM を発症した（$p < 0.000018$）ことから，抗 SS-A/Ro 抗体，抗 SS-B/La 抗体によって起こった先天性完全房室ブロックは，DCM 発症のリスクであるとしている[43]．

　NLE 児はまた，自己免疫疾患，膠原病の発症リスクが高い．49 例のコホート調査では，8 歳までの追跡で，6 例が JIA，乾癬，甲状腺疾患，ネフローゼなどの自己免疫疾患を発症している[44]．

6）鑑別診断

　生後 8 か月までに発症した環状紅斑，CHB の児で，母体，あるいは児の抗 SS-A/Ro 抗体あるいは抗 SS-B/La 抗体陽性が証明されれば NLE の診断となる．母体が無症状で児が発症して初めて母体の抗体陽性が判明する例もまれならず認められる．

抗体が陰性の場合にはリジン尿性蛋白不耐症（lysinuric protein intolerance）を鑑別する必要がある．また，SLE はどの年齢でも発症しうるので，母に自己抗体が全くみられない場合には，児が単独で SLE を発症した可能性がある．

（冨板美奈子）

文 献

1）Fox P：*Ann N.Y. Acad Sci* 2007；**1098**：15-21.
2）冨板美奈子・他：リウマチ 1994；**34**：863-870.
3）Tomiita M, *et al*：*Acta Paediatr Japonica* 1997；**39**：268-272.
4）Cimaz R, *et al*：*Eur J Pediatr* 2003；**162**：661-665.
5）Fujikawa S, *et al*：*Acta Paediatr Japonica* 1997；**39**：242-244.
6）武井修治，加藤忠明：小児慢性特定疾患治療研究事業（小慢）のデータベースを利用した稀少膠原病の検討—小児シェーグレン症候群．平成 18 年度厚生労働省科学研究費補助金分担研究報告書．2007：20-23.
7）武井修治：日本臨床免疫学会雑誌 2010；**33**：8-14.
8）森雅亮：若年性特発性関節炎を腫とした小児リウマチ性疾患の診断基準・重症度分類の標準化とエビデンスに基づいたガイドラインの策定に関する研究　平成 27・28 年度総合研究報告書　2017：3-11.
9）Nakamura Y, *et al*：*Ann Rheum Dis* 2008；**67**：136-137.
10）Kobayashi I, *et al*：*J Rheumatol* 2001；**28**：363-365.
11）Maeno N, *et al*：*J Rheumatol* 2001；**28**：860-864.
12）Tomiita M, *et al*：*Clin Exp Rheumatol* 2005；**23**：540-544.
13）冨板美奈子・他：日児誌 1997；**101**：589-593.
14）冨板美奈子・他：小児科臨床 2004；**57**：1083-1090.
15）福本由紀子・他：日臨免会誌 2000；**23**：49-56.
16）Dauphin S：*Pixel Press, Tequesta,* 1993；15.
17）冨板美奈子：小児慢性特定疾病　診断の手引き，日本小児科学会（監），国立成育医療研究センター小児慢性特定疾病情報室（編），診断と治療社　2016：463-465.
18）Pessler F, *et al*：*Clin Rheumatol* 2006；**25**：746-748.
19）Minnion M, *et al*：*Pediatr Rheum* 2011；**9**：1-9.
20）Melo JC, *et al*：*Pediatr Dev Pathol* 2012；**15**：165-169.
21）松井善一・他：日本小児泌尿器科学会誌 2012；**21**：199（抄録）.
22）Silverman ED, *et al*：*Rheum Dis Clin North Am* 1997；**23**：599-618.
23）Vonderheid EC, *et al*：*Arch Dermatol* 1976；**112**：698-705.
24）Miyagawa S, *et al*：*Arch Dermatol* 1981；**117**：569-572.
25）Jaeggi ET, *et al*：*J Am Coll Cardiol* 2002；**39**：130.
26）Buyon JP, *et al*：*J Am Coll Cardiol* 1998；**31**：1658.
27）Saleeb S, *et al*：*Arthritis Rheum* 1999；**42**：2335.
28）Shinohara K, *et al*：*Obstet Gynecol* 1999；**93**：952.
29）Yamada H, *et al*：*Am J Reprod Immunol* 1999；**42**：226.
30）Neiman AR, *et al*：*J Pediatr* 2000；**137**：674.
31）Lee LA, *et al*：*Pediatrics* 2002；**109**：E11.
32）Cimaz R, *et al*：*J Pediatr* 2003；**142**：678.
33）Prendiville JS, *et al*：*Pediatric Dermatol* 2003；**20**：60-67.
34）Buyon JP, *et al*：*Arthiritis Rheum* 1993；**36**：1263-1273.
35）Brucato A, *et al*：*Arthritis Rheum* 2001；**41**：1832-1835.
36）Costedoat-Chalumeau E, *et al*：*Arthritis Rhum* 2004；**50**：3187-3194.
37）村島温子・他：抗 SS-A 抗体陽性女性の妊娠に関する診療の手引き．「自己抗体陽性女性の妊娠管理指針の作成及び新生児ループスの発症リスクの軽減に関する研究」研究班報告書，2013；109-124.
38）Buyon JP, *et al*：*Arthritis Rheum* 2001；**44**：1723-1727.
39）Salomonsson S, *et al*：*Arthritis Rheum* 2002；**46**：1233-1241.
40）Clancy RM, *et al*：*Arthritis Rheum* 2004；**50**：2598-2603.
41）Miranda-Carus ME, *et al*：*J Immunol* 2000；**165**：5345-5351.
42）Udink ten Cate FEA, *et al*：*J Am Coll Cardiol* 2001；**37**：1129-1134.
43）Villain E, *et al*：*J Am Coll Cardiol* 2006；**48**：1682-1687.
44）Martin V, *et al*：*Arthritis Rheum* 2002；**46**：2377-2383.

5 IgG4 関連疾患
1) 診断

Essential Points!

▶ IgG4 関連疾患（IgG4-RD）は，21 世紀に入りわが国より発信された新たな疾患概念である．

▶ Mikulicz 病（MD）と Sjögren 症候群（SS）との異同に関する議論は，MD が IgG4-RD の一部であることが判明し決着が得られた．

▶ IgG4-RD の包括診断基準項目は，①臓器の腫大，腫瘤，結節や肥厚性病変，②高 IgG4 血症：135 mg/dL 以上，③病理組織学的に 1）著明なリンパ球，形質細胞の浸潤と線維化，2）IgG4 陽性形質細胞浸潤：IgG4/IgG 陽性細胞比 40％ 以上かつ 10 個以上 / 光学顕微鏡高倍率 10 視野，の 3 項目である．

▶ 悪性腫瘍や膠原病・血管炎など様々な疾患でも，高 IgG4 血症や組織 IgG4 陽性細胞増加を認めることがあり，鑑別が重要である．

IgG4 関連疾患（IgG4-related disease：IgG4-RD）は，高 IgG4 血症と全身の諸臓器に組織 IgG4 陽性形質細胞増殖をきたす，原因不明のリンパ増殖性疾患であり，病初期には中等量ステロイドが著効する．本疾患は 21 世紀に入りわが国より発信され[1]，わが国で発展してきた．本項では，本疾患と SS の関係，診断基準などにつき概説する．

1　Sjögren 症候群と Mikulicz 病

Johann Mikulicz は 1892 年に，対称性に涙腺，耳下腺，顎下腺が腫脹し，眼・口腔の痛みや乾燥症状を伴わない 42 歳男性症例を報告した[2]．外科切除後も再増悪を繰り返し，切除された組織標本には高度の円形細胞浸潤と腺細胞の遺残が認められた．その後，Schaffer らは白血病，リンパ腫，結核など原因の明らかな対称性の涙腺・唾液腺腫大を Mikulicz 症候群，原因疾患の明らかでないものは Mikulicz 病（Mikulicz's disease：MD）とよぶことを提唱した．

一方，1933 年，Henrik Sjögren が 19 例の乾燥性角結膜炎（keratoconjunctivitis sicca：KCS）を報告し，以後 SS が知られるようになったが，涙腺・唾液腺腫脹のある症例も SS として報告され，MD と SS との混乱が起こった．その後，有名な病理学者である Morgan と Castleman が 18 例の MD 症例を病理組織学的に検討した結果，MD は独立した臨床的 / 病理学的疾患単位ではなく，SS の一表現型であると結論した[3]．これ以後 MD は，欧米では SS の亜型として無視されてきた．

一方，わが国では耳鼻科を中心に MD の報告が続き，SS との異同が議論されてきた．今野らは，MD は①性差が明らかでなく，②唾液腺，涙腺の腫脹が消失するとその腺機能が正常化する，③唾液腺造影で SS に典型的な点状陰影，漏洩像がみられない等，SS とは異なる疾患であるとした．しかし，英語ではなく日本語の論文と教科書での記載であり，この主張は欧米の研究者に全く届いていなかった．21 世紀に入り Tsubota らは，MD 患者と SS 患者を比較し，MD 患者では反応性の涙液分泌能が保たれていること，角膜表面の性状が染色検査で正常に近い状態で保たれていること，涙腺組織の免疫染色でアポトーシス関連の APO2.7 染色，Fas，Fas ligand（Fas L）染色で有意に染色細胞が少ないことを報告した．その後，同グループの Tsuzaka らは Fas L 遺伝子のプロモーター領域の点突然変異による Fas L 発現低下を報告した．彼らの報告は MD と SS の異同の議論を再興する非常に重要な業績であったが，MD を国際的に再認知させるには至らなかった．

2001 年に Hamano らが硬化性膵炎（自己免疫性膵炎〈autoimmune pancreatitis：AIP〉，Ⅰ型）における高 IgG4 血症を報告し[1]，さらに病変組織における IgG4 産生形質細胞増多が報告された．このような所見は全身の様々な病変で報告され，IgG4 関連疾患（IgG4-RD）とよばれるようになっ

た．MDについても，2004年にYamamotoらが
IgG4-RDであることを報告した[4]．さらに，Küttner
腫瘍とよばれていた偏側性硬化性顎下腺炎も
IgG4-RDであることが報告され，MDやKüttner
腫瘍などのIgG4関連の涙腺炎・唾液腺炎とSS
との異同が問題となった．そこでわれわれは日本
シェーグレン症候群研究会／学会の一分科会とし
て「IgG4[+] multi-organ lymphoproliferative syn-
drome（IgG4[+]MOLPS）/Mikulicz病検討会」を立
ち上げ，後方視的に症例を募りSSと比較検討し
た．その結果，MDを含むIgG4-RDではSSに比
べ，眼乾燥・口腔乾燥や関節炎の頻度が低く，ア
レルギー性鼻炎や喘息などのアレルギー疾患の合
併が多く，抗SS-A/Ro抗体，抗SS-B/La抗体は
ほとんど陰性で，リウマトイド因子（rheumatoid
factor：RF）や抗核抗体陽性率も1/4程度と低く，
血清IgG4のみならずtotal IgG, IgG2, IgEが高く，
IgA, IgM, IgG1, IgG3はSSより低く（**表1**），
病理組織でもIgG4陽性細胞浸潤が著明であり，
リンパ濾胞を作るような著明な細胞増殖が存在す
る一方，SSに特徴的なリンパ上皮性病変（リン
パ球浸潤による導管の破壊像）が認められないこ
とがわかった（**図1**）[5]．さらに，ステロイド治療
の効果はSSでは限定的であるのに対して，MD
を含むIgG4-RDでは著効し，臨床経過も異なっ
ていた[6]．これにより，19世紀末より続いたMD
とSSとの異同に関する議論について，ようやく
決着が得られた．

IgG4関連Mikulicz病（IgG4-MD）とSSは，障
害される臓器が類似するも，臨床経過が異なるた
め鑑別が重要である．現在は，IgG4-RDの包括
診断基準[7,8]ではSSは除外すべき疾患として扱わ
れ，一方でSSの診断基準ではIgG4-RDが鑑別疾
患にあげられている．

2 IgG4-RD 包括診断基準

2009～2011年度の3年間にわたり活動した厚
生労働省の2つの研究班（岡崎班と梅原班）の共
同の研究成果として，IgG4-RD包括診断基準
（IgG4-related disease comprehensive diagnostic
criteria：IgG4-RD-CDC）が2012年に英語版[7]お
よび日本語版[8]として公表されている（**表2**，**図2**）．

表1 IgG4-MDとSSの比較

	IgG4-MD	SS
好発年齢	中年～高齢	中年
性別	男女ほぼ同率	ほとんど女性
眼・口腔乾燥	なし～軽度	あり
涙腺・唾液腺腫脹	著明	なし～軽度
アレルギー疾患合併（アレルギー性鼻炎，喘息）	多い	少ない
RF，ANA	1/4程度が陽性	ほとんど陽性
抗SS-A抗体／抗SS-B抗体	ほとんど陰性	高率に陽性
増加するIgクラス	IgG，IgE	IgA，IgM
増加するIgGサブクラス	IgG4，IgG2	IgG1，IgG3
組織IgG4陽性形質細胞増加	著明	なし
リンパ濾胞形成	著明	まれ
リンパ上皮性病変	まれ	著明
ステロイド治療反応性	著効	効果少ない

診断基準項目は，①臨床的に単一または複数臓
器にびまん性あるいは限局性腫大，腫瘤，結節や
肥厚性病変を認める，②血液学的に高IgG4血症
（135 mg/dL以上）を認める，③病理組織学的に，
1) 著明なリンパ球，形質細胞の浸潤と線維化を
認め，2) IgG4陽性形質細胞浸潤：IgG4/IgG陽
性細胞比40%以上かつ10個以上／光学顕微鏡高
倍率10視野，の3項目である．①＋②＋③を確定
診断群（definite），①＋③を準確診群（probable），
①＋②を疑診群（possible）とする[7,8]．準確診群
や疑診群については，すでに公表されているAIP
の診断基準（**表3**）[9]，IgG4-MDの診断基準（**表
4**）[5]，IgG4関連腎症の診断基準（**図3**）[10]，IgG4
関連硬化性胆管炎の診断基準（**表5**）[11]など，個々
の臓器の専門医の診療により，臓器別の診断基準
に当てはめて診断できる．

IgG4-RDは，諸臓器における悪性腫瘍（癌，悪
性リンパ腫）やその他の炎症性疾患〔サルコイ
ドーシス，膠原病，血管炎，多中心性Castleman
病（multicentric Castleman's disease：MCD）〕な

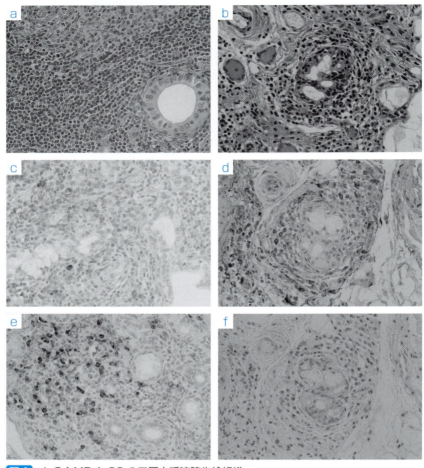

図1 IgG4-MDとSSの口唇小唾液腺生検組織
IgG4-MD（a, c, e）, SS（b, d, f）の口唇小唾液腺生検組織.
a, b：ヘマトキシリン・エオジン染色, c, d：IgG免疫染色, e, f：IgG4免疫染色.
IgG4-MDでは，著明なリンパ球形質細胞浸潤とリンパ濾胞形成が認められる一方，導管はほぼ正常である（a）．一方，SSでは導管にリンパ球浸潤が起こり破壊するリンパ上皮性病変が認められる．IgG陽性細胞は両疾患で認められるものの（c, d），IgG4陽性細胞はIgG4-MDで著明に増殖している（IgG4$^+$/IgG$^+$＞40%）（e）が，SSではIgG4陽性細胞を認めない（f）．
〔Masaki Y, et al : J Rheumatol 2010 ; **37** : 1380-1385.〕

カラー口絵50参照

どとの鑑別が重要であり，診断はできる限り病理組織採取の努力を行うべきである．これらの鑑別疾患においても，高IgG4血症や組織のIgG4産生細胞増多（IgG4反応）が観察されうるが，臨床経過やステロイド治療反応性などが異なるため混同すべきでない．すでに確立されたこれらの診断が確定する場合は，そちらを優先すべきである．

膵臓，後腹膜，脳下垂体病変など生検困難な臓器病変では，ステロイド治療が有効な場合は本疾患の可能性があるが，初回治療でステロイドが無効な場合は診断を見直すべきである．

3 臓器別基準の考え方

包括診断基準ですべて診断できれば，簡潔でわかりやすい．しかしながら，臓器ごとに生検の容易さが変わるため，病理診断を組み込んだ診断基準では，すべての臓器の症例に対応できないこと

表2 IgG4-RD 包括診断基準 2011（厚生労働省　岡崎班・梅原班）

【概念】

IgG4 関連疾患とは，リンパ球と IgG4 陽性形質細胞の著しい浸潤と線維化により，同時性あるいは異時性に全身諸臓器の腫大や結節・肥厚性病変などを認める原因不明の疾患である．罹患臓器としては膵臓，胆管，涙腺・唾液腺，中枢神経系，甲状腺，肺，肝臓，消化管，腎臓，前立腺，後腹膜，動脈，リンパ節，皮膚，乳腺などが知られている．病変が複数臓器および全身疾患としての特徴を有することが多いが，単一臓器病変の場合もある．臨床的には各臓器病変により異なった症状を呈し，臓器腫大，肥厚による閉塞，圧迫症状や細胞浸潤，線維化に伴う臓器機能不全など時に重篤な合併症を伴うことがある．治療にはステロイドが有効なことが多い．

【臨床診断基準】

1. 臨床的に単一または複数臓器に特徴的なびまん性あるいは限局性腫大，腫瘤，結節，肥厚性病変を認める．
2. 血液学的に高 IgG4 血症（135 mg/dL 以上）を認める．
3. 病理組織学的に以下の 2 つを認める．
   ① 組織所見：著明なリンパ球，形質細胞の浸潤と線維化を認める．
   ② IgG4 陽性形質細胞浸潤：IgG4/IgG 陽性細胞比 40% 以上，且つ IgG4 陽性形質細胞が 10/HPF を超える．

上記のうち，1) + 2) + 3) を満たすものを確定診断群（definite），1) + 3) を満たすものを準確診群（probable），1) + 2) のみをみたすものを疑診群（possible）とする．

但し，できる限り組織診断を加えて，各臓器の悪性腫瘍（癌，悪性リンパ腫など）や類似疾患（Sjögren 症候群，原発性硬化性胆管炎，Castleman 病，二次性後腹膜線維症，Wegener 肉芽腫，サルコイドーシス，Churg-Strauss 症候群など）と鑑別することが重要である．

本基準により確認できない場合にも，各臓器の診断基準により診断が可能である．

〔Umehara H, *et al*：*Mod Rheumatol* 2012；**22**：21-30., 厚生労働省難治性疾患克服研究事業奨励研究分野　IgG4 関連全身性硬化性疾患の診断法の確立と治療研究の開発に関する研究班 / 新規疾患，IgG4 関連多臓器リンパ増殖性疾患（IgG4 + MOLPS）の確立のための研究班．IgG4 関連疾患包括診断基準 2011．日本内科学会雑誌 2012；**101**：795-804. より作成〕

もある．特に，膵臓，胆管，後腹膜，下垂体，大動脈などの病変は生検が困難であり，試みても必ずしも十分な組織が得られない事が多い．

そのため，自己免疫性膵炎[9]や IgG4 関連硬化性胆管炎[11]の診断基準では画像所見が重視されており，また他臓器の病理所見も参考にするというスタンスである．さらにオプションとしてステロイド治療の効果も項目としてあげられているが，安易なステロイド・トライアルを避けるために専門施設において悪性診断を除外したうえで行うことと厳しく規定されている．わが国の研究者たちはステロイド治療を診断基準に入れることに反対意見が多かったものの，欧米の基準でステロイド治療が採用されていたため，それとの整合性で採用されたという経緯もある．

IgG4 関連腎臓病の診断基準[10]でも，画像所見と他臓器の病理所見を参考にするとされている．ここでは，ステロイド治療はオプションとして採用されていない．なぜなら，腎生検は比較的容易に行えるためである．

問題は IgG4-MD の診断基準[5]である．**表4** に示す診断基準は前述の IgG4+MOLPS/Mikulicz 病検討会のメンバーを中心に提唱され，2008 年に日本シェーグレン症候群学会で承認を得た基準である．これによると，2 ペア以上の対称性の涙腺・耳下腺・顎下腺腫大と高 IgG4 血症があれば，病理生検を行わなくても診断可能となってしまう．2 ペア以上の対称性腫大は確かに IgG4-RD の典型例でよく認められる所見であるが，鑑別疾患である MALT リンパ腫やサルコイドーシス，そして SS でも認めうる症候である．前述の膵臓のように生検が非常に困難である場合は，画像所見で代用することはある程度やむを得ないが，涙腺や唾液腺は比較的生検が容易な臓器である．生検に伴う顔面神経麻痺などの合併症には十分に注意が必要であるが，悪性腫瘍との鑑別が必要な本疾患では，生検可能な臓器病変は極力生検を行う姿勢が必要である．それにもかかわらず，現状では生検を行わずに安易な診断と治療が行われる可能性があり問題である．現在は診断基準の見直し作業中であり，生検部位については「腫大した涙腺・唾液腺」と明記する．診断基準に画像検査（超音波，^{18}FDG-PET/CT 等）を組み込むかどうかなど，改訂案が提案され，議論中である．

4　膠原病・血管炎・自己免疫疾患での IgG4 の意義

多発血管炎性肉芽腫症（granulomatosis with polyangitiis：GPA），アレルギー性肉芽腫性血管炎（allergic granulomatous angiitis：AGA）などの血管炎および全身性エリテマトーデス（system-

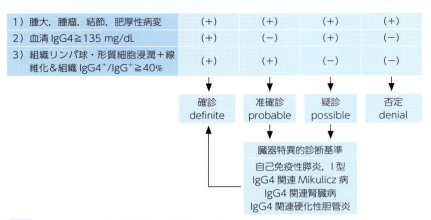

図2 IgG4-RD 包括診断基準の診断アルゴリズム
〔Umehara H, et al : Mod Rheumatol 2012；**22**：21-30., 厚生労働省難治性疾患克服研究事業奨励研究分野 IgG4 関連全身性硬化性疾患の診断法の確立と治療研究の開発に関する研究班／新規疾患，IgG4 関連多臓器リンパ増殖性疾患（IgG4 + MOLPS）の確立のための研究班．IgG4 関連疾患包括診断基準 2011．日本内科学会雑誌 2012；**101**：795-804．より改変〕

ic lupus erythematosus：SLE）や SS などの膠原病では，多クローン性高 γ-グロブリン血症を呈するため，時に高 IgG4 血症や組織中 IgG4 陽性形質細胞増多をきたしうる．しかし，これら既知の疾患は，ステロイド治療反応性等の臨床経過が異なるため，仮に包括診断基準の血清および組織所見を満たしても，IgG4-RD と混同すべきではなく，厳密に除外すべきである．IgG4-RD とこれらの疾患の合併例として，症例報告が散見されるが，患者を IgG4-RD と診断する最大の意義は，ステロイド治療を積極的に行うべきか否かであり，すでに確立したこれらの疾患が存在する場合は，あえて IgG4-RD という診断名を付する意義が乏しい．

　IgG4-RD で増加している血清 IgG4 や組織中の IgG4 産生細胞は多クローン性であるため[12]，IgG4 自体が本疾患の根本的な病因とは考え難く，これを制御する大元の病因が存在するはずである．IgG4 より上流の根本的な病因が証明されれば，IgG4-RD と膠原病・血管炎・自己免疫疾患との鑑別も容易となり，合併例があるか否かを判定できるようになるかもしれない．しかし現状では合併例であるのか，原疾患による高 γ-グロブリン血症の結果として IgG4 が増殖（IgG4 反応）したのかという判別はできない．

5 悪性腫瘍と IgG4

　癌や悪性リンパ腫などの悪性腫瘍でも，高 IgG4 血症や組織 IgG4 細胞増殖が認めることがあり，多数の報告がある．

　固形癌の周囲の細胞における IgG4 陽性形質細胞増殖が，多く報告されている．IgG4 が傍腫瘍反応として増加するという説もあり，癌と IgG4-RD の関連については，厚生労働省研究班で調査中である．

　悪性リンパ腫に関しては，次の2つの可能性がある．① IgG4-RD の慢性炎症を基盤にリンパ腫が発生したとの報告；眼窩領域のリンパ腫では特に強く示唆されている．SS におけるリンパ腫発症機序と類似したものが想定されるが，SS によく認められるリンパ上皮性病変が IgG4-RD ではほとんど認められないことが病理組織学的な特徴である．リンパ上皮性病変は外分泌臓器において導管上皮にリンパ球の浸潤が起こり破壊する病変であり，SS では導管組織を破壊し乾燥症状の原因となり，さらに MALT リンパ腫の発生母地としても知られている．一方，IgG4-RD では，リンパ上皮性病変がほとんど認められないため，別のリンパ腫発生機転を考慮する必要がある．
② IgG4 陽性細胞が直接腫瘍化したとの報告；

表3 自己免疫性膵炎臨床診断基準 2011（日本膵臓学会・厚生労働省難治性膵疾患に関する臨床研究班）

【診断基準】
A. 診断項目
　I. 膵腫大：
　　　a. びまん性腫大（diffuse）
　　　b. 限局性腫大（segmental/focal）
　II. 主膵管の不整狭細像：ERCP
　III. 血清学的所見
　　　高 IgG4 血症（≧ 135 mg/dL）
　IV. 病理所見：以下の①～④の所見のうち，
　　　a. 3 つ以上を認める.
　　　b. 2 つを認める.
　　　①高度のリンパ球，形質細胞の浸潤と，線維化
　　　②強拡大 1 視野当たり 10 個を越える IgG4 陽性形質細胞浸潤
　　　③花筵様線維化（storiform fibrosis）
　　　④閉塞性静脈炎（obliterative phlebitis）
　V. 膵外病変：硬化性胆管炎，硬化性涙腺炎・唾液腺炎，後腹膜線維症
　　　a. 臨床的病変
　　　　臨床所見および画像所見において，膵外胆管の硬化性胆管炎，硬化性涙腺炎・唾液腺炎（Mikulicz病）あるいは後腹膜線維症と診断できる.
　　　b. 病理学的病変
　　　　硬化性胆管炎，硬化性涙腺炎・唾液腺炎，後腹膜線維症の特徴的な病理所見を認める.
〈オプション〉ステロイド治療の効果
専門施設においては，膵癌や胆管癌を除外後に，ステロイドによる治療効果を診断項目に含むこともできる. 悪性疾患の鑑別が難しい場合は超音波内視鏡下穿刺吸引（EUS-FNA）細胞診まで行っておくことが望ましいが，病理学的な悪性疾患の除外診断なく，ステロイド投与による安易な治療的診断は避けるべきである.
B. 診断
　I. 確診
　　①びまん型
　　　Ia ＋＜ III/IVb?V（a/b）＞
　　②限局型
　　　Ib ＋ II ＋＜ III/IVb/V（a/b）＞の 2 つ以上
　　　または
　　　Ib ＋ II ＋＜ III/IVb/V（a/b）＋オプション
　　③病理組織学的確診
　　　IVa
　II. 準確診
　　限局型：Ib ＋ II ＋＜ III/IVb/V（a/b）＞
　III. 疑診
　　びまん型：Ia ＋ II ＋オプション
　　限局型：Ib ＋ II ＋オプション

　　　＋；かつ，　/；または

〔日本膵臓学会・厚生労働省難治性膵疾患に関する調査研究班：報告自己免疫性膵炎臨床診断基準 2011. 膵臓 2012：**27**：17-25.〕

IgG4 と免疫グロブリン軽鎖 κ および λ の二重染色により証明されている.

　いずれにしても，癌や悪性リンパ腫でも IgG4 が血清や組織で増殖しうることは肝に銘じておくべきであり，これらを鑑別することなしに安易なステロイド治療に踏みきってはならない. 時に悪性疾患の可能性が濃厚であるにもかかわらず，IgG4-RD 疑いとしてステロイド治療が試みられている症例を散見する. 誤った診断と治療は，結果的に患者の予後や QOL を悪化させる可能性が大きいことを認識すべきである.

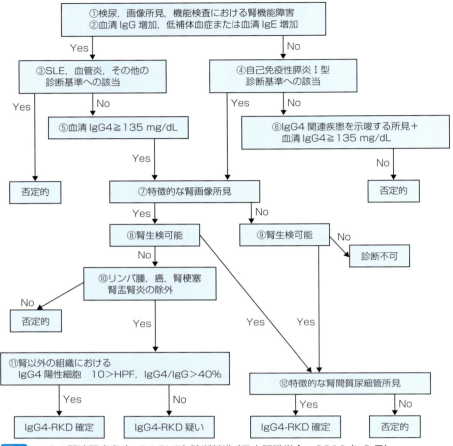

図3 IgG4関連腎疾患（IgG4-RKD）診断基準（日本腎臓学会，2011年9月）
〔Kawano M, et al : Clin Exp Nephrol 2011 ; 15 : 615-626.〕

表4 IgG4-MD 診断基準（日本シェーグレン症候群研究会，2008年9月）

(1) 涙腺・耳下腺・顎下腺の持続性（3か月以上），対称性に2ペア以上の腫脹を認める．
(2) 血清学的に高 IgG4 血症（135 mg/dL 以上）を認める．
(3) 涙腺・唾液腺組織に著明な IgG4 陽性形質細胞浸潤（強拡大5視野で IgG4$^+$/IgG$^+$ が 50％ 以上）を認める．

(1) と，(2) または (3) を満たすものを IgG4 関連 Mikulicz 病とする．
全身性 IgG4 関連疾患の部分症であり，多臓器の病変を伴う事も多い．
鑑別疾患：Sarcoidosis, Castleman 病，Wegener 肉芽腫，悪性リンパ腫，癌，その他既知の疾患．
〔Masaki Y, et al : J Rheumatol 2010 ; 37 : 1380-1385.〕

6 国際的な診断基準と今後の流れ

わが国では包括診断基準を用いて診断しているが，欧米では Deshpande らの病理所見による診断コンセンサス[13]に基づいて診断されている．病理所見のみから診断するため，欧米からの報告例には，血清 IgG4 が正常範囲内の症例（IgG4 陰性 IgG4 関連疾患と称される），高熱や血清 CRP 著明高値で MCD や悪性リンパ腫など別の診断が疑われる症例も含まれている．

現在，国際的な IgG4-RD 分類基準（classification criteria）の作成プロジェクトが進行中である．アメリカを中心に各国のエキスパート（臨床，病理，放射線）からなる委員会が結成され，除外項目と絶対項目・相対項目を設定し，これらの各項

表5 IgG4 関連硬化性胆管炎臨床診断基準 2012（厚生労働省 IgG4 関連全身硬化性疾患の診断法の確立と治療方法の開発に関する研究班，厚生労働省難治性の肝胆道疾患に関する調査研究班，日本胆道学会）

【臨床診断基準】
A．診断項目
　1．胆道画像検査にて肝内・肝外胆管にびまん性，あるいは限局性の特徴的な狭窄像と壁肥厚を伴う硬化性病変を認める．
　2．血液学的に高 IgG4 血症（135 mg/dL 以上）を認める．
　3．自己免疫性膵炎，IgG4 関連涙腺・唾液腺炎，IgG4 関連後腹膜線維症のいずれかの合併を認める．
　4．胆管壁に以下の病理組織学的所見を認める．
　　①高度なリンパ球，形質細胞の浸潤と線維化
　　②強拡大 1 視野あたり 10 個を超える IgG4 陽性形質細胞浸潤
　　③花筵様線維化（striform fibrosis）
　　④閉塞性静脈炎（obliterative phlebitis）
　　オプション：ステロイド治療の効果
　　　胆管生検や超音波内視鏡下穿刺吸引法（Endoscopic ultrasound-guided fine needle aspiration：EUS-FNA）を含む精密検査のできる専門施設においては，胆管癌や膵癌などの悪性腫瘍を除外後に，ステロイドによる治療効果を診断項目に含むことができる．
B．診断
　I．確診　：1+3，1 + 2+4 ①②，4 ①②③，4 ①②④
　II．準確診：1+2+オプション
　III．疑診　：1+2
ただし，胆管癌や膵癌などの悪性疾患，原発性硬化性胆管炎や原因が明らかな二次性硬化性胆管炎を除外することが必要である．診断基準を満たさないが，臨床的に IgG4 関連硬化性胆管炎が否定できない場合，安易にステロイド治療を行わずに専門施設に紹介することが重要である．

〔厚生労働省 IgG4 関連全身硬化性疾患の診断法の確立と治療方法の開発に関する研究班・厚生労働省難治性の肝胆道疾患に関する調査研究班・日本胆道学会．報告　IgG4 関連硬化性胆管炎臨床診断基準 2012．胆道 2012；**26**：59-63．〕

目をコンピューターソフトにて重要度が高いものから点数化し，各症例で合計点数を付け，IgG4-RD か否かの点数を決めるという．

われわれが行った IgG4 関連疾患に対する治療研究「IgG4＋MOLPS（IgG4 関連多臓器リンパ増殖症候群）のステロイド治療指針を決定するための第 II 相多施設共同前方視的治療研究」（UMIN：000002311）では，IgG4-RD の施設診断における確診例 61 例の登録があった．しかしながら，臨床病理中央診断の結果，そのうち確診群は 44 例のみであり，準確診 1 例，疑診 13 例，否定 3 例であった[14]．脱落症例以外の確診群全例（100%）でステロイドが奏功したことから，IgG4-RD の診断が確実であれば，初期のステロイドは通常有効であることが確認された．一方で，IgG4-RD の診療経験の豊富な施設からでさえ，疑診例の登録があった．わが国ですらこのような状況であり，IgG4-RD に不慣れで病理診断のみに主眼を

おいた欧米からの報告例には，懐疑的な症例も多い．今後，治療研究を行う際には，臨床病理学的中央診断による評価が重要である．

● おわりに

IgG4-RD と SS の関連，IgG4-RD の包括診断基準と臓器別診断基準の考え方などを概説した．IgG4-RD と SS は異なった疾患スペクトラムであるが，障害臓器の類似点から鑑別が重要であり，研究に際しても両疾患を対比させると各々の特徴がより理解しやすくなる．今後の研究の発展により，両疾患の根本的な病因の解明や治療法の確立に期待したい．既に確立された様々な疾患（膠原病・血管炎・自己免疫疾患，悪性腫瘍，その他）との鑑別を常に念頭におき，診療にあたる必要性がある．

（正木康史）

文 献

1) Hamano H, *et al*：*N Engl J Med* 2001；**344**：732-738.
2) Mikulicz J：Stuttgart, 1892；610-630.
3) Morgan WS, *et al*：*Am J Pathol* 1953；**29**：471-503.
4) Yamamoto M, *et al*：*Scand J Rhumatol* 2004；**33**：432-433.
5) Masaki Y, *et al*：*J Rheumatol* 2010；**37**：1380-1385.
6) Masaki Y, *et al*：*Ann Rheum Dis* 2009；**68**：1310-1315.
7) Umehara H, *et al*：*Mod Rheumatol* 2012；**22**：21-30.
8) 厚生労働省難治性疾患克服研究事業奨励研究分野　IgG4 関連全身性硬化性疾患の診断法の確立と治療研究の開発に関する研究班／新規疾患，IgG4 関連多臓器リンパ増殖性疾患（IgG4＋MOLPS）の確立のための研究班．日本内科学会雑誌 2012；**101**：795-804.
9) 日本膵臓学会・厚生労働省難治性膵疾患に関する調査研究班：膵臓 2012；**27**：17-25.
10) Kawano M, *et al*：*Clin Exp Nephrol* 2011；**15**：615-626.
11) 厚生労働省 IgG4 関連全身硬化性疾患の診断法の確立と治療方法の開発に関する研究班・厚生労働省難治性の肝胆道疾患に関する調査研究班・日本胆道学会：胆道 2012；**26**：59-63.
12) Yamada K, *et al*：*Clin Exp Immunol* 2008；**152**：432-439.
13) Deshpande V, *et al*：*Mod Pathol* 2012；**25**：1181-1192.
14) Masaki Y, *et al*：*Mod Rheumatol* 2017；**27**：849-854.

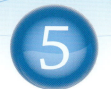

5 IgG4 関連疾患
2）病態

> **Essential Points!**
> - IgG4 関連疾患（IgG4-RD）は，高 IgG4 血症と病変局所の IgG4 陽性形質細胞の浸潤と線維化を特徴とする全身性の疾患である．
> - 近年提唱された疾患概念ということもあり，その病態・病因についてはいまだ不明な点も多い．
> - 最近の研究では IgG4-RD の病態形成に特定のヘルパー T（Th）細胞や自然免疫担当細胞が関与していることが指摘されている．
> - ここでは，IgG4-RD に特徴的な IgG4 産生，異所性胚中心（eGC）の過形成，線維化のメカニズムについて最新の知見を概説する．

1　IgG4 産生とその臨床的意義

　IgG4 は IgG が有する 4 つのサブクラスの 1 つで，健常者の血中における総 IgG の 3～5% 程度とサブクラスで最も少ない．IgG4 は抗原に対する親和性が低く，さらに補体の C1q 部に結合できないといった特徴をもっており，補体および細胞活性化の誘導能は低いとされている[1]．さらに，IgG4 は他の IgG サブクラスと異なり，対照性一価分子（homobivalent antibody）として放出され，Fc 領域の相互作用（Fc-Fc interaction）を介して Fab 腕が交換（Fab-arm exchange）されることにより，1 つの分子で 2 つの異なる抗原を認識する「二重特異性分子」（bispecific IgG4 molecule）を形成する（図 1）．この二重特異性抗体は，抗原架橋能や免疫複合体形成能を欠くことにより，抗炎症作用を有すると考えられている[2]．

　IgG4 の産生はヘルパー T（T helper：Th）2 タイプのサイトカインである IL-4 や IL-13 が B 細胞に作用して誘導されることが知られている．さらに，制御性 T 細胞（regulatory T cell：Treg）タイプのサイトカインである IL-10 を IL-4 に加えて B 細胞を刺激すると，IL-4 による IgE の産生が抑制され，代わりに IgG4 の産生が促進されることが明らかになっており，この選択的な IgG4 の誘導は「modified Th2 reaction」とよばれている[3]．Zen ら[4]は IgG4 関連硬化性胆管炎の病変局所におけるサイトカインプロファイルを行い，IL-4，IL-5，IL-10，IL-13 の発現が原発性硬化性胆管炎と比較して有意に亢進していることを報告

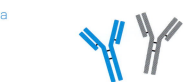

a　対照性一価分子
（homobivalent IgG4 antibody）

b　Fc 領域の相互作用
（Fc-Fc interaction）

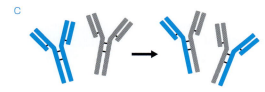

c　二重特異性分子（bispecific IgG4 molecule）

図 1　IgG4 抗体の特異構造
〔Moriyama M, et al : J Autoimmun 2014 ; **51** : 81-88.〕

している．さらに，筆者ら[5]は IgG4 関連涙腺・唾液腺炎（IgG4-related dacryoadenitis and sialoadenitis：IgG4-DS）の病変局所では IL-10 や Treg の転写因子である Foxp3 の mRNA 発現が浸潤 IgG4 陽性形質細胞数と正の相関を示していることから，Il-4 や IL-10 が IgG4 産生に関与していると考えた．IgG4-RD における IL-4 産生細胞としては Th2 細胞だけではなく，濾胞性ヘル

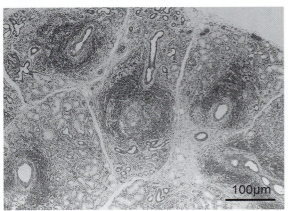 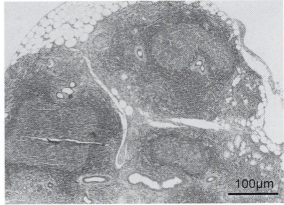

SS　　　　　　　　　　　　　　　　　IgG4-DS

図2　SSおよびIgG4-DS患者の口唇腺病理像（HE染色）

カラー口絵51参照

パーT（follicular helper T：Tfh）細胞や肥満細胞などが報告されている[6,7]．

　また，IgG4-RDは高γ-グロブリン血症，病変局所へ形質細胞の著明な浸潤があり，さらにステロイド治療が著効することから，その発症に自己免疫的機序の関与が当初から考えられ，研究が進められてきた．しかし，抗原抗体反応の関与を推定する報告はあるものの，現時点ではSjögren症候群（SS）で認められているような疾患特異的な自己抗体は確認されておらず，罹患組織へのグロブリンの沈着も一部の症例でしか確認されていない．筆者らの解析では，IgG4-RDにおける血中IgG4の上昇やIgG4陽性形質細胞浸潤は，IgG4自体が組織障害を引き起こしているのではなく，特定のThサブセットにより二次的に過剰産生されていると考えている．

　一方で，Mattooら[8]はIgG4を産生するB細胞は形質細胞より形質芽細胞（plasmablast）が主体であり，再発症例では次世代シークエンサーによりB細胞の免疫グロブリンのオリゴクローナリティが示されている[4]．さらに，Shiokawaら[9]はIgG4-RD患者のIgG，IgG1，およびIgG4を新生児マウスに投与すると，膵臓に浮腫や壊死を伴う病変を認めることから，その病原性を指摘している．また，IgG4よりIgG1の投与群のほうが浮腫や壊死は顕著で，同時に投与するとIgG1の病原性を抑制するという二面性をもつことも報告されており，これらの抗体がヒトにおいても同様の病原性を示すかは興味深い．以上のことから，IgG4-RDにおけるIgG4が二次的なものなのか，疾患特異的自己抗体なのかはまだ結論が出ておらず，今後も更なる検討が必要である．

2　eGCの形成

　IgG4-RDの罹患臓器ではリンパ球の浸潤とともに異所性胚中心（ectopic germinal center：eGC）形成が認められる．IgG4-DS患者の口唇腺組織における自験例では，IgG4-DS患者は28例中20例（71.4％）にeGCの形成が認められたのに対し，SS患者（口唇腺生検で陽性であった症例のみ）では66例中15例（22.7％）に認められており，IgG4-DSではSSと比べて高頻度にeGCの形成が認められ，さらにeCGの数やサイズも有意に増大していた．両患者の代表的な口唇腺組織像を図2に示すが，SS患者ではeGCの形成は導管周囲性に認め，著明な腺房および導管の破壊と消失がみられた．一方，IgG4-DS患者でリンパ球は導管周囲性ではなく，びまん性に浸潤していた[10]．

　GCにおけるB細胞の機能と抗体産生を制御するTh細胞としてはTfh細胞が知られているが，このTfh細胞は特異的な転写因子B cell lymphoma-6（Bcl-6）を発現してIL-21を産生し，eGCの形成や自己免疫疾患の病態に関与しているとされている[11,12]．筆者らは，IgG4-DSの唾液腺におけるBcl-6およびIL-21の発現について検討を行っ

ているが，SS と比較して有意に亢進しており，さらに IgG4-DS では eGC 数と IL-21 の mRNA 発現との間に正の相関を認めた[10]．このように，IgG4-RD の eGC 形成には IL-21 を産生する Tfh 細胞が重要な役割を果たしていることが考えられるが，IL-21 は B および T 細胞に Bcl-6 を発現させ，さらに B 細胞には形質細胞へ転換するのに必要な B lymphocyte-induced maturation protein-1（Blimp-1）も発現させるといわれている[13]．最新の研究では，IgG4-RD の唾液病変や末梢血単核細胞（peripheral blood mononuclear cells：PBMC）中の Tfh は IL-21 に加え IL-4 を産生することで，形質芽細胞への分化および IgG4 産生を誘導していることが報告されており[6,14]，Tfh 細胞は eGC の形成だけではなく IgG4-RD の病態に深く関与している可能性があると推察される．

3 線維化

IgG4-RD の病理組織学的特徴として，病変部位における著明な線維化があげられる．一部の症例では「花筵様線維化」という IgG4-RD 独特の様相を示し，IgG4-RD の 1 つである自己免疫性膵炎では診断基準の項目にも記されている．線維化の機序についてはいまだ明らかにされていないが，筆者らは IgG4-DS の唾液腺病変の線維化周囲に浸潤するマクロファージに注目した．マクロファージはその機能や反応性により少なくとも 2 つのサブセットに分類される．1 つは IFN-γ，TNF-α，および LPS などの Th1 サイトカイン刺激を受け Th1 免疫反応の促進や酸化ストレスを介した病原体の排除に関与する「古典的活性化（M1）マクロファージ」と，もう 1 つは IL-4 や IL-13 などの Th2 タイプのサイトカイン刺激を受け Th2 免疫反応の促進や組織修復に寄与する「選択活性化（M2）マクロファージ」がある[15]．そこで，IgG4-DS の顎下腺におけるマクロファージのサブセットを検索すると，慢性顎下腺炎（唾石症）と比較して M2 マクロファージが優位であった．さらに，この M2 マクロファージは CCL 18 などの線維化因子を産生しており，線維化スコアと M2 マクロファージの数は正の相関を示したことから，IgG4-RD の 1 つの特徴である著明な線

維化にも関与していることが示唆されている[16]．

また，Treg は線維化を促進するサイトカインである TGF-β を産生することが知られているが，IgG4-RD の膵病変でも Treg の優位な浸潤を認めており[17]，線維化に関与していることが考えられる．さらに，最近の研究では唾液腺病変を用いて多重蛍光染色を行うことにより，CD4 陽性細胞障害性 T 細胞（cytotoxic CD4[+] T cell）が新しい Th サブセットとして同定され，TGF-β を産生していることが明らかになった[18]．罹患臓器の著明な線維化は機能障害を引き起こすことからも，IgG4-RD における線維化の機序が解明されれば，効果的な治療法の開発に繋がることが期待される．

4 自然免疫

近年，IgG4-RD の病態形成には Th 細胞などの獲得免疫だけではなく，自然免疫の関与も示唆されている．Watanabe ら[19]は IgG4-RD の 1 つである自己免疫性膵炎において，自然免疫で重要な役割を担う単球／マクロファージの細胞内センサーファミリーである Toll 様受容体（Toll-like receptor：TLR）や Nod 様受容体（Nod-like receptor：NLR）の活性化が IgG4 産生を促進することを報告している．また，マクロファージや DC が産生する BAFF（B cell activating factor belonging to the TNF family）や APRIL（a proliferation-inducing ligand）は，B 細胞の分化や抗体産生を促進することが知られているが，IgG4-RD 患者の血清中では BAFF および APRIL が上昇しており，疾患活動性を反映していることが明らかになった[20]．

筆者らも TLR に注目し，IgG4-DS における TLR ファミリーの発現について現在検討を行っている．IgG4-DS の顎下腺組織を用い，DNA マイクロアレイにて TLR ファミリー（TLR1～10）の発現について解析を行った結果，IgG4-DS では TLR4，7，8，9，10 の発現が対照群（唾石症，健常者）よりも有意に亢進していたため，さらに症例数を増やして発現亢進を認めた TLR についてバリデーションを行った．その結果，IgG4-RD は対照群と比較して TLR7，8 のみが有意な亢進

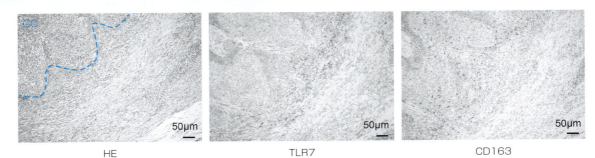

図3 IgG4-DS の顎下腺病変における TLR ファミリーと M2 マクロファージの局在
IgG4-DS の顎下腺では TLR7 は eGC 周囲に強い発現を認め，その局在は M2 マクロージ（CD163 陽性細胞）とほぼ一致していた．

カラー口絵 52 参照

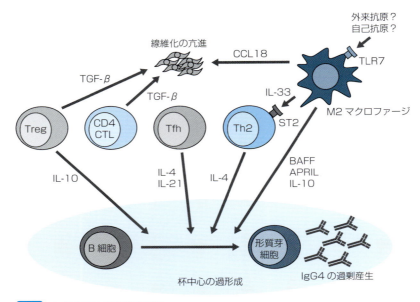

図4 IgG4-RD の病態モデル
IgG4-RD における病態は，Th 細胞と自然免疫担当細胞（特に M2 マクロファージ）との相互作用によって形成される．外来抗原もしくは自己抗原により TLR7 を介して M2 マクロファージが活性化され，IL-33 や CCL18 を産生し，Th2 細胞をはじめとする特定の Th 細胞を活性化させる．その際，これらの細胞から産生されるサイトカイン（IL-4, IL-10, IL-21 など）が B 細胞を活性化し，IgG4 への選択的なクラススイッチや異所性胚中心形成に重要な役割を担っている．
〔Moriyama M, et al : J Autoimmun 2014 ; **51** : 81-88.〕

を認め，免疫組織化学染色では特に TLR7 が胚中心周囲に強い発現を認め，M2 マクロファージの局在とほぼ一致していた（**図3**）．TLR7 と IgG4-RD との関連については他の施設でも報告があり，Fukui ら[21]は IgG4-RD の 1 つである自己免疫膵炎の病変局所における TLR ファミリー（TLR1～11）の発現について検索を行い，TLR7 の発現が亢進しており，おもな発現細胞が M2 マクロファージであることを報告している．TLR7 は，ウイルスなどの一本鎖 RNA を認識し，ウイルスの感染防御に重要な役割を果たしていると考えられてきたが，最近では自己免疫疾患やアレルギー疾患との関連も指摘されている[22]．興味深いことに，マウスのマクロファージに TLR7 のア

ゴニストで刺激することによりTh2タイプのサイトカイン産生を促進するIL-33の産生が亢進することや，TLR7ノックアウトマウスではIL-33による気道過敏性が抑制されることが報告されている[23]．われわれの研究でも，TLR7のみにIL-33の発現量との間に正の相関を認めたため，TLR7による刺激が病変局所のM2マクロファージを活性化し，IL-33の産生を促進させることで，IgG4-RDに特徴的なTh2優位な病態を形成していると考えられる（**図4**）[24, 25]．

● おわりに

現在，IgG4-RDの治療にはステロイドが第一選択薬として用いられ，ほとんどの症例で著効し，速やかに腫脹は軽減・消退する．しかし，ステロイドを漸減していく過程で再燃することもまれではない．Yamamotoら[26]はステロイド治療を行ったIgG4-RD患者41例の長期経過を診ているが，一旦は症状が寛解・消失しても，ステロイド漸減中に11例（26.8%）で再発を認めている．さらに，ステロイドの長期投与の副作用として，糖尿病や骨粗鬆症などがあり，ステロイドの適応基準についても今後検討が必要とされる．一方で，ステロイドに代わる治療法の開発として，リツキシマブ（抗ヒトCD20ヒト・マウスキメラ抗体）による治験がアメリカを中心に行われており，一定の治療効果をあげている[27]．しかし，対象がステロイドに対する難治症例や再発症例に限られており，その後に再発する症例も散見される．以上のことからも，IgG4-RDの治療法の開発には免疫学的アプローチによる病因解明が不可欠であり，IgG4を産生するB細胞だけではなく，さらに上流の分子を標的とした治療が確立されれば，ステロイドに代わる非常に有効で根治的な治療法としておおいに期待できる．

（森山雅文，中村誠司）

文 献

1) van der Neut Kolfschoten M, *et al*：*Science* 2007；**317**：1554-1557.
2) Rispens T, *et al*：*J Immunol* 2009；**182**：4275-4281.
3) Meiler F, *et al*：*Allergy* 2008；**63**：1455-1463.
4) Zen Y, *et al*：*Hepatology* 2007；**45**：1538-1546.
5) Tanaka A, *et al*：*Arthritis Rheum* 2012；**64**：254-263.
6) Maehara T, *et al*：*Life Science Alliance* 2018；e201800050. doi：10.26508/lsa.201800050.［in press］
7) Takeuchi M, *et al*：*Mod Pathol* 2014；**27**：1126-1136.
8) Mattoo H, *et al*：*J Allergy Clin Immunol* 2014；**134**：679-687.
9) Shiokawa M, *et al*：*Gut* 2016；**65**：1322-1332.
10) Maehara T, *et al*：*Ann Rheum Dis* 2012；**71**：2011-2019.
11) Yu D, *et al*：*Immunity* 2009；**31**：457-468.
12) Ettinger R, *et al*：*Ann Rheum Dis* 2008；**63** suppl 3：iii83-86.
13) Wurster AL, *et al*：*J Exp Med* 2002；**196**：969-977.
14) Akiyama M, *et al*：*Rheumatology (Oxford)* 2018；**57**：236-245.
15) Gordon S：*Nat Rev Immunol* 2003；**3**：23-35.
16) Furukawa S, *et al*：*Clin Immunol* 2015；**156**：9-18.
17) Miyoshi H, *et al*：*Pancreas* 2008；**36**：133-140.
18) Maehara T, *et al*：*Ann Rheum Dis* 2017；**76**：377-385.
19) Watanabe T, *et al*：*Arthritis Rheum* 2012；**64**：914-924.
20) Kiyama K, *et al*：*Arthritis Res Ther* 2012；**14**：R86.
21) Fukui Y, *et al*：*J Gastroenterol* 2015；**50**：435-444.
22) Ewald SE, *et al*：*Curr Opin Immunol* 2011；**23**：3-9.
23) Chang YJ, *et al*：*Nat Immunol* 2011；**12**：631-638.
24) Furukawa S, *et al*：*Sci Rep* 2017；**7**：42413.
25) Moriyama M, *et al*：*J Autoimmun* 2014；**51**：81-88.
26) Yamamoto M, *et al*：*Mod Rheumatol* 2015；**25**：199-204.
27) Khosroshahi A, *et al*：*Arthritis Rheum* 2010；**62**：1755-1762.

5 IgG4 関連疾患
3) 病理

Essential Points!

▶ IgG4 関連疾患（IgG4-RD）の病理組織学的所見は，本疾患を診断するうえで最も重要な所見である．

▶ 主たる病理組織学的所見は，①著しいリンパ球および IgG4 形質細胞の浸潤，②花筵様線維化（storiform fibrosis）あるいは渦巻き様線維化（swirling fibrosis），③閉塞性静脈炎（obliterative phlebitis），④閉塞を伴わない静脈炎，⑤好酸球の浸潤である．

▶ これらは特徴的な病理像であるが，線維化の程度や細胞浸潤は臓器や病期により異なる．

▶ わが国の包括診断基準と，国際コンセンサスによる病理診断の概要について述べた．

近年，自己免疫性膵炎（autoimmune pancreatitis：AIP）と IgG4 関連疾患（IgG4-related disease：IgG4-RD）の疾患概念が，新規疾患として国内外で認められつつある．黎明期には，1892 年の Mikulicz J らによる涙腺・唾液腺の腫脹を特徴とする Mikulicz 病[1]，1961 年の Sahle らの高 γ-グロブリン血症を伴う膵炎，1967 年の Comings DE らの全身各臓器の線維硬化性病変を特徴とする Familial multifocal fibrosclerosis[2]，1972 年の Räsänen らの硬化性唾液腺の炎症性腫瘍（Küttner tumor）[3] など，一見関連のなさそうな種々の疾患概念が提唱されていた．いずれも独立した疾患概念としての確立には至らず，一連の疾患概念のうち高 γ-グロブリン血症を伴う膵炎を自己免疫性膵炎として，Yoshida らが 1995 年に AIP の概念を提唱して以降[4]，特に一連の研究のなかでエポックメーキングである Hamano らの 2001 年 AIP に特徴的な高 IgG4 血症の報告[5]を契機に，各臓器病変の研究が IgG4 を中心に新たな展開をするに至った．たとえば AIP に合併する膵外病変の一つである涙腺・唾液腺病変は黎明期には Sjögren 症候群（SS）と考えられていたが，SS に特徴的な抗 SS-A/Ro 抗体，抗 SS-B/La 抗体は陰性であることより SS とは異なり，歴史的には SS 亜型に分類されていた Mukulicz 病の病変が病理学的に同じであることから，IgG4 関連 Mikulicz 病として提唱された[6-8]．また，原発性硬化性胆管炎（primary sclerosing cholangitis：PSC）と考えられていた硬化性胆管病変も，ステロイドに反応することや病理組織学的所見より

PSC とは異なる病態であることが明らかにされた．同様に，後腹膜腔（後腹膜線維症），腎，甲状腺，呼吸器，中枢神経系，動脈などにも極めて類似する病変が報告され，これら一連の病変は，病理学的に著しい IgG4 陽性形質細胞浸潤や高 IgG4 血症で包括される全身的疾患の可能性が高いと認識されるようになった．AIP の研究からは，2003 年 Kamisawa らにより「IgG4-related autoimmune disease」「IgG4-related sclerosing disease」[9]の概念が提唱され，その後 Mikulicz 病の研究から，2006 年 Yamamoto らにより「IgG4-related plasmacytic syndrome（SIPS）」[10]，2008 年 Masaki らにより「IgG4-multiorgan lymphoproliferative syndrome（MOLPS）」[11]としてリンパ増殖症としての概念も提唱された[6-8]．

以上を背景に，2010 年には厚生労働省難治性疾患克服研究事業による 2 つの IgG4 関連疾患研究班（岡崎班，梅原班）が合同で統一病名として「IgG4 関連疾患（IgG4-RD）」と包括診断基準を提唱し，国際的にも IgG4-RD の名称と各臓器病変に対する疾患名称（**表1**）[12]と病理所見[13]のコンセンサスが得られた．国際コンセンサスでの IgG4 関連涙腺炎・唾液腺炎が従来の IgG4 関連 Mikulicz 病に相当する名称とされた．

本項では，SS と鑑別を要する IgG4 関連 Mikulicz 病である IgG4-RD の診断のために最も重要な病理組織学的所見について述べる．

表1 国際コンセンサスによる IgG4-RD の各臓器病変

Organ system/tissue ［器官系／組織］	Preferred name ［好ましい名称］
Pancreas ［膵］	Type 1 autoimmune pancreatitis（IgG4-related pancreatitis）［1 型自己免疫性膵炎（IgG4 関連膵炎）］
Eye ［眼］	IgG4-related ophthalmic disease is the general term for the periocular manifestations of this disease. There are several subsets, outlined below. ［IgG4 関連眼疾患］
Lacrimal glands ［涙腺］	IgG4-related dacryoadenitis ［IgG4 関連涙腺炎］
Orbital soft tissue（orbital inflammatory pseudotumor）［眼軟部組織（眼窩炎症性偽腫瘍）］	IgG4-related orbital inflammation（or IgG4-related orbital inflammatory pseudotumor）［IgG4 関連眼軟部組織炎（または IgG4 関連眼窩炎症性偽腫瘍）］
Extraocular muscle disease［外眼筋疾患］	IgG4-related orbital myositis ［IgG4 関連眼外筋炎］
Orbital with involvement of multiple anatomic structures ［眼窩］	IgG4-related pan-orbital inflammation（includes lacrimal gland disease, extraocular muscle involvement, and other potential intraorbital complications）［IgG4 関連汎眼窩炎（涙腺疾患，眼外筋，および他の潜在的眼窩内合併症）］
Salivary glands（parotid and submandibular glands）［唾液腺（耳下腺および顎下腺）］	IgG4-related sialadenitis or, more specifically, IgG4-related parotitis or IgG4-related submandibular gland disease ［IgG4 関連唾液腺炎］
Pachymeninges ［硬膜］	IgG4-related pachymeningitis ［IgG4 関連硬膜炎］
Hypophysis ［脳下垂体］	IgG4-related hypophysitis ［IgG4 関連脳下垂体炎］
Thyroid（Riedel thyroiditis)［甲状腺（Riedel 甲状腺炎）］	IgG4-related thyroid disease ［IgG4 関連甲状腺疾患］
Aorta ［大動脈］	IgG4-related aortitis/periaortitis ［IgG4 関連大動脈炎／大動脈周囲炎］
Arteries ［動脈］	IgG4-related periarteritis ［IgG4 関連動脈周囲炎］
Mediastinum ［胸腔］	IgG4-related mediastinitis ［IgG4 関連胸腔炎］
Retroperitoneum ［後腹膜腔］	IgG4-related retroperitoneal fibrosis ［IgG4 関連後腹膜線維症］
Mesentery ［腸間膜］	IgG4-related mesenteritis ［IgG4 関連腸間膜炎］
Skin ［皮膚］	IgG4-related skin disease ［IgG4 関連皮膚疾患］
Lymph node ［リンパ節］	IgG4-related lymphadenopathy ［IgG4 関連リンパ節疾患］
Bile ducts ［胆管］	IgG4-related sclerosing cholangitis ［IgG4 関連硬化性胆管炎］
Gallbladder ［胆嚢］	IgG4-related cholecystitis ［IgG4 関連胆嚢炎］
Liver ［肝］	IgG4-related hepatopathy（refers to liver involvement that is distinct from biliary tract involvement）［IgG4 関連肝病変（胆道疾患とは異なる）］
Lung ［肺］	IgG4-related lung disease ［IgG4 関連肺疾患］
Pleura ［胸膜］	IgG4-related pleuritis ［IgG4 関連胸膜炎］
pericardium ［心嚢］	IgG4-related pericarditis ［IgG4 関連心嚢炎］
Kidney ［腎］	IgG4-related kidney disease. The specific renal complications should be termed tubulointerstitial nephritis secondary to IgG4-related disease and membranous glomerulonephritis secondary to IgG4-related disease. Involvement of the renal pelvis should be termed IgG4-related renal pyelitis. ［IgG4 関連腎臓病］
Breast ［乳腺］	IgG4-related mastitis ［IgG4 関連乳腺炎］
Prostate ［前立腺］	IgG4-related prostatitis ［IgG4 関連前立腺炎］

〔Stone J, et al : Arthritis Rheum 2012；**64**：3061-3067. より改変〕

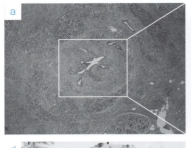
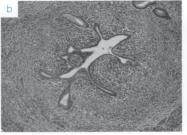
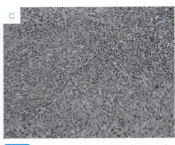
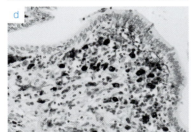
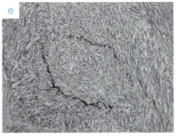

図1　AIPの病理組織像（LPSP）
a，b　膵管周囲の炎症細胞浸潤．c　花莚状線維化（storiform fibrosis）．d　IgG4陽性形質細胞浸潤．e　閉塞性静脈炎（obliterative phlebitis）．

カラー口絵53参照

1　IgG4-RDにおける病理組織所見

　IgG4-RDの病理組織学的所見は，本疾患を診断するうえで最も重要な所見とされる．主たる病理組織学的所見（図1）は，以下①〜③であるが，その他④⑤もしばしばみられる．
① 　著しいリンパ球およびIgG4形質細胞の浸潤（図1-a，b，d）
② 　線維化，特に花莚様線維化（storiform fibrosis）あるいは渦巻き様線維化（swirling fibrosis）（図1-c）
③ 　閉塞性静脈炎（obliterative phlebitis）（図1-e）
④ 　閉塞を伴わない静脈炎
⑤ 　好酸球の浸潤

　しかしながら，これらの所見は，特徴的な病理像であるとされるが，臓器や病期により線維化の程度や細胞浸潤は異なり，単純ではない（図2[13]，表2[13]）．国際コンセンサスによる病理診断ではこれらの所見を組み合わせることにより，highly suggestive（確診）やprobable（准確診）やinsufficient（疑診）などと病理診断を行う（表3[13]）．これらの所見をすべて有する典型的臓器病変にはAIPやIgG4関連硬化性胆管炎があり，それぞれlymphoproliferative sclerosing pancreatitis（LPSP），lymohoproliferative sclerosing cholangitis（LPSC）とよばれる．炎症所見は膵では小葉内，小葉間，膵周囲脂肪組織，膵管上皮周囲で著しいが，膵管上皮内への炎症細胞浸潤はほとんど認めない．また，胆管上皮粘膜は保たれており，炎症細胞浸潤は粘膜上皮下の分泌腺周囲に著しい．同様に，SSに比較して，IgG4関連Mikulicz病（IgG4関連涙腺炎・唾液腺炎）では，炎症細胞による涙腺や唾液腺導管の破壊像は軽微であるが，口唇からの小唾液腺生検による病理所見（図3）[14]も補助診断として臨床的に応用可能である．

　膵癌などの周辺にも反応性にIgG4陽性形質細胞の浸潤や線維化を認めることがある．以下に各特徴的所見について述べる．

1）著しいリンパ球およびIgG4形質細胞の浸潤

　特徴的な著しいIgG4陽性形質細胞浸潤の定義については，IgG4陽性細胞/IgG陽性細胞比が40%以上で，強拡（400倍）1視野当たりの浸潤細胞数により規定されるが，切除臓器組織と生検組織を用いた程度は各臓器ごとに異なる（図2）．皮膚では強拡で200個以上の浸潤細胞数が必要であるが，涙腺，唾液腺やリンパ節ではそれぞれ100個以上と診断のためには多数の浸潤細胞数が必要である．一方，肝，胆，膵では，ほとんどの症例で，強拡（400倍）1視野当たり50個以上の陽性形質細胞を認めるが，サンプルの小さい膵針生検組織でも診断を可能にするため，国際的に強拡1視野当たり10個以上の基準が用いられている．この差は臓器ごとの特徴

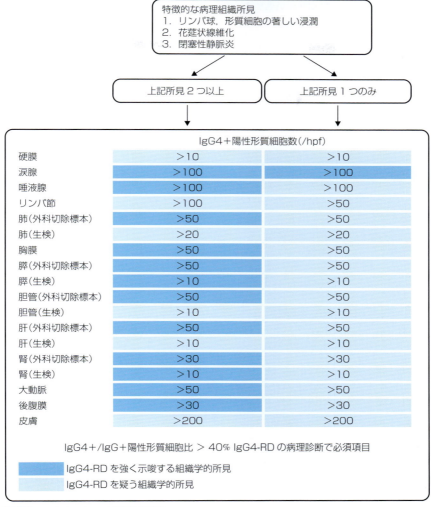

図2 IgG4-RDの病理診断基準
〔Deshpande V, et al : *Modern Pathology* 2012 ; **25** : 1181-1192.より改変〕

だけでなく，生検組織採取の難易度にも関連する．

2) 線維化，特に花筵様線維化あるいは渦巻き様線維化

リンパ節や唾液腺には線維化はほとんどないかあっても軽度であるが，他の多くの臓器では様々な程度の線維化を認める．特に膵病変（自己免疫性膵炎），胆道病変（硬化性胆管炎），腎病変や後腹膜線維症に特徴的な線維化は，炎症細胞（リンパ球，形質細胞）浸潤と紡錘形細胞の増生からなる病変で，花筵状の特徴的な錯綜配列を示すことより花筵状線維化（storiform fibrosis）あるいは渦巻き様線維化（swirling fibrosis）と称せられる．これらの線維化は，AIPでは，膵小葉間や膵辺縁および周囲脂肪組織に出現しやすい．

3) 閉塞性静脈炎

閉塞性静脈炎（obliterative phlebitis）とは，小葉間，膵周囲脂肪組織におけるリンパ球，形質細胞の浸潤と線維化よりなる病変が静脈内に進展し，これを狭窄あるいは閉塞する所見である．

4) 好酸球浸潤

好酸球浸潤をしばしば伴うが，好中球浸潤は欠くことが多い．

表2 IgG4-RD における各臓器病変の病理組織学的特徴

	炎症	線維化	静脈炎	その他
涙腺	特徴的所見なし	典型的な花莚状線維化は少ない 膠原線維が多い	時に閉塞性静脈炎を欠く	
唾液腺	時にリンパ濾胞形成を伴う	耳下腺，小唾液腺には花莚状線維化は乏しい	時に閉塞性静脈炎を欠く	
リンパ節	特徴的所見なし	炎症性偽腫瘍様病変のときのみ線維化を認める	ほとんど閉塞性静脈炎を欠く	(1)～(5) の所見を認める：(1) 多中心性 Castleman 病様，(2) 濾胞の増大，(3) 濾胞間開大，(4) 胚中心の形質転換，(5) 節性炎症性偽腫瘍 これらの特徴的所見を欠くかどうか不明
肺	肺胞腔や炎症性物質の中に好中球の小集塊を認める	非結節性肺病変（間質性肺炎）では花莚状線維化は欠く	特徴的所見なし	肺病変，特に実質性病変ではしばしば閉塞性静脈炎を認める
腎	特徴的所見なし	特徴的所見なし	針生検材料では閉塞性静脈炎はまれにしか認められない	

〔Deshpande V, et al：Modern Pathology 2012；**25**：1181-1192. より改変〕

表3 IgG4-RD における国際コンセンサス病理診断

主所見
1. Dense lymphoplasmacytic infiltrate ［著しいリンパ球形質細胞浸潤］
2. Fibrosis, arranged at least focally in a storiform pattern ［線維化，少なくとも限局的な花莚状線維化］
3. Obliterative phlebitis ［閉塞性静脈炎］

その他
4. Phlebitis without obliteration of the lumen ［内腔閉塞のない静脈炎］
5. Increased numbers of eosinophils ［好酸球増加］

1）Histologically highly suggestive of IgG4-RD ［確診］
　　2 major criteria 以上 ［涙腺は例外］
　　10 to 200 IgG4＋cells/hpf. ［臓器により異なる］
　　IgG4＋/IgG＋ cell ratio of＞40% ［aortitis では＞50%］
2）Probable histological features of IgG4-RD ［準確診］
　　1 major criteria のみ
　　臨床所見
　　高 IgG4 血症＞135 mg/dL
　　他臓器病変の合併（other organ involvement：OOI）［画像，病理］
3）Insufficient histopathological evidence of IgG4-RD ［疑診／否定できない］

〔Deshpande V, et al：Modern Pathology 2012；**25**：1181-1192. より一部改変〕

> **表4** IgG4-RD における厚生労働省包括診断基準 2011

①臨床的に単一または複数臓器に特徴的なびまん性あるいは限局性腫大，腫瘤，結節，肥厚性病変を認める．
②血液学的に高 IgG4 血症（135 mg/dL 以上）を認める．
③病理組織学的に以下の 2 つを認める．
　1）組織所見：著明なリンパ球，形質細胞の浸潤と線維化を認める．
　2）IgG4 陽性形質細胞浸潤：
　　　IgG4/IgG 陽性細胞比 40% 以上，かつ IgG4 陽性形質細胞が 10/HPF を超える．

上記のうち，①＋②＋③を満たすものを確定診断群（definite），①＋③を満たすものを準確診群（probable），①＋②のみをみたすものを疑診群（possible）とする．

ただし，できる限り組織診断を加えて，各臓器の悪性腫瘍（癌，悪性リンパ腫など）や類似疾患（Sjögren 症候群，原発性硬化性胆管炎，Castleman 病，二次性後腹膜線維症，Wegener 肉芽腫，サルコイドーシス，Churg-Strauss 症候群など）と鑑別することが重要である．
本基準により確診できない場合にも，各臓器の診断基準により診断が可能である．

[Umehara H, et al : Mod Rheumatol 2012；**22**：21-30., IgG4 関連全身硬化性疾患の診断法の確立と治療方法の開発に関する研究班・新規疾患，IgG4 関連多臓器リンパ増殖性疾患（IgG4＋MOLPS）の確立のための研究班：日本内科学会雑誌 2012；**101**：795-804.]

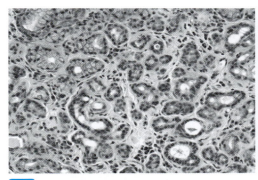

図3 小唾液腺生検の病理組織像
[Fukui T, et al : Pancreatol 2005：**5**；86-91.]

カラー口絵 54 参照

2　わが国の IgG4-RD 包括診断基準と国際病理コンセンサス診断基準の比較

1）IgG4-RD 包括診断基準 2011[7,8]

いまだ確立された診断法はないが，わが国では疾患概念にもとづいて，厚生労働省岡崎班・梅原班による包括診断基準 2011（**表4**）が作成されている[7,8]．診断項目は臨床的所見，血液所見，病理組織所見の 3 項目よりなるが，わが国の包括診断基準の病理診断項目は臓器間差を考慮したものであり，自己免疫性膵炎や硬化性胆管炎の診断基準と異なり，花筵状線維化や閉塞性静脈炎は含んでいない．

包括診断基準はリンパ節や涙腺唾液腺病変では線維化と閉塞性静脈炎を欠くことより，病理項目に線維化と閉塞性静脈炎が含まれず，IgG4 陽性形質細胞浸潤数や比率についても厳しい基準となっている．すなわち①臨床的に単一または複数臓器に特徴的なびまん性あるいは限局性腫大，腫瘤，結節，肥厚性病変を認めること，②血液学的に高 IgG4 血症（135 mg/dL 以上）を認めること，③病理組織学的に，1）組織所見：著明なリンパ球，形質細胞の浸潤と線維化を認める，2）IgG4 陽性形質細胞浸潤：IgG4/IgG 陽性細胞比 40% 以上，

かつ IgG4 陽性形質細胞が 10/HPF を超えることが，診断項目である．また，包括診断基準ではステロイド効果は含まれていない．各診断項目の組み合わせにより，確定診断群（definite），準確診群（probable），疑診群（possible）と診断される．

また除外すべき疾患として，各臓器の悪性腫瘍（癌，悪性リンパ腫など）とともに類似疾患（SS，原発性硬化性胆管炎，多中心性 Castleman 病，特発性後腹膜線維症，多発血管炎性肉芽腫症［旧名：Wegener 肉芽腫］，サルコイドーシス，Churg-Strauss 症候群など）があげられる．多中心性 Castleman 病は hyper IL-6 syndrome であり，診断基準を満たしていても IgG4-RD には含まれない．包括診断基準の感度については，IgG4 関連涙腺・唾液腺炎，IgG4 関連腎臓病では，それぞれの臓器診断基準の感度はほぼ同等であるが，AIP ではほとんどが疑診となり診断感度は低く，AIP 診断基準でないと診断できない．そのため，IgG4-RD の包括診断基準と各臓器診断基準との組み合わせに診断アルゴリズムが提唱されている．

2) 国際病理コンセンサスに基づくミニマムコンセンサス国際診断基準

国際的には，病理コンセンサス（**表3**）[13]に基づくミニマム診断基準（**表5**）[13]が提唱されている．主たる病理所見と高 IgG4 血症に加えて，他臓器病変の存在とステロイド反応性が診断項目になっている点がわが国の包括診断基準とは異なる．

● おわりに

近年注目されている新規疾患である IgG4-RD の病理所見と，病理からみたわが国の包括診断基準と国際ミニマムコンセンサス基準の比較について述べた．

（岡崎和一）

表5 IgG4-RD 診断における国際ミニマムコンセンサス

(1) 典型的病理所見
　　著しい IgG4＋形質細胞浸潤，かつ高 IgG4/IgG 比
(2) 高 IgG4 血症
(3) ステロイド治療に対する反応
(4) 他臓器の IgG4-RD
＊ 4 項目中 3 項目以上

〔Deshpande V, et al : Modern Pathology 2012 ; **25** : 1181-1192. より改変〕

文献

1) Mikulicz J : Beitr z Chir Fesrschr f Theodor Billroth, Stuttgart, 610-630. 1892.
2) Comings DE, et al : Ann Intern Med 1967 ; **66** : 884-892.
3) Räsänen O, et al : Acta Otolaryngol 1972 ; **74** : 297-301.
4) Hamano H, et al : New England Journal of Medicine 2001 ; **344** : 732-738.
5) Hamano H, et al : New Engl J Med 2001 ; **344** : 732-738.
6) Umehara H, et al : Mod Rheumatol 2012 ; **22** : 1-14.
7) Umehara H, et al : Mod Rheumatol 2012 ; **22** : 21-30.
8) IgG4 関連全身硬化性疾患の診断法の確立と治療方法の開発に関する研究班・新規疾患, IgG4 関連多臓器リンパ増殖性疾患（IgG4＋MOLPS）の確立のための研究班：日本内科学会雑誌 2012 ; **101** : 795-804.
9) Kamisawa T, et al : J Gastroenterol 2003 ; **38** : 982-984.
10) Yamamoto M, et al : Mod Rheumatol. 2006 ; **16** : 335-340.
11) Masaki Y, et al : Ann Rheum Dis 2009 ; **68** : 1310-1315.
12) Stone J, et al : Arthritis Rheum 2012 ; **64** : 3061-3067.
13) Deshpande V, et al : Modern Pathology 2012 ; **25** : 1181-1192.
14) Fukui T, et al : Pancreatol 2005 ; **5** : 86-91.

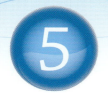

5 IgG4 関連疾患
4）治療

Essential Points!

- IgG4 関連疾患（IgG4-RD）の治療の第一選択はグルココルチコイド（GC）である．
- 黄疸や水腎症などの臓器障害を呈している場合は絶対的な治療適応であり，腹痛や口渇などの自覚症状や上眼瞼腫脹による容貌変化などは相対的な治療適応である．
- 中等量のプレドニゾロン（PSL）で治療を開始し，初期投与量を 2～4 週間継続後，2 週間ごとに 5 mg ずつ減量し，維持量の継続投与が勧められる．

1 治療方針と適応

　いわゆる Mikulicz 病相当と考えられる IgG4 関連涙腺・唾液腺炎（IgG4-related dacryosialoadenitis：IgG4-DS）と Sjögren 症候群（SS）を区別する特徴の1つでもあるように，IgG4 関連疾患（IgG4-related disease：IgG4-RD）はグルココルチコイド（glucocorticoid：GC）へ良好な反応性を示し，臓器機能が可逆的に回復し，その後も保持されることより，短期的な予後は良好ではないかと推測される[1]．したがって，治療の第一選択薬は GC と考えられるが，IgG4-RD は 21 世紀にはいり確立した新規の疾患概念であり，認知度の上昇とともに報告症例数が増加しているものの，その長期予後や生命予後に関しては不明な点が多い．

　IgG4-RD の治療目標は，短期的には寛解導入である．すなわち，治療開始の契機となった単一または複数臓器の病変の縮小・消失と，黄疸や腎機能障害などの臓器障害の解除である．中・長期的には寛解を維持し，最終的には治療を中止しても，病変のみられない状態（治癒）の達成が好ましい．

　IgG4-RD の絶対的な治療適応としては，病変による胆管や尿管の通過障害により生じる閉塞性黄疸や水腎症があげられる．また，持続性の腹痛・背部痛などの自覚症状や腎などの進行性機能障害に対しても通常は診断確定後，直ちに GC による治療を開始する．一方，唾液腺による口渇や涙腺腫脹による上眼瞼腫脹などの容貌変化などは肺・腎などの体腔臓器病変に比べ時間的猶予がある．また，IgG4-RD では自然軽快・寛解例の報告もあり，容貌の変化のみ，あるいは画像診断などをきっかけに偶然，発見される．体腔臓器の腫瘤性病変では悪性腫瘍，感染症などが厳密に除外されたうえで経過観察を行うこともあり，相対的治療適応と考えられる[2]．

　ただし，IgG4-RD の罹患臓器の機能障害は従来考えられていたほど，可逆的ではないことも指摘されている．たとえば IgG4 関連腎臓病（IgG4-related kidney disease：IgG4-RKD）の場合，GC 治療開始前に腎機能が低下していると，GC 治療によっても正常域に復さず，画像的な腎萎縮が残存することが多い．Saeki らによると，IgG4-RKD 症例中，GC 治療前の推算糸球体濾過量（estimated glomerular filtration rate：eGFR）が 60 mL/分以上の場合，腎機能は長期に渡って保持された一方，GC 治療前の eGFR が 60 mL/分未満の場合，GC 治療による回復は不十分であり，さらに画像的に腎の萎縮を呈することが多かった[3]．また，SS と異なり，涙腺・唾液腺機能の保持・回復が良好とされる Mikulicz 病においても，治療介入が遅れると，顎下腺病変部での線維化の進行と腺房細胞の減少により唾液分泌機能の回復が認められなくなることも報告されている[4]．早期の GC による治療介入が IgG4-RKD などで観察される線維化の拡大を抑制できるかどうかは証明されていないが，治療介入の時期は残存機能の保持も考慮のうえ，判断する必要がある．

　また，IgG4-RD は時間的・空間的多発性を特徴としており，診断時に必ずしも複数臓器罹患を呈するわけではない．涙腺・唾液腺腫脹で発症した IgG4-RD に対して前述のように，無治療で経過観察中に，腺外病変の出現を認めることがしばしば経験される（図1）ことから，涙腺・唾液腺炎などの単一臓器罹患に対する GC での治療介入

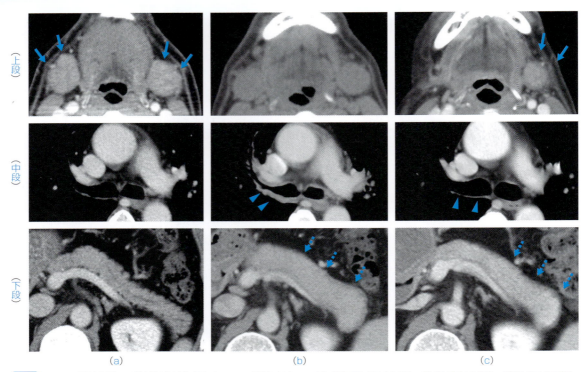

図1 IgG4関連涙腺・唾液腺炎が先行したIgG4関連疾患の一例：顎下腺CT（上段），胸部CT（中段），腹部CT（下段）．60歳代男性．XX年5月に顎下部腫脹（上段 →）で近医を受診した際には胸腹部CTには異常はなかった（a）が，14か月後のXX＋1年7月には気管支壁肥厚（中段 ▶）とびまん性膵腫脹（下段 ⇢）が認められた（b）．グルココルチコイド投与2か月後に顎下腺（上段 →）・膵（下段 ⇢）は縮小し，気管支壁の肥厚も消失（中段 ▶）をみた（c）．なお，右顎下腺が病理組織検査のため，摘出されている．

が，その後の病変の拡大を抑止する可能性も期待される．札幌医科大学附属病院免疫・リウマチ内科で診療しているIgG4-RD症例中，診断時に涙腺・唾液腺病変のみを認めた185例のうち，GC治療群（146例）と無治療群（39例）における腺外病変の出現率を比較した．GC治療群では腺外病変の出現を24.7％（平均観察期間8.4年）に認めた一方，無治療群では15.4％（平均観察期間5.9年）に留まり，現時点ではGCの早期治療介入が腺外病変の出現を抑制しうるかどうかは検証されていない（unpublished data）．ただし，無治療群は診断時の血清IgG4値が低いなど，GC投与開始の判断はランダム化されておらず，選択バイアスの影響も考慮される．

臓器障害を有さないIgG4-RDに対する治療介入の時期に関しては，ベネフィット（残存機能の保持や病変拡大の抑制）とGCの副作用のバランスを検討する必要がある．

IgG4-RDの長期的な治療目標に関して，理想的には治療を中止しても，病変のみられない状態，すなわち治癒の達成が好ましい．厚生労働省難治性膵疾患調査研究班による自己免疫性膵炎（autoimmune pancreatitis：AIP）のGC治療中の再発に関する検討ではGCによる維持療法を継続していた場合，治療開始3年以降の再燃はほとんどみられなかった[5]ことから，画像診断や血液検査を含め完全な改善が得られた場合は3年間でGC治療を中止できる可能性を示唆した．ただし，自験例のMikulicz病を主体としたIgG4-RD（AIP合併は約20％）ではGC治療により寛解導入後，完全にGC治療を中止可能であった症例は6.5％にすぎず，また年間10％程度の再燃がみられることから，寛解達成後は，再燃をきたさない状態を必要最低量のGCで保持できることが，IgG4-RD

での現実的な中・長期的な目標と考えられる.

2 治療方法の実際

IgG4-RD の治療に関する国際コンセンサスについては**表1**にまとめる[6]. 無治療で活動性の場合の第一選択は GC であり, 寛解導入後も維持療法を要することに関しては, 広く同意が得られた. 一方, 初回, および再燃例での GC 以外の治療併用の要否に関しては意見の分かれるところとなり, 今後, エビデンスに基づいた検討が必要であると指摘された.

1) 初回治療・寛解導入

包括診断基準, ないしは臓器毎の診断基準で診断された IgG4-RD に対しては, 原則, プレドニゾロン (prednisolone : PSL) 換算 0.6 mg/kg/ 日から投与を開始する (**図2**)[7]. 高齢者や耐糖能異常などの合併症が認められる場合, PSL の初期投与量を 0.4 mg/kg/ 日まで減量すること, 逆に複数臓器罹患例かつ血清 IgG4 値が著明高値 (1,500 mg/dL 以上) である場合に初期投与量を増量することは考慮されるべきであるが, 長期予後に影響するかどうかはエビデンスがない.

一次無効はまれであり, PSL 開始 4 週間以内に病変の縮小・改善, 血清 IgG4 値の低下傾向を認めることが多いが, 急な減量は避ける. 原則は初期投与量を 2〜4 週間継続後, 2 週間ごとに 5 mg ずつ減量し, 可及的低用量での寛解維持を目指すが, 多くの再燃が PSL 10 mg/ 日以下で生じることから, PSL 10 mg/ 日以降の減量は慎重に行う. AIP での GC 治療の検討では, 維持療法中に GC を中止した群での再燃が約半数の 53.8% と最も高いが, PSL 5 mg/ 日群 (31 例) でも 29% に再燃がみられており, 慎重な経過観察が必要である[5].

2) 治療の継続・変更・終了の指標

画像診断による罹患臓器の経時的変化や臨床症状, 臓器障害, 血清 IgG4 値などを参考に減量を進める. 特に血清 IgG4 値は疾患活動性を概略的に反映するが, 血清 IgG4 値自体が治療目標となりうるのか, またどの程度を目指すべきかに関しては結論が出ていない. 自験例の IgG4-RD 53 例中, GC 治療を継続している維持期の血清 IgG4 値をみると, 基準値とされる 135 mg/dL 未満ま

表1 IgG4 関連疾患の治療に関する国際コンセンサス

NO	ステートメント	同意度
1	正確な評価は臨床経過, 理学所見, 臨床検査, 画像診断に基づいて行われる	96%
2	悪性腫瘍などとの鑑別のため, 生検による診断の確定が強く推奨される	94%
3	症候性, 活動性の症例は時に緊急性を要し, 全例, 治療適応である. 無症候例も治療を要する	87%
4	禁忌条件がない限り, 無治療で活動性の症例に対する寛解導入のための第一選択はステロイドである	94%
5	ステロイド単剤での再燃リスク, および副作用を考慮し, 一部の症例では治療開始から免疫抑制薬併用で行う	46%
6	寛解導入後, 維持療法が必要である	94%
7	寛解後の治療中止で再燃をみた例はステロイドでの再治療の適応となる. 寛解維持のためにはステロイド減量効果のある薬剤を併用すべきである	81%

〔Khosroshahi A, *et al* : *Arthritis Rheum* 2015 ; **67** : 1688-1699. より改変〕

で血清 IgG4 値が低下している症例は非寛解例に比べ, 寛解例で多いが, 寛解例でも 29% にすぎず, 血清 IgG4 値の正常化を目標に治療を強化する必要はないと考えられる (**図3**). ただし, 血清 IgG4 値が増加傾向の場合は GC の減量を積極的に進めるのは避けることが望ましい.

3 IgG4 関連疾患の治療成績

1997 年〜2013 年まで前項で述べた方針にしたがって, 当院で診療を受けた自験 IgG4-DS 122 例 (平均発症年齢 59 歳, 男女比 1:1) の治療経過を紹介する[8]. 平均観察期間 4.3 年での寛解率は 74%, GC の維持量は PSL 換算で 4.8 mg/ 日であり, GC フリーも 8% 存在した. GC の奏効率は高いが, 年間再燃率は 11.5% であった.

IgG4 関連疾患に関する厚生労働省・日本医療研究開発機構 (Japan Agency for Medical Research and Development : AMED) 研究班に参加している 12 の医療機関で診療が行われた IgG4-RD 166 例 (平均発症年齢 61.2 歳, 男女比 1.8:1, 罹病期間 6.2 年) の治療成績が報告された[9].

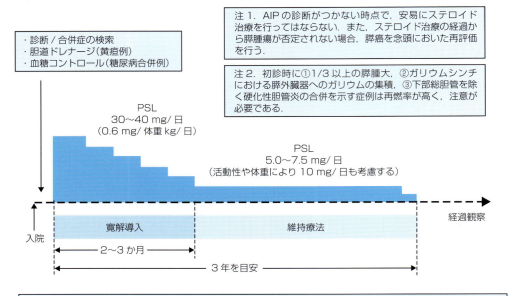

図2 AIPの治療についてのコンセンサス
〔厚生労働省難治性膵疾患調査研究班・日本膵臓学会：膵臓 2009；**24** 特別号：1-54.〕

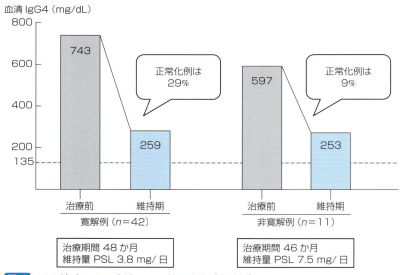

図3 GC治療による血清IgG4値の変化（自験例）

　寛解導入のための初回PSL平均投与量は0.51 mg/kg/日であり，有効率は83%，再燃は5年間で約30%であった．特にGCの再燃に関連する要因が詳細に検討され，PSLの初期投与量別に群分けすると，PSL中等量（0.4～0.69 mg/kg/日）開始群に比べ，PSL低用量（0.4 mg/kg/日未満）開始群のオッズ比が3.83と有意に再燃率が高かった．また，寛解導入後のGCの減量速度についても，PSL 0.4 mg/日以上のペースで減量を進めた群では再燃率が47.6%であり，それよりも緩

表2 IgG4 関連疾患における臓器別の治療成績

		罹患臓器						
		膵/胆管	リンパ節/皮膚	眼部	その他	腎	唾液腺	全身
報告数（件）		12	4	8	14	5	5	14
患者数（人）		1651	67	101	207	140	173	695
平均年齢（歳）		60.8	62.4	54.4	62	62	62.1	61.9
男性割合（%）		72.1	77.6	52.5	84.2	75.7	50.3	65
観察期間（月）		20	34.9	33.4	30.5	21.8	—	25.2
初回治療（%）	グルココルチコイド	75.2	61.5	52	71.5	89.1	63.4	72.3
	薬剤以外*	13.5	0	21	14	0.8	0	0
	無治療	9.5	38.5	15	14	9.4	36.6	27.2
初回治療有効率（%）		98.6	78.6	86.5	84.8	95.3	100	100
再発率（%）		35.5	38.9	33.8	13	16.2	39.5	16.7
寛解率**（%）		57.5	28.6	8.3	14.3	11.1	0	42.6

*：外科治療・放射線照射，**：無治療例.
〔Brito-Zerón P, et al : Medicine 2016 ; **95** : e4002. より改変〕

徐に減量した群の 26.2% よりも高率であった.

　以上の 2 つの報告はいずれも後ろ向きの観察研究であるが，最近，IgG4-RD を対象に GC の有用性を検証した 2 つの前向き多施設試験の結果が報告された．1 つは厚生労働省難治性膵疾患に関する研究班が行った AIP を中心とした IgG4-RD 症例に対する長期 GC 維持療法の無作為ランダム化比較試験である[10]．26 週で PSL を中止する中止群 19 例と，最低 3 年まで継続する維持療法群 30 例を比較した前向き試験であり，3 年間の経過観察での再燃は維持療法群で 30 例中 7 例（23%），中止群で 19 例中 11 例（58%）であった．IgG4-RD における GC の維持療法の有用性と GC 中止に伴う再燃率の高さが確認された．もう 1 つはシェーグレン症候群学会参加施設を中心に行われた，包括診断基準を満たす IgG4-RD 症例に対する GC 療法の有効性の検証である[11]．原則 0.6 mg/kg/ 日の PSL で治療を開始した結果，確定例 44 例において 1 年後の全奏効率は 93.2%（完全寛解率 66% を含む）であり，一次無効例は認められなかった.

　IgG4-RD 約 3,000 例（平均年齢 53 歳，男性 70%）を含む国内・国外からの文献報告 62 件を対象にしたレビューも報告されている[12]．初回治療の詳細が判明している約 2,000 例のうち，寛解導入のために GC が 74% で使用されており，その他，非薬物治療（外科治療や放射線療法）が 11%，無治療での経過観察が 13% であった．GC 単剤群での寛解率は 97% と高率であるが，再燃率は 33% であり，そのうち 64% は GC 中止後の再燃であり，GC 中止が困難であることが伺われた．臓器別で解析した場合，唾液腺やリンパ節・皮膚罹患例において無治療で経過観察されている症例が多いが，自然寛解例は膵・胆管罹患例で高いことが判明した（**表2**）[12].

　IgG4-RD の寛解導入療法における GC の有効性は明らかであり，また GC 中止群での再燃率の高さから維持療法の必要性も異論のないところと考えられる．この点では寛解導入および維持に GC を不可欠とする全身性エリテマトーデスなどの膠原病治療と同様であり，IgG4-RD はリスク・ベネフィットに配慮した GC の使用が要求される疾患の 1 つと考えられる.

5 IgG4 関連疾患 4）治療　203

④ ステロイド抵抗性・減量困難例の治療

IgG4関連疾患において，GCの一次無効はまれであるが，減量・維持療法中の再燃はまれではない．またGCによる長期治療例の増加に伴い大腿骨頭壊死や骨粗鬆症などのGCの副作用が問題となっている．このため，おもにGC減量効果を期待して，既存の膠原病診療に準じてカルシニューリン阻害薬やアザチオプリン（azathioprine：AZA）などの免疫抑制薬が試みられている．前述のレビューに従うと，再燃例に対してはGCの再投与が最も有効とされる一方，AZAやミコフェノール酸モフェチル（mycophenolate mofetil：MMF）などの免疫抑制薬が40%に使用されていた[12]．最も使用率の高いAZAの有効率は81%と評価されているが，GCとの併用であり，正確な有効性の評価は困難である．HartらはGC治療後，再燃したAIP 52例を対象にGC単独治療群（24例）と，免疫抑制薬併用群（27例）での再燃率を比較検討し報告した[13]．併用群の内訳は重複を含め，AZA 31例，6-MP（6-mercaptopurine）6例，MMF 11例であったが，再燃率には差がなかった．初回の寛解導入時から免疫抑制薬を併用した試みとしては最近，HongらがIgG4-DS 43例中38例に初回から免疫抑制薬を併用し，約2年間観察した結果を報告した[14]．寛解導入をメチルプレドニゾロン200 mg，3日間で開始し，後療法としてのPSL 0.6 mg/kg/日に加え，シクロホスファミド静注療法が免疫抑制薬としては最も多く選択されたが，再燃率は，GC単独群と差がなかった．自験例でもGC減量困難例などを中心に各種免疫抑制薬の反応を観察しているが，一定した効果はまだ確認できていない．

近年の生物学的製剤を用いた分子標的療法の進歩は，IgG4-RDにおいても新たな治療法の可能性をもたらしている．特にアメリカにおいて抗CD20抗体であるリツキシマブ（rituximab：RTX）の有効性が着目されている．KhosroshahiらはIgG4-RD 10例に対し，RTX投与（1,000 mg/回，隔週で2回）を行い，9例で病変の縮小などの改善を，10例全例でGC・免疫抑制薬の併用中止が可能であったと報告している[15]．また，CarruthersらはIgG4-RD 30例（うち22例でGC使用歴あり）でのRTXの使用成績を報告している[16]．このうち26例はRTX単独治療であり，投与6か月後の時点で有効と判断されたのは77%であった．有効例の約半数はGCフリーの完全寛解を維持していたことから，GC非併用下でもRTXが有効であることが示唆された．従来，関節リウマチや全身性エリテマトーデスに対してRTXが投与された場合に観察される免疫グロブリンや自己抗体の低下よりも速やかな血清IgG4値の低下が認められ，臓器病変の縮小も認められることから，IgG4関連疾患の臓器に浸潤しているIgG4産生性形質細胞の主体はshort-livedである可能性を示唆している[15]．RTXによるGCの減量効果は魅力的であるが，進行性多巣性白質脳症など重篤な日和見感染症の発生が懸念される．また，RTXフリーの完全寛解達成は困難であり，反復投与を要することから，RTXの有効性・安全性に関しては今後さらに検討する必要がある．

（高橋裕樹・鈴木知佐子・山本元久）

文 献

1) Takahashi H, et al：*Autoimmun Rev* 2010；**9**：591-594.
2) 高橋裕樹：GUIDELINE 膠原病・リウマチ－治療ガイドラインをどう読むか－，改訂第2版，小池隆夫・住田孝幸（編），診断と治療社，2010；43-49.
3) Saeki T, et al：*Kidney Int* 2013；**84**：826-833.
4) Shimizu Y, et al：*Rheumatology* 2013；**52**：679-683.
5) 西森功・他：厚生労働科学研究費補助金 難治性膵疾患に関する調査研究班 平成19年度総括・分担研究報告書．東京：アークメディア，2008；137-144.
6) Khosroshahi A, et al：*Arthritis Rheum* 2015；**67**：1688-1699.
7) 厚生労働省難治性膵疾患調査研究班・日本膵臓学会：膵臓 2009；**24**特別号：1-54.
8) Yamamoto M, et al：*Mod Rheumatol* 2015；**25**：199-204.
9) 三森経世・他：IgG4関連疾患の病態解明と新規治療法の確立に関する研究．厚生労働科学研究委託費 難治性疾患等実用化研究事業．平成26年度委託業務成果報告書．2015, 6-9.
10) Masamune A, et al：*Gut* 2017；**66**：487-494.
11) Masaki Y, et al：*Mod Rheumatol* 2017；**27**：849-854.
12) Brito-Zerón P, et al：*Medicine* 2016；**95**：e4002.
13) Hart PA, et al：*Gut* 2013；**62**：1607-1615.
14) Hong X, et al：*Arthritis Res Ther* 2018；**20**：12.
15) Khosroshahi A, et al：*Arthritis Rheum* 2010；**62**：1755-1762.
16) Carruthers MN, et al：*Ann Rheum Dis* 2015；**74**：1171-1177.

第 5 章　対応と治療

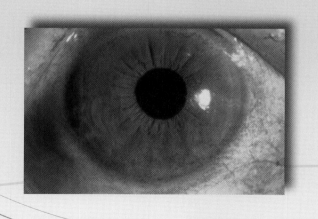

1 眼乾燥症の対応と治療

> **Essential Points!**
> - 血清点眼療法が重度ドライアイに対して顕著な効果を示ことから，血清中には眼球表面を正常に保つための成分が含まれていることが予想される．
> - 血清中の有効成分として，成長因子，ビタミン，アルブミンなどが明らかにされ，さらにセレン蛋白質であるセレノプロテインP（SeP）の角膜障害に対する有用性が見出された．
> - ドライアイによる角膜障害には酸化ストレス上昇が関与し，これを抑制するSePが有効であることから，セレン化合物の新たな治療薬への応用が期待できる．

Sjögren症候群（SS）は成人女性に好発する原因不明の慢性疾患であり，おもな症状は外分泌腺，特に涙腺や唾液腺破壊による高度のドライアイ，ドライマウスで，これは外分泌腺へのリンパ球浸潤を伴う自己免疫反応である．図1にSSにおけるドライアイの発症過程を模式的に示した．SSにおけるドライアイ発症は，リンパ球による涙腺障害（図1，ステップ1～3）および涙腺組織障害のために起こる涙液分泌量の低下によって生じる眼球表面の異常（図1，ステップ4）からなる．本項では，眼球表面におけるドライアイ発症と治療法について記述する．

1 ドライアイ

SSによるドライアイ発症の最後のステップは，涙腺組織破壊による涙液の枯渇および眼球表面におけるドライアイの発症である．2016年のドライアイ研究会によるドライアイの定義では，「ドライアイは，さまざまな要因により涙液層の安定性が低下する疾患であり，眼不快感や視機能異常を生じ，眼表面の障害を伴うことがある」とされている．表1にドライアイの分類と治療法についてまとめた．眼表面の正常化は涙液層の安定化をもたらすことも多い．

涙液は眼球表面側から，涙液を眼球表面上に保持するためのムチン層，ラクトフェリンや成長因子などの角結膜細胞を正常に保つための成分を含む水層，そして涙液の蒸散を防ぐための油層の3層からなっている．ドライアイ発症は涙液分泌量の低下および涙液蒸散量の亢進がおもな原因である

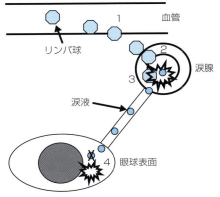

図1 SSにおけるドライアイの発症過程
SSにおけるドライアイの発症過程は，以下の4つのステップに分けられる（図の中のそれぞれの数字はSSによるドライアイ発症過程の4つのステップを意味している）．
ステップ1：リンパ球の涙腺血管内皮への接着および血管外への浸潤
ステップ2：リンパ球の涙腺組織への浸潤
ステップ3：浸潤したリンパ球による涙腺組織の破壊
ステップ4：涙腺組織破壊に伴う涙液の枯渇による眼球表面におけるドライアイ発症

る．涙液蒸散量の亢進には水分保持のためのムチンの減少，眼瞼炎などによるマイボーム腺の異常などによる涙液油層形成の不完全，visual display terminals（VDT）作業などによる瞬目回数の減少などの要因があげられる．これに対してSSによるドライアイは，涙腺破壊による涙液分泌量や涙液成分の異常が原因である．

表1	ドライアイの分類とその治療法

【ドライアイの分類】
　　涙液分泌量低下型：SS
　　　　　　　　　　　非SS
　　涙液蒸散量亢進型：マイボーム腺異常
　　　　　　　　　　　ムチン層の異常
　　　　　　　　　　　VDT作業によるもの（瞬目の減少）

【ドライアイ治療法】
　　ドライアイ治療薬の点眼
　　人工涙液の点眼
　　涙点プラグ挿入術
　　ドライアイ保護眼鏡装用
　　自己血清点眼療法

2　ドライアイモデル

　ドライアイには涙液分泌量の低下と涙液蒸散量の亢進の2つのタイプが存在する．涙液蒸散亢進型のドライアイモデルとしてはDCJBモデルがある．DCJBモデルは，ラットを室温23±2℃，湿度15〜20%の乾燥条件下（desiccated condition：DC）飼育し，日中は不安定なブランコの上（jogging board：JB）に乗せた状態で前方より風をあてることにより，ドライアイ症状を引き起こさせるモデルである[1]．ヒトが綱渡りをする場合，一点を見ることによってバランスをとるが，これと同様にラットはブランコより落ちないように開眼状態でバランスを取る．部屋の湿度が低いことと前方からの風のために眼球表面から涙液が速やかに蒸散し，さらに開眼状態を続けようとするために瞬目回数が減少するため涙液分泌も低下するため，ラットはドライアイ症状を起こす．また，研究室では実施が難しいが，製薬企業などによる薬剤開発時には，ウサギを用いた強制開眼モデルもしばしば用いられる．

　涙液分泌量低下型のモデルとしては涙腺摘出モデルがある．外科的に涙腺を摘出するため，涙液分泌量はおよそ40〜60%低下し，ドライアイが発症する．涙腺摘出処理によるドライアイ発症機序を詳細に解析するために，ラット（SDラット，6週齢雄）の右眼窩外涙腺を摘出し，左眼は未処置のまま放置することにより，右眼のみにドライアイ症状をもつモデルラットを作成した．処置後1週ごとに4週間両眼の涙液量およびフルオレセ

インスコアを測定したところ，涙液量は正常眼の40〜60%と有意に低下した．ドライアイによって生じる眼球表面の異常を示すマーカーである，フルオレセインスコアも涙腺摘出眼では正常眼と比べて有意に増大した．涙腺摘出モデルは眼球表面に対する涙液供給量が著しく低下するという点で，眼球表面に関しては，SSによるドライアイ発症と同様の機構でのドライアイ発症であると考えられる．

　このほかに，新たに環境要因によるドライアイモデルとして，筆者はタバコ主流煙曝露モデルを開発した[2]．喫煙はドライアイなどの様々な眼疾患の増悪因子である．このモデルは主流煙曝露用チャンバー中で，毎日一定時間ラットの全身を主流煙に曝露するモデルである．眼球表面が主流煙に曝露されるため，5日間の処理で角膜障害が生じる．このモデルでは，喫煙者の肺で発現増幅が認められ，肺癌の発症要因であることが知られている，シトクロムP4501A1の発現上昇が角膜上皮においても生じ，さらに酸化ストレスマーカーである8-OHdGの上昇が認められる．これらのことから，主流煙曝露による角膜障害には酸化ストレス上昇が関与していると考えられる．なお，このモデルでは涙腺障害に起因する涙液量低下も生じている．

3　血清中既知成分の有効性の検討

1）自己血清点眼療法

　ドライアイの治療法にはドライアイ治療薬の点眼，人工涙液の点眼，涙点プラグ挿入術，ドライアイ保護眼鏡の装用，自己血清点眼療法などがあげられる（**表1**）．これらの方法にはそれぞれ一長一短があり，現状では完全に満足できるものはない．筆者は，患者から採取した血清を希釈調製して点眼する，自己血清点眼療法について詳しく検討を行っている．SS患者に対する血清点眼により，患者の自覚症状，フルオレセインスコア，ローズベンガルスコア，および涙液層破壊時間（tear film break-up time：BUT）値に改善が認められている[3]．自己血清点眼による治療はSSではない一般のドライアイに対しても有効である．

　自己血清点眼療法の効果は非常に顕著である

1　眼乾燥症の対応と治療　　**207**

表2 血清および涙液中成分の比較

	components	concentration	
		tear （basal）	serum[2]
proteins	total protein	7.37 g/L	68〜82 g/L
	lysozyme	2.39 g/L	4.0〜15 mg/L
	lactoferrin	1.51 g/L	ND
	albumin	54 mg/L	35〜55 g/L
	IgA	411 mg/L	0.9〜4.5 g/L
	IgD	ND	3.0〜300 mg/L
	IgE	ND	0.25〜0.7 mg/L
	IgG	32 mg/L	8〜18 g/L
	IgM	not detected	0.37〜2.8 g/L
	CuZn-SOD	103 ng/mg protein	ND[3]
growth factors	EGF	1.66 ng/mL	0.72 ng/mL
	TGF-α （males）	247 pg/mL	147 pg/mL
	TGF-α （females）	180 pg/mL	147 pg/mL
	TGF-β1	not detected	140.3 ng/mL
	TGF-β1[1]	2.32 ng/mL	-
	TGF-β2	55 pg/mL	-
vitamins	vitamin A	16 ng/mL	200〜500 ng/mL
	vitamin C	117 μg/mL	5〜9 μg/mL
antioxidants	tyrosine	45 μM	77 μM
	glutathione	107 μM	ND[3]
carbohydrate	glucose	26 mg/L	0.6〜1.2 g/L
electrolytes	Na+	145 meq/L	135〜150 meq/L
	K+	24.1 meq/L	3.5〜5.3 meq/L
	Ca++	1.5 mM	1.1 mM
	Cl-	128 mM	96〜107 mM
	HCO_3 （−）	26 mM	21〜29 mM
	NO_3 （−）	0.14 mM	0.19 mM
	PO_{43} （−）	0.22 mM	1.42 mM
	SO_{42} （−）	0.39 mM	0.53 mM

（1）acid-activated tear.
（2）each value is nomal concentration in serum.
（3）these components are present in red blood cell at high concentration.
血清および涙液中のおもな成分についてその濃度を比較した.
〔Tsubota K, *et al*：*Int Ophthalmol Clin* 2000；**40**：113-122. より改変〕

が，問題点も多数存在する．まず，感染の危険を避けるためなどおもに安全上の理由で，血清点眼に使用する血清は患者自身のものでなければならない．さらに，血清は薬剤としては物質的に不安定である．これらの理由のため，患者は一定期間ごとに点眼液の調製が可能な施設に行く必要がある．加えて，採血時に患者に苦痛を与えるという欠点も存在している．また，血清点眼液を調製する側からみれば，調製時における血清からの感染の危険性や患者ごとの個別の調製の必要性などが

あるために，血清点眼液の調製は煩雑な作業となる．

表2[4]に血清と涙液の主な成分をまとめた．血清と涙液の成分には共通性があり，これはおそらく涙液が血液を元にして涙腺で加工されて作られるためと思われる．血清と涙液の組成は類似しているが，成分比が異なるのは，涙腺で角結膜細胞の維持に不必要なものが取り除かれ，必要なものが加えられているためであると考えられる．

自己血清点眼療法が有効であることは，角結膜細胞を正常に維持するために必要な成分が血清中

に存在することを意味している．自己血清点眼療法における問題点を解決し，さらにドライアイ治療に対する有効性を高めるために，血清中の角結膜細胞維持に必要な成分を同定し，血清成分に由来するドライアイ治療薬の開発を行うことにした．

2) 有効性の検討

血清中の有効成分を同定するために，まず培養細胞を用いたモデル系を構築した．ドライアイによる角膜障害にはアポトーシスが関与していることが知られている．結膜上皮細胞株CCL 20.2は10%ウシ胎児血清（fetal bovine serum：FBS）を含む培地中で培養される．FBSを含まない培地で培養すると，CCL 20.2はcaspase 3の活性化を伴うアポトーシスを起こして死滅することが確認された．そこで，CCL 20.2を用いて，FBSの代わりにヒト血清由来の各種成分を培地中に添加することによって抑制されることが期待されるcaspase 3の活性化を指標として，ヒト血清中の有効成分を探索することにした．

① 成長因子

表2[4]に示したとおり，涙液中にはいくつかの成長因子が含まれており，その濃度は血清中濃度とほぼ等しい．このことは，眼球表面細胞の維持に成長因子が何らかの役割を果たしていることを意味している．CCL 20.2を用いた培養系で，FBSの代わりに上皮成長因子（epidermal growth factor：EGF），インスリン様成長因子（insulin-like growth factor：IGF），神経成長因子（nerve growth factor：NGF）など各種成長因子を培地に混合し，caspase 3活性への影響を検討した[5]．その結果，EGF添加培地において顕著なcaspase 3活性化の抑制が認められたので，添加するEGF濃度を変化させ詳細に調べた（図2）[5]．EGFは濃度依存的にcaspase 3の活性を低下させ，EGF添加によりcaspase 3活性化が抑制されることがわかった．さらに，EGFはCCL 20.2の生存率を回復させ，細胞数そのものも増加させた（図3）[5]．血清点眼の成分としてのEGFの効果については議論されている[3]．

② ビタミンA

涙液中にビタミンAが存在し，角結膜の維持に何らかの役割を果たしていることは古くより議論されている[6]．CCL 20.2培養系を用いてビタミ

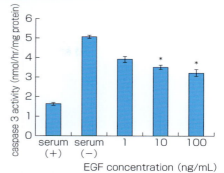

図2 EGFによるcaspase 3活性化の抑制

縦軸はcaspase 3の比活性を示している．血清なし（serum−），すなわち培地中にEGFを加えていない状態の活性と比較して，10および100ng/mL EGF添加状態ではcaspase 3活性が有意に低下している（*$p<0.05$）．
〔Higuchi A, et al：Br J Ophthalmol 2006；90：760-764．〕

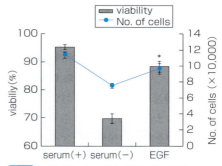

図3 EGFによる生存率低下の抑制

縦棒は生存率（縦軸左），折れ線は細胞数（縦軸右）を示している．血清なしの状態と比較して，EGFを添加すると生存率は有意に上昇している（*$p<0.05$）．
〔Higuchi A, et al：Br J Ophthalmol 2006；90：760-764．〕

ンAの有効性を検討したところ，血清を除いたときに起こるcaspase 3の活性化は，ビタミンAを培地中に加えることにより有意に抑制された[5]．

③ アルブミン

アルブミンは血清総蛋白量の約50%を占める，血清中の主要な蛋白質である．血清点眼療法では20%血清希釈液を用いるため，血清点眼液中においても約10 mg/mLの高濃度で存在する主要蛋白質となる．上記のCCL 20.2を用いたアッセイ系でヒト血清アルブミン（human serum albu-

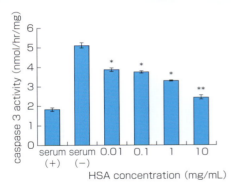

図4 HSAによるcaspase 3活性化の抑制
縦軸はcaspase 3の比活性を示している．血清なしの状態の活性と比較して，0.01 mg/mLの濃度以上添加時でcaspase3活性が有意に低下している（*$p<0.05$，**$p<0.01$）．
〔Higuchi A, et al：Curr Eye Res 2007；**32**：83-88.〕

min：HSA）の効果を検討したところ，HSA添加により有意にcaspase 3の活性化の抑制効果が認められた（**図4**）[7]．HSAによるアポトーシス抑制効果は，培地からの血清除去によって引き起こされるアポトーシスだけでなく，抗Fas抗体などによって誘導されるアポトーシスにおいてもみられた（**図5**）[7]．次にドライアイモデルラットを用いてHSA点眼実験を行ったところ，どの用量においてもリン酸緩衝生理食塩水（phosphate buffered saline：PBS）点眼と比較して改善が認められた（**図6**）[7]．

④ 検討の総括

EGF，ビタミンA，およびHSAはcaspase 3の活性化を抑制することができた．それぞれの有効濃度をみると，EGFは1 ng/mLから抑制傾向が認められ，ビタミンAは10 ng/mLで，HSAは10 μg/mLで有意に抑制している．これらの濃度は涙液中の生理的濃度（EGF：1.66 ng/mL，ビタミンA：16 ng/mL，アルブミン：54 μg/mL，**表2**）[4]とほぼ一致している．おそらく生理的にもこれらの物質は眼球表面細胞の維持に重要な役割を果たしていると思われる．

これに対して，20％血清点眼液中のこれらのおよその濃度は，EGFでは0.14 ng/mL，ビタミンAでは40 ng/mL，HSAでは10 mg/mLとなる（**表2**）[4]．ビタミンAとHSAの濃度は十分に有効な濃度であるがEGFでは低く，血清点眼液にEGFを添加することにより有効性を高めることができる可能性が示された．

HSAの点眼液中濃度は高く設定されているが，これは涙液とは異なり点眼では常に点眼液に眼球表面が覆われているわけではないためである．筆者らはSS患者に対するHSA点眼実験を実施しており，HSA濃度を50 mg/mLと高い濃度に設定して4週間の投与した結果，顕著な改善が認められている[8]．

これらの物質が角結膜細胞へどのような影響を与えるか考察してみる．EGFおよびビタミンAは細胞の成長および分化に関与するため，角結膜上皮細胞の正常な維持に関与していると考えられる．一方，HSAは細胞の保護に関与しているのではないかとわれわれは考えている．HSAには酸化ストレスを緩和するという報告もなされているため，酸化ストレスにさらされやすい眼球表面においては，酸化ストレスに対する効果も注目すべきである．

4 新規有効成分の探索

1）セレノプロテインP（SeP）の同定

筆者は，これまで明らかにされていない有効成分が血清中にあるのではないかと考え，カラムクロマトグラフィー法を用いて，これを探索，同定することにした．CCL 20.2培養系を用い，FBSの代わりにヒト血清あるいは血清分画標品を培地に添加し，caspase 3活性化の抑制および細胞の生存率を精製の指標とした．標準的な血清分画法で得られるヘパリン吸着画分が最も高い抑制効果を示したため，この画分を用いて精製を開始した．陰イオン，陽イオン，疎水カラムクロマトグラフィーを行い，最も高いcaspase 3活性化抑制効果を示したフラクションをドライアイモデルラットに点眼投与した．動物実験においても顕著な効果が認められたので，さらにmonoQカラムで分画し，得られたフラクション中の蛋白質をSDS-PAGEとエドマン分解法を用いて同定した．その結果，アミノ酸配列からセレノプロテインP（selenoprotein P：SeP）であることが判明した[9]．

図7にSePの模式図を示した．SePはセレン

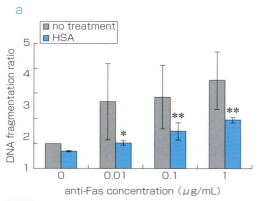
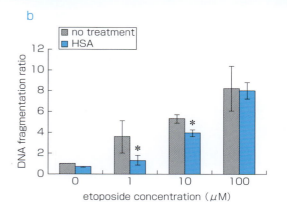

図5 HSAによるアポトーシス抑制

ヒト角膜上皮細胞株 CEPI-17-CL4（CEPI）を用いて，培地中に抗Fas抗体あるいはetoposideを添加することによりアポトーシスを誘導した．灰色棒は抗Fas抗体あるいはetoposideのみ，青色棒はこれらを添加する8時間前に5 mg/mL HSAを添加して，16時間インキュベーションしたのち，断片化されたDNA量を測定した．*$p<0.05$，**$p<0.01$．
〔Higuchi A, et al : Curr Eye Res 2007 ; **32** : 83-88.〕

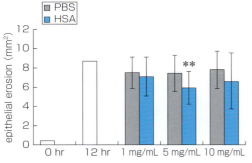

図6 ドライアイモデルラットに対するHSA点眼

乾燥条件下で飼育したラットの角膜を物理的に損傷させ，その損傷面積の変動を調べることにより薬剤の治療効果を検討した．通常条件で飼育した場合は損傷は速やかに回復するが，乾燥条件下では損傷は悪化する．角膜を0.4 mm²剥離して乾燥条件で飼育すると12時間後には8.7 mm²に増大する（0 hrおよび12 hr）．HSAあるいはPBSを点眼することにより剥離面積は減少している（*$p<0.05$）．点眼液量は10 μL，1時間ごとに12時間点眼した．実験条件の詳細は文献7に記載されている．
〔Higuchi A, et al : Curr Eye Res 2007 ; **32** : 83-88.〕

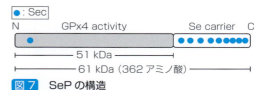

図7 SePの構造

SePは10残基のSecを含むセレン含有蛋白質である．主に肝臓で生合成され（約75%），血清中に多く含まれる（5～10 μg/mL）．生体内ではSeの末梢組織への輸送を行うとされている．N末側のドメインには1残基のSecが存在している．N末側ドメインはグルタチオンペルオキシダーゼ活性をもつことが知られており，それにはこのSec残基が不可欠である．C末側には9残基のSecが存在している．C末側ドメインはセレンキャリアとして働き，これらのSecはセレン源として末梢組織に供給されている．

の血中輸送蛋白質である．セレンはヒトを含めた動物にとって必須元素であり，その欠乏症としてはKeshan病などがあげられる．生体内でのセレンの主な役割は活性酸素などの酸化ストレスの除去であり，セレンを含む酵素の活性中心にはセレン含有アミノ酸であるセレノシステイン（selenocysteine : Sec）が存在する．SePは，それ自身グルタチオンペルオキシダーゼ活性を示すが，生体にとってはセレンキャリアとしての機能がさらに重要である．

2）ドライアイモデルに対するSeP点眼

左右両側の涙腺を摘出して作成したドライアイモデルラットを用いて，片眼にSeP，もう一眼にPBSを3週間点眼投与することにより，SePのドライアイ予防効果を検討した．PBSのみを点眼した対照眼と比較してSeP点眼眼では有意にフルオレセインスコアの低下が認められた．SePの効果は5 μg/mL投与群よりも50 μg/mL投与群のほうが大きく，濃度依存性がみられた（**図8-a**)[9]．

図7で示したとおり，SeP中のセレンはC末

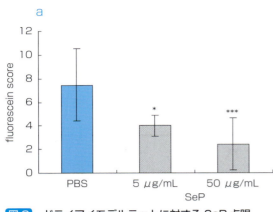 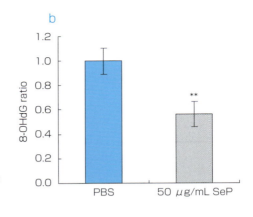

図8 ドライアイモデルラットに対するSeP点眼
a 角膜蛍光染色スコア．縦軸は蛍光染色スコアを示す．スコアはSeP濃度に依存して低下している．
b 角膜中8-OHdG濃度．縦軸はPBS点眼時の8-OHdG濃度を1としたときの8-OHdG濃度比を示す．PBS点眼と比べてSeP点眼では8-OHdG濃度が低下している．
*$p<0.05$，**$p<0.01$，***$p<0.005$．
〔Higuchi, et al : PLoS One. 2010 ; **5** : e9911.〕

側に集中して存在する．そこで，9残基のSecを含むSePのC末側部分ペプチドを用いて点眼実験を行った．その結果，SePのC末側部分ペプチドを用いてもSePを投与したときと同等の効果がみられ，SePのN末側がもつグルタチオンペルオキシダーゼ活性よりも，C末側のセレン輸送活性のほうがドライアイ治療に有効であることが示唆された．

筆者は，SePが血清中だけでなく，涙腺で生合成され，涙液中にも分泌されていることを見出した[9]．このことは生理的にもSePが角膜上皮細胞に対するセレンキャリアであることを示唆しており，SePは角膜上皮細胞における酸化ストレスコントロールに重要な役割を果たしていると考えられる．

3) ドライアイ発症における酸化ストレスの関与

眼球表面では紫外線，分子状酸素，化学物質などの外界からの影響を直接受けるために，角結膜上皮細胞は常に活性酸素などの酸化ストレスの影響を受けていると考えられる．涙液中には，ラクトフェリン，還元型グルタチオン，そしてアルブミンなどが存在して酸化ストレスを緩和している．角膜上皮細胞にはグルタチオン関連酵素群，スーパーオキシドディスムターゼ（superoxide dismutase : SOD），カタラーゼなどの抗酸化酵素群が発現し，紫外線や化学物質などによって生じた活性酸素から細胞を保護している．正常な角膜では発生した活性酸素は速やかに消去されるが，涙液分泌の異常，紫外線や環境中の化学物質の影響の増大などの要因により，発生する活性酸素量の増加や活性酸素の消去が不十分になった場合は細胞内の酸化ストレスが上昇し，ドライアイを発症させるのではないかと考えられる．実際に筆者らが用いている涙腺摘出あるいはタバコ主流煙曝露によるドライアイモデルラットの角膜中酸化ストレスマーカーを測定すると，正常ラットと比較して有意に高い値を示した[2,9]．

SePは角膜上皮細胞にセレンを供給することにより，角膜上皮細胞におけるグルタチオンペルオキシダーゼ活性を上昇させて活性酸素を消去させているのではないかと思われる．そして，活性酸素を消去することにより，活性酸素が発症に関与するドライアイに対する治療効果を示すのではないかと筆者は考えている．この仮説は，ドライアイモデルラット対するSeP点眼により角膜中8-OHdG値が低下することから支持される（**図8-b**）[9]．

筆者らは，SeP研究を応用し，酸化ストレス抑制効果をもつドライアイ治療薬として，セレンラクトフェリンを開発した．セレンラクトフェリン

はラクトフェリンより鉄を取り除きセレンを加えたもので、角膜へのセレン供与体として働く。ラクトフェリンは涙液中に存在し、単体でもドライアイ治療効果があることが知られているが、セレンラクトフェリンはラクトフェリンよりも低い濃度で高い有効性が示されている[10]。一般的にラクトフェリンは取り込み受容体を介して細胞内に取り込まれていることが知られている。筆者はラクトフェリン受容体が角膜上皮に発現し、セレンラクトフェリンが受容体を介して角膜上皮細胞内に取り込まれていることを明らかにした[11]。セレンラクトフェリンは涙腺摘出によるドライアイモデルだけでなく、主流煙処理モデルにおいても有効性が確認されており、セレンラクトフェリンが酸化ストレス抑制効果を持つことが示されている。

● おわりに

SSによるドライアイ発症機構にはいまだ不明な点が数多く残されている。涙腺障害の過程ではリンパ球浸潤機構の解明、原因抗原の特定など今後の研究課題は数多く残されているが、涙腺治療はSSによるドライアイの根本的治療法となりう

る。Th17細胞、フラクタルカイン、BAFFのSS病態形成への関与はほぼ明らかであるが、その詳細についてもいまだ不明な点が多く、今後の研究の進展が待たれる。フラクタルカインやBAFFの産生抑制、活性阻害あるいはBAFF受容体結合阻害などはSSの病態改善に大きな影響を与える可能性があり、新たなSS治療法の開発のためにこれらに関与する薬剤の開発が期待されている。また、最近めざましい進展を遂げている再生医療分野における多くの知見が涙腺再生研究に与える影響も大いに期待できる。

眼球表面障害の治療は対処療法的ではあるが、SS以外のドライアイにも応用できるという点で有用である。筆者は成長因子、ビタミン、アルブミン、そしてSePやセレンラクトフェリンなどのセレン化合物とそれぞれ治療メカニズムが異なると考えられる物質について検討してきた。なかでもセレン化合物はこれまでにないメカニズムによる治療効果が期待されるため、今後さらに検討を重ねていくつもりである。

（樋口明弘）

文献

1) Nakamura S, *et al*：*Invest Ophthalmol Vis Sci* 2005；**46**：2379-2387.
2) Higuchi A, *et al*：*Free Radic Biol Med* 2011；**51**：2210-2216.
3) Tsubota K, *et al*：*Br J Ophthalmol* 1999；**83**：390-395.
4) Tsubota K, *et al*：*Int Ophthalmol Clin* 2000；**40**：113-122.
5) Higuchi A, *et al*：*Br J Ophthalmol* 2006；**90**：760-764.
6) Tseng SC, *et al*：*Ophthalmology* 1985；**92**：717-727.
7) Higuchi A, *et al*：*Curr Eye Res* 2007；**32**：83-88.
8) Shimmura S, *et al*：*Br J Ophthalmol* 2003；**87**：1279-1283.
9) Higuchi, *et al*：*PLoS One* 2010；**5**：e9911.
10) Higuchi, *et al*：*PLoS One* 2012；**7**：e45612.
11) Higuchi, *et al*：*Sci Rep* 2016；**6**：36903.

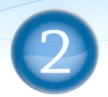
口腔乾燥症の対応と治療

> **Essential Points!**
> - Sjögren症候群（SS）は唾液腺や涙腺などの外分泌腺が特異的に障害されることにより，口腔や眼などの乾燥を主症状とする自己免疫疾患である．
> - 病因や発症機序が完全には解明されていないために，口腔乾燥（ドライマウス）に対する根治的治療の決め手はなく，継続的な対症療法と口腔衛生管理が必要である．
> - 最近では，対症療法も格段に進歩しており，その治療効果をあげるためにも早期診断・早期治療が重要である．
> - 少なくとも症状が緩和できればQOLの向上に繋がり，口腔乾燥に起因する合併症の予防にも有効である．
> - 本項では，対症療法の主体であるM3ムスカリン作動性アセチルコリン受容体（M3R）アゴニストの使用方法を解説し，治療の際に留意すべきことについて述べる．

1 口腔乾燥とそれに起因する合併症

　SSの口腔内症状としては口腔乾燥のみが注目されるが，病態が進展すると乾燥に伴う合併症もみられるようになる．まず，口渇，飲水切望感，唾液の粘稠感，ビスケットやせんべいなどの乾いた食物が食べにくい，口腔粘膜（特に口唇や舌）の乾燥感といった自覚症状が出現するが，重篤な場合には口腔粘膜（特に舌）の疼痛や味覚異常などを訴えるようになる．他覚的にも，う歯の多発，歯や義歯の汚染，舌乳頭の萎縮による平滑舌や溝状舌，口角びらん，口腔粘膜の発赤，難治性あるいは再発性の口内炎などがみられる．さらに，逆行性感染などが原因となって，耳下腺の腫脹や疼痛を繰り返し生じることがあるのも特徴である（詳細は「第4章　臨床症状　1.腺症状 1) 口腔乾燥症状」[p.98]を参照）．したがって，口腔乾燥そのものに対する治療だけではなく，それに起因する合併症に対する治療も併せて行う必要がある．

2 口腔乾燥そのものに対する治療

　口腔乾燥に対する治療は，内服薬と局所療法による対症療法が主体となる．治療に用いるおもなものを表1に示す．

1) 内服薬
① M3Rアゴニスト
a) 効能・薬理作用

　M3ムスカリン作動性アセチルコリン受容体（M3 muscarinic acetylcholine receptor：M3R）アゴニストとして，2001年にセビメリン（サリグレン®，エボザック®）が，2007年にピロカルピン（サラジェン®）が保険適応となり，現在最も有効な内服薬である．「シェーグレン症候群治療ガイドライン2017年版」でも口腔乾燥症の有効な治療薬として推奨されている[1]．これらの薬剤はいずれも唾液腺や涙腺に存在するM3Rに結合して分泌機能を促進する．作用機序としては，両薬剤ともM3Rに結合することで，G蛋白を介してホスホリパーゼC（phospholipase C：PLC）が活性化され，イノシトール三リン酸（inositol trisphosphate：IP_3）が生成される．IP_3は小胞体のCa^{2+}を放出させ，これが細胞膜に働き，電解質と水（唾液）が細胞外に分泌される（図1）．しかし，罹病期間が長く唾液腺の炎症が長期に及んだ場合は，唾液腺自体が障害され，M3Rアゴニストで刺激しても唾液分泌促進の効果が十分に認められない．したがって，SSを早期に診断することは，M3Rアゴニストによる治療効果を発揮させる上で非常に重要である．

b) 副作用とその対策

　副作用としては，嘔気や腹痛といった消化器症

表1 口腔乾燥症の治療に用いるおもなもの

内服薬		
一般名（商品名）		**用法・用量**
M3 ムスカリン作動性アセチルコリン受容体アゴニスト	セビメリン（サリグレン® カプセル 30 mg，エボザックカプセル® 30 mg）	3 カプセル／日　分 3
	ピロカルピン（サラジェン® 錠 5 mg・顆粒 0.5%）	3 錠あるいは包／日　分 3
漢方薬	麦門冬湯	9 g／日　分 3
	人参養栄湯	7.5〜9 g／日　分 3
	白虎加人参湯	9 g／日　分 3
	小柴胡湯	6〜7.5 g／日　分 3
副腎皮質ステロイド薬	プレドニゾロン（プレドニン® 錠 5 mg）	1〜2 錠／日　分 1〜2
免疫抑制薬	ミゾリビン（ブレディニン® 錠 50 mg）	3 錠／日　分 1
植物アルカロイド	セファランチン（セファランチン® 末 1%）	5〜10 mg／日　分 3
去痰薬，気道粘膜調整薬，粘液溶解薬	ブロムヘキシン（ビソルボン® 錠 4 mg）	6 錠／日　分 3
	アンブロキソール（ムコソルバン® 錠 15 mg）	6 錠／日　分 3

人工唾液
人工唾液（サリベート® エアゾール 50 g）

含嗽・洗口薬
アズレンスルホン酸ナトリウム・炭酸水素ナトリウム（含嗽用ハチアズレ® 顆粒 2 g など）
ポビドンヨード（イソジン® ガーグル液 7% など）
アムホテリシンB（ファンギゾン® シロップ，ハリゾン® シロップ）
その他（マウスウォッシュ，コンクールマウスリンス，ペプチサルジェントルマウスウォッシュ，バトラーマウスコンディショナー，バイオティーンマウスウォッシュ洗口液など）

軟膏・トローチ・保湿ゲル・保湿スプレー・ガムなど
トリアムシノロンアセトニド（ケナログ® 口腔用軟膏 0.1%，アフタッチ® 口腔用貼付剤 25 μg など）
デキサメタゾン（アフタゾロン® 口腔用軟膏 0.1%，デキサルチン® 口腔用軟膏 1 mg/g など）
ドミフェン臭化物（オラドール® トローチ 0.5 mg）
ミコナゾール（フロリード® ゲル経口用 2%）
その他（バイオティーンオーラルバランスジェル，コンクールマウスジェル，ペプチサルジェントルマウスジェル，バトラージェルスプレー，バトラーうるおい透明ジェル，洗口液オーラルウェットスプレー，洗口液絹水® スプレーなど）

状や発汗などがあるが，両薬剤の発生頻度にはいくつかの違いがある（**表2**）．また，これらの副作用のために，内服の継続が困難な場合も少なくない．しかし，慎重に投与すれば80%程度の症例で症状の改善が確認できると報告されており，副作用対策は内服継続のために非常に重要である．現在取り組まれているおもな対策としては，①ステップアップ法，②少量多分割投与法，③口腔リンス法があげられる．ステップアップ法は薬剤に対する「慣れ」を利用して，セビメリン30 mg カプセルを内服開始第 1 週には 1 日 1 回食後

に内服し，副作用がないことを確認したうえで，第 2 週は 1 日 2 回食後に内服，さらに第 3 週以降は 1 日 3 回食後に内服することにより，副作用（特に消化器症状）を回避させることができる（**図2**）．また，投与量は 1 日 2 回でも有効であるとの報告もある[2,3]．少量多分割投与法はピロカルピン 5 mg 錠を半錠にして 1 日 4 回毎食後および就寝前に内服させることにより，唾液分泌促進効果を保ちつつ，多汗と頻尿の発生頻度を減少させることができる[4]（**図3**）．口腔リンス法は筆者[5]が考案した方法であり，短時間セビメリン含有の

2 口腔乾燥症の対応と治療　　215

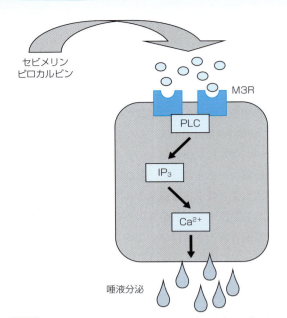

図1 M3ムスカリン作動性受容体（M3R）アゴニストの薬理作用

表2 セビメリンとピロカルピンのおもな副作用

副作用	発現頻度 セビメリン ($n=60$)	ピロカルピン ($n=29$)
嘔気・悪心	35.0%	32.1%
下痢	8.3%	3.6%
便秘	5.0%	3.6%
多汗	35.0%	39.3%
頭痛	6.7%	3.6%
発疹	3.3%	3.6%
耳下腺腫脹	13.3%	3.6%

〔大山順子・他：日口外誌 2007；**53**：220-227., 池浦一裕・他：ピロカルピン塩酸塩内服に伴う多汗に対する漢方薬の臨床効果．日口内誌 2014；**20**：1-7. より改変〕

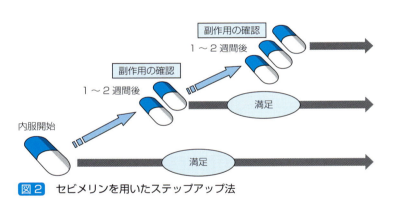

図2 セビメリンを用いたステップアップ法

溶液を口腔内に含むことにより，主に口腔粘膜に近接する舌下腺小唾液腺に作用させてそれらの唾液分泌を促進し，全身への影響を最小限にとどめる方法である．投与法としては，セビメリン30 mgカプセルの内容物を取り出して50 mLの水に溶解し，その溶液を口に2分間含み，その後吐き出す．実際には，1日分として3カプセルを150 mLの水に溶解して，1日数回適宜含嗽する（図4）．この方法は薬剤がほとんど血中に移行しないため[6]，副作用は極めて少ないが，セビメリンカプセルから内容物を取り出して水に溶解するという煩雑さと溶液の苦味などの欠点があった．最近，ピロカルピンの顆粒（サラジェン®顆粒）が保険適応となり，水への溶解が容易で，かつレモン風味で苦味が改善されているため，口腔リンス法への応用が期待される．その他にも，M3Rアゴニストと漢方薬（白虎加人参湯）を併用したり[7]，M3Rアゴニストの種類を変更することにより[8]，副作用を軽減させる試みがなされている．

c）禁忌症

禁忌症として虚血性心疾患，気管支喘息および慢性閉塞性肺疾患，消化管あるいは膀胱頸部の閉塞・狭窄の病変，てんかん，Parkinson病，虹彩炎があるので注意を要する．

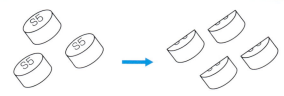

図3 ピロカルピンを用いた少量多分割投与法

1日3回（1錠/回） → 1日4回（半錠/回）

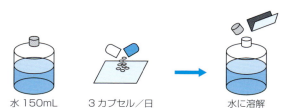

図4 セビメリンを用いた口腔リンス法

水150mL　3カプセル/日　水に溶解

② 漢方薬

乾燥症状に有効な漢方薬としては，おもに麦門冬湯，人参養栄湯，白虎加人参湯，小柴胡湯などがある．いずれも唾液分泌作用があるとされているが，漢方薬はいくつもの成分を含んでいるため，その作用機序は不明である．そのなかでも麦門冬湯に関する報告が散見され，その有効性が示唆されている．麦門冬湯は唾液分泌作用のほかにも，抗炎症作用や鎮咳作用もあるとされ，これらの作用が総合的に働き，口腔乾燥に有効である可能性が高い．しかし，唾液分泌促進の機序については明らかにされておらず，十分なエビデンスがないのが現状である．「シェーグレン症候群治療ガイドライン2017年版」においても口腔乾燥の改善に対する推奨度は弱い[1]．

③ ステロイド薬

少量～中等量のステロイド薬の投与によりSSの腺外症状（関節，筋，皮膚病変）が改善されたとの報告はあるが[9]，口腔乾燥に対しての有効性については明らかではない．さらに，長期投与例では感染症（ウイルス性肺炎，帯状疱疹，口腔内カンジダ症）が誘発される可能性が示唆されている[10]．しかし，腺内症状でも唾液腺が腫脹する急性炎症の時期にはしばしば有用であり，時期を考慮して短期間に使用する価値はあると思われる．

④ 免疫抑制薬

SSに使用される免疫抑制薬としては，シクロホスファミドやミゾリビン，メトトレキサート，シクロスポリン，アザチオプリンなどがある．いずれの薬剤もおもに腺外症状に対して用いられており，口腔乾燥にのみ使用されることはまれであり，その有効性については十分なエビデンスはない．しかし，ミゾリビンは口腔乾燥感と唾液分泌量を改善させるとの報告があるが[11]，これも厳密な臨床試験に基づくものではなく，「シェーグレン症候群治療ガイドライン2017年版」においても推奨度は弱い[1]．

⑤ その他の内服薬

植物アルカロイド，去痰薬であるブロムヘキシン，アンブロキソール，L-エチルシステイン，L-メチルシステイン，カルボシステインなどが用いられるが，いずれも即効性はなく，著しい効果が期待できない．いずれの内服薬も，長期の服用にあたってはその有効性を確かめ，副作用に注意しながら継続すべきで，効果がないのにむやみに長期連用することは避けるべきである．

2）内服薬以外の局所療法

唾液の補充に用いるスプレー式のエアゾール製人工唾液（サリベート®）は，少量で口腔内を持続的に湿潤させ，口腔粘膜や舌乳頭の萎縮を予防するのに有効である．その他，ゲル状やスプレー式の湿潤剤，洗口液，歯磨剤，タブレット，ガムなどもある．上顎義歯の口蓋部に水分を含むスポンジが付いているモイスチャープレートも考案されている．

さらに，日常的に耳下腺マッサージや舌と顔面の運動による筋機能療法を行うことも指導するとよい．

3　口腔乾燥に起因する合併症に対する治療

口腔内全体の疼痛やヒリヒリとした灼熱感の訴えがある場合にはヒアルロン酸を含む洗口液が有効で，口腔環境の向上のためにも意義がある．アズレンスルホン酸ナトリウム・炭酸水素ナトリウム，臭化ドミフェンなどの非刺激性の含嗽液も用いられるが，ポビドンヨードは刺激成分が菲薄化した粘膜面に残留するので控えたほうがよい．比較的高頻度にみられるアフタ性口内炎に対して

は，ステロイド含有の軟膏あるいは貼付錠や各種トローチが用いられているが，これらを長期投与する場合には内服薬と同様に口腔カンジダ症や毛舌を誘発することがあるので注意が必要である.

舌炎や口角炎にはカンジダ菌が関与していることが多いので，抗真菌薬であるアムホテリシンBシロップ（ファンギゾン®シロップ，ハリゾン®シロップ），ミコナゾールの軟膏（フロリード®ゲル），イトラコナゾールの内用液（イトリゾール®内用液）が有効である.特に，口角炎に対してはミコナゾールの軟膏が患部に塗布しやすく，有効性も高い.

耳下腺腫脹が生じた場合は，抗菌薬の投与で消退すること多いが，難治性の場合には耳下腺開口部からの洗浄が有効で，ステロイドを用いること

もある.また，耳下腺の腫脹や疼痛を繰り返している場合には，それらを予防するためにも，より積極的にM3Rアゴニストの内服投与を行うべきである.

● おわりに

SSに対する根治的な治療法は，残念ながら現在のところはない.口腔乾燥症に対する治療はM3Rアゴニストを用いた対症療法が基本である.しかし，臨床の現場においては副作用により服用を中止せざることが多いのも現状である.本項で紹介した副作用対策をぜひ活用して，患者のQOLの向上に繋げていただきたい.

（森山雅文，中村誠司）

文 献

1) 住田孝之・他：シェーグレン症候群治療ガイドライン2017年版.診断と治療社，2017.
2) 柏崎禎夫・他：シェーグレン症候群の口腔乾燥症状に対するSNI-2011の有効性および安全性に関する用量漸増法による検討-SNI-2011前期第Ⅱ相試験.診療と新薬 2011；**80**：313-32.
3) 大山順子・他：日口外誌 2007；**53**：220-227.
4) 岩渕博史・他：日口粘膜誌 2010；**16**：17-23.
5) 中村誠司：医薬ジャーナル 2004；**40**：1541-1545.
6) 松原 誠・他：口科誌 2013；**62**：1-4.
7) 池浦一裕・他：ピロカルピン塩酸塩内服に伴う多汗に対する漢方薬の臨床効果.日口内誌 2014；**20**：1-7.
8) 篠崎昌一・他：日口外誌 2015；**61**：147-153.
9) Reksten TR：Implications of long-term medication of oral steroids and antimalarial drugs in primary Sjögren's syndrome.
10) 市川幸延・他：リウマチ 1979；**19**：15-22.
11) Nakayamada S, *et al*：*Rheumatology (Oxford)* 2009；**48**：1279-1282.

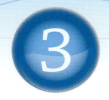
腺外症状の対応と治療

> **Essential Points !**
> - Sjögren症候群（SS）はおもに唾液腺・涙腺の外分泌腺の障害による口腔乾燥・眼球乾燥を特徴とするが，このほかにも腺外症状として，関節，呼吸器，心臓，腎臓，消化器などに多彩な臨床症状が認められる．
> - SSの腺外症状の治療は症状や重症度により異なり，重篤な合併症に対しては高用量のステロイド薬や免疫抑制薬などを用いて治療を行う．
> - 適切な治療が行われない場合には臓器予後・生命予後に影響をきたすこともあり，迅速な診断と，病状に応じた適切な治療が重要である．

1 Sjögren症候群の腺外症状の対応と治療の概要

SSは口腔乾燥や眼球乾燥など外分泌腺の障害による症状を特徴とするが，リンパ増殖性疾患や皮疹，関節炎，血管炎，肺・腎合併症など様々な腺外症状を伴うことがある[1]．外分泌腺症状に対する治療は対症療法が中心となる一方，腺外症状に対する治療方法は症状やその重症度により異なり，副腎皮質ステロイド薬やヒドロキシクロロキン，抗リウマチ薬，免疫抑制薬を用いて治療を行う．免疫抑制薬としては，シクロホスファミドやアザチオプリン，メトトレキサート，シクロスポリン，タクロリムス，ミコフェノール酸モフェチルなどが用いられる．また，抗CD20抗体のリツキシマブが様々な臓器合併症に対しても有効であることが報告されてきている[2]．

2 各腺外症状の対応と治療

1）リンパ増殖性病変・血液病変
① リンパ増殖性病変

SSに合併する悪性リンパ腫の多くは，節外性リンパ腫である extranodal marginal zone B-cell lymphoma of mucosa-associated lymphoid tissue（MALT）であり，diffuse large B-cell lymphoma（DLBCL）等の高悪性度のリンパ腫も認められる．悪性リンパ腫の治療は，組織学的な悪性度分類や進展度により決定される．

MALTリンパ腫を含めた低悪性度群の非Hodgkinリンパ腫では，治療を行わなくても生命予後が比較的良好であることから，無症状の場合には無治療で注意深い経過観察が行われることもある．MALTリンパ腫は，*Helicobacter pylori* (*H. pylori*) 感染が原因の1つとして知られており，胃限局期症例で *H.pylori* 感染を伴う例に対しては *H.pylori* の除菌療法が行われるが，*H.pylori* の除菌療法に対し抵抗例も存在する[3]．除菌療法後のリンパ腫遺残例や *H.pylori* 陰性例に対しては放射線治療が行われることがある．放射線照射域に唾液腺が含まれる場合には乾燥症状の悪化をきたすことがあり，リツキシマブ単独療法を考慮する．複数のリンパ節領域やリンパ組織に病変を認める臨床病期の高い例や，国際予後因子（international prognostic index：IPI）における予後不良因子が多い例に対しては，リツキシマブ単独療法による積極的な治療を考慮する[4]．一方，低悪性度群から中高悪性度群に進展した場合や，中高悪性度群のリンパ腫に対しては積極的な化学療法の適応となる．リツキシマブ併用CHOP（シクロホスファミド，ドキソルビシン，ビンクリスチン，プレドニゾロン）療法（R-CHOP療法）はSSに合併したDLBCLに対しても高い有効性が報告されている[5]．

また，SSではしばしば良性のリンパ節腫脹・リンパ節炎を認め，症状に応じて非ステロイド抗炎症薬（non-steroidal anti-inflammatory drugs：NSAIDs）や中等量のステロイド薬（プレドニゾロン ～0.5 mg/kg）にて治療を行う．

② 他の血液病変

SS では，白血球減少や貧血，血小板減少を認めることがあり，全身性エリテマトーデス（systemic lupus erythematosus：SLE）に伴う二次性 SS の可能性について十分に検討する必要がある．

白血球減少は SS ではしばしば認められるが，易感染性をきたすことはなく治療の必要はない．

貧血を呈することもあるが，多くは軽度の貧血であり，治療が必要になることはまれである．しかし，重度の貧血や急激な進行を呈する場合には，自己免疫性溶血性貧血（autoimmune hemolytic anemia：AIHA）の可能性を念頭におき，ハプトグロビンの測定，Coombs テスト，骨髄検査等を行う必要がある．AIHA に対しては，高用量のステロイド薬（プレドニゾロン 〜1 mg/kg）により治療を行う．治療抵抗例に対しては，免疫抑制薬やリツキシマブにて治療を行う．

血小板減少については，自己免疫性血小板減少性紫斑病の合併が認められる．明らかな出血傾向がみられず慢性に経過する場合には，特に治療は行わず，慎重に経過観察を行う．しかし，急激に血小板減少が進み，出血傾向を示す例，出血のリスクが高いと考えられる例に対しては，高用量のステロイド薬にて治療を行う．ステロイド薬に対する効果が不十分な場合には，免疫抑制薬の併用やリツキシマブの投与を行う．免疫グロブリン大量点滴静注療法（intravenous immunoglobulin：IVIG）は早期に有効性が期待され，外科的手術前など早期に血小板増加が必要な際に有用である．一方，その効果は一過性であることが多い．緊急時には血小板輸血も考慮する．免疫抑制療法に対し抵抗性の場合にはトロンボポエチン受容体作動薬の使用を考慮する．また，特発性血小板減少性紫斑病（idiopathic thrombocytopenic purpura：ITP）の原因として，H.pylori の関与が報告されており，慢性型 ITP に対する H.pylori の除菌療法による有効性が報告されている[6]．SS をはじめとする自己免疫性血小板減少性紫斑病に対する有効性は定かではないが，慢性に血小板減少が持続し，H.pylori が陽性の例に対しては，除菌療法を考慮してもよいと考えられる．

2) 腎病変

SS で認められる腺外症状のうち，腎病変は比較的高頻度に認められる所見である[1]．大部分は尿細管間質性腎炎であり，遠位尿細管性アシドーシス（distal renal tubular acidosis：dRTA）を呈する．このほか，近位尿細管性アシドーシスや RTA を伴わない低カリウム血症も認められる．また，糸球体腎炎の合併も認められる．

① 間質性腎炎，尿細管性アシドーシス

アルカリ尿，すなわち尿の酸性化障害がある場合には dRTA の存在が疑われる．尿中 β2 ミクログロブリンや NAG の増加も間質性腎炎の診断の参考になる．治療は，通常の RTA に対するものと同様であり，重炭酸の補充が中心となる[7]．低カリウム血症を呈する例では，カリウム製剤の投与を行う．クエン酸製剤（クエン酸ナトリウム／カリウム）は酸性尿の改善に加え，尿細管でカルシウムとコロイドを形成することにより，結石形成予防効果が期待される．サイアザイド系利尿薬は，遠位尿細管に存在するカルシウムチャネルに作用し，カルシウム再吸収を促進する働きがある．骨軟化症に対しては活性型ビタミン D，乳酸カルシウムの投与を行う．

低比重尿に対しては，脱水に注意が必要となるが，特に治療が必要となることは少ない．

近位 RTA では，重炭酸のみでは低カリウム血症を悪化させるため，カリウム製剤の併用が必要である．ただし，塩化カリウム剤は高塩素血症を悪化させるため，アスパラギン酸カリウムを使用すべきである．

SS の間質性腎炎は一般に腎予後は良好であり，ステロイド薬の投与が必要となることは少ない．しかし，腎機能障害が進行性の例もあり，その場合には，中等量から高用量のステロイド薬による治療を行う．ただし，骨軟化症を合併する場合には，圧迫骨折，大腿骨頭壊死などを合併しやすいので，注意が必要である．

② 糸球体腎炎

SS 患者に蛋白尿や血尿，細胞性円柱を認めた場合には，まず SLE やクリオグロブリン血症，血管炎等の合併を考慮する必要がある．SS に合併する糸球体腎炎としては，膜性腎炎，膜性増殖性腎炎，メサンギウム増殖性腎炎，半月体形成性腎炎などの報告がある．治療方針は SLE に準じて行い，組織型に応じ，中等量から高用量のステ

ロイド薬やシクロホスファミド等の免疫抑制薬の併用による治療を行う.

3）呼吸器・循環器病変

① 間質性肺炎

他の膠原病と同様，間質性肺炎は SS の肺病変のうち高頻度に認められる合併症であり，組織型としては，非特異的間質性肺炎（nonspecific interstitial pneumonitis：NSIP）が多く，ほかに，通常型間質性肺炎（usual interstitial pneumonia：UIP）やリンパ球性間質性肺炎（lymphocytic interstitial pneumonitis：LIP），器質化肺炎（organizing pneumonia：OP）が認められる[1]．一般に，慢性型の間質性肺炎であり，進行に乏しい場合にはステロイド薬などによる積極的治療の必要はない．しかし，胸部 X 線上，進行性びまん性陰影を呈し，血清 KL-6 値の上昇を伴う場合など，間質性肺炎が活動性かつ進行性と判断される場合には，組織型に応じて高用量のステロイド薬にて治療を行う．ステロイド薬による治療にて効果が不十分な場合には，シクロホスファミドやアザチオプリン，シクロスポリン，タクロリムス，ミコフェノール酸モフェチルなどの免疫抑制薬による治療を行う．リツキシマブの有効性も報告されており，治療抵抗例に対しては使用を考慮する[2]．急速進行性の間質性肺炎に対しては，ステロイドパルス療法や高用量のステロイド薬に加え，早期から免疫抑制薬の併用を検討する.

② 肺高血圧症（PH）

肺高血圧症（pulmonary hypertension：PH）は，混合性結合組織病や強皮症，SLE 等の他の膠原病と同様に，SS においても合併が認められる．結合組織病（connective tissue disease：CTD）に伴う PH の主病態は肺動脈性肺高血圧症（pulmonary arterial hypertension：PAH）であるが，肺静脈閉塞性疾患（pulmonary veno-occlusive disease：PVOD），左心性心疾患，間質性肺炎，慢性血栓塞栓性肺高血圧症（chronic thromboembolic pulmonary hypertension：CTEPH），肺動脈炎が関与していることがある．したがって，治療方針の決定に際しては高分解能 CT や肺換気—血流シンチグラム，心エコー，呼吸機能検査などにて病態を評価するとともに，右心カテーテル検査にて PAH の臨床分類・重症度評価を適切に行

うことが重要である.

CTD-PAH に対する治療方針については，PAH 治療ガイドラインにて指針が示されている[8]．PAH が発症早期，進行性の場合には，免疫抑制療法により治療を行う．治療法としては，中等量以上のステロイド薬と免疫抑制薬との併用が行われることが多い．免疫抑制薬としてはシクロホスファミドが用いられることが多い.

肺血管拡張薬による治療方針は特発性の PAH と同様であり，プロスタサイクリン（プロスタグランジン I_2：PGI_2）誘導体，エンドセリン受容体拮抗薬（endothelin receptor antagonist：ERA），および NO 系製剤のホスホジエステラーゼ 5 型阻害薬（specific phosphodiesterase type 5 inhibitor：PDE5-I）とグアニル酸シクラーゼ刺激薬を用いる．これらの薬剤は単剤では十分な治療効果が得られない場合が多い一方で，初期から作用機序の異なる複数の治療薬を短期間で併用していく初期併用療法が有効であることが報告されており，積極的な治療を考慮する．しかし間質性肺炎合併例などにおいては，肺血管拡張薬の開始・増量後や併用開始後に肺うっ血による呼吸状態の悪化をきたすことがあり，注意が必要である.

その他，支持療法として，在宅酸素療法が行われる．低酸素血症や労作時呼吸困難に対して使用するのみならず，肺血管抵抗を低下させる働きもある．右心不全に対してはループ利尿薬，サイアザイド系利尿薬，抗アルドステロン薬を単独もしくは併用で用いる．血栓塞栓症の関与が考えられる例に対してはワルファリンによる抗凝固療法も行われるが，エポプロステノールとの併用は出血性合併症のリスクが高くなることから推奨されない.

③ その他の肺病変

胸膜炎の合併も認められ，SLE 合併の可能性を考慮する必要がある．程度に応じて中等量から高用量のステロイド薬により治療を行う.

ほかに，SS では気道の粘液分泌減少による上気道および下気道の感染症，慢性気管支炎，濾胞性気管支炎，無気肺などがみられることがある．また，気道過敏性の亢進による乾性咳嗽もしばしば認められ，これらに対しては，対症的に治療を行う.

3 腺外症状の対応と治療

4）神経病変
① 末梢神経障害

末梢神経障害としては，多発性単神経炎や多発性神経炎の合併が報告されている．また，三叉神経・視神経・顔面神経・内耳神経障害，自律神経障害なども認めることがある．特に，臨床上，三叉神経痛が認められることは決してまれではない．病態としては，神経細胞体の障害によるものや，血管炎による軸索障害，慢性炎症性脱髄性多発根神経炎（chronic inflammatory demyelinating polyradiculoneuropathy：CIDP）を呈する脱髄によるものがある．末梢神経障害の所見が非対称性の場合には，多発性単神経炎の可能性が高く，血管炎による病態が疑われる．診断・治療にあたっては，神経学的診察に加え，髄液検査，末梢神経伝導検査等の電気生理学的検査，神経生検等により，病態を適切に把握することが重要である．症状が軽く，非進行性の場合には対症的に経過観察を行うが，急性に発症した場合や，症状が強く進行性の場合には積極的な治療が必要となる．高用量のステロイド薬にて治療を開始し，重症例や血管炎に伴う他の臓器障害を認める場合，ステロイド薬治療に抵抗性の場合には，シクロホスファミドやリツキシマブの併用を行う[9,10]．これらの治療にもかかわらず改善に乏しい場合には，IVIGを考慮する．

対称性の運動神経障害を伴う例はCIDPが疑われる．CIDPに対しては，ステロイド薬や免疫抑制薬の併用，IVIGにより治療を行い，改善に乏しい場合には血漿交換療法も考慮する．

② 中枢神経病変

SSに合併する中枢神経病変として，多発性硬化症に類似した病態がしばしば認められ，特に横断性脊髄炎や視神経炎の頻度が高い[11]．抗アクアポリン4（aquaporin-4：AQP4）抗体陽性例も多く，視神経脊髄炎関連疾患（neuromyelitis optica spectrum disorders：NMOSD）と診断される．治療としては，急性期にはステロイドパルス療法と高用量のステロイド薬により治療を行い，効果不十分な例に対しては，シクロホスファミドやアザチオプリン等の免疫抑制薬の追加や，血漿交換療法を行う[11,12]．本病態はステロイド薬の中止により再発する可能性が高いとされており，少量の

ステロイド薬や免疫抑制薬の継続による維持療法が必要である．また，治療抵抗例に対しリツキシマブが有効であり，再発予防効果が得られたとの報告もある[13]．

このほか，SSにおける中枢神経病変として，脳炎，髄膜炎などの報告がある．特に抗SS-A/Ro抗体陽性SS例では，無菌性髄膜炎を併発することが知られている．神経病変は不可逆的な後遺症を残すこともあるため，重度の神経病変に対しては，ステロイドパルス療法や高用量ステロイド薬，免疫抑制薬の投与，血漿交換療法などをできるだけ早期に積極的に行う必要がある．

③ 精神症状

SSではうつ病や身体表現性障害，人格障害などの精神症状を呈する例が多い．治療に際しては，精神科や心療内科との連携のもと，精神療法や，抗不安薬・抗うつ薬による薬物療法を行う．

5）甲状腺病変

SSでは自己免疫甲状腺炎の合併例が高頻度に認められ，その大半が橋本病である．橋本病の場合，甲状腺機能低下症を示す際には甲状腺ホルモンの補充療法を行う．しかし，甲状腺機能低下を示さずに無治療で経過観察をする場合も少なくない．また，経過中に一過性に甲状腺機能亢進症を呈する場合もある．

6）皮膚病変

顔面や四肢・体幹に認められる環状紅斑はSSに特徴的な皮疹であり，特に抗SS-A/Ro抗体陽性例にみられやすい．環状紅斑は自然に消退することが多く，他の症状を伴わない場合には特に治療は不要であるが，軽快しない場合には主としてステロイド薬やタクロリムスの外用を行う．再発例に対してはヒドロキシクロロキンを考慮する．改善が得られない場合には，免疫抑制薬の使用を考慮する．重症例・再発例に対しては中等量のステロイド薬の使用も考慮する．ただし，安易なステロイド薬の使用や継続は避けるべきであり，減量が困難な場合には免疫抑制薬の併用を考慮する．

紫斑はSSにおいてしばしば認められる皮膚病変である．特に著明な高γ-グロブリン血症を呈する症例では，血液の粘稠度が上昇して下腿に高γ-グロブリン血症性紫斑（hypergammaglobulinemic purpura）とよばれる病態がみられ，長期の立位

を避けるよう指導し，必要に応じて弾性ストッキングを使用する．触診により浸潤を触れる palpable purpura は血管炎による病態が示唆され，病理組織学的には白血球破砕性血管炎（leukocytoclastic vasculitis）がみられる．血管炎に起因する臓器障害が皮膚症状のみの場合には，ステロイド薬やタクロリムスの外用薬にて治療を行い，抵抗例に対しては中等量のステロイド薬を用いる．皮膚潰瘍や壊疽，血管炎による他の臓器障害を認める場合には，病態に応じて高用量のステロイド薬や免疫抑制薬の投与を行う．

レイノー現象も他の膠原病と同様に SS でも認められ，寒冷刺激を避けることや，禁煙を中心とした生活指導に加え，程度に応じ，血管拡張薬により治療を行う．一般に，カルシウムチャネル拮抗薬，ビタミン E 製剤，プロスタグランジン（prostaglandin：PG）製剤，抗血小板薬，セロトニン拮抗薬，PDE5-I などが用いられる．これらの薬剤は，血管拡張によるほてりやのぼせ，立ちくらみ，頭痛等の副作用が認められることがあり，少量より開始し，症状や副作用をみながら漸増していくことにより副作用を最小限に抑えることができる．カルシウムチャネル拮抗薬としては様々な薬剤が用いられるが，ニフェジピン CR やアムロジピンなど，徐放剤や長時間作用型のものを用いるとよい．この他，ニカルジピン，ベニジピン，ジルチアゼム等も用いられる．ビタミン E 製剤は，効果は緩徐であるが副作用が少なく，ニコチン酸トコフェロールや酢酸トコフェロールが用いられる．PG 製剤としては，PGI2 製剤であるベラプロストや，PGE1 製剤であるリマプロストが用いられる．抗血小板薬としてはシロスタゾール，セロトニン拮抗薬としてはサルポグレラートが使用される．また，外用亜硝酸薬も用いられることがある．症状が強い場合や，他の薬剤に対し抵抗性の場合にはシルデナフィルなどの PDE5-I が用いられ，有効性が報告されている[14]．また指尖潰瘍を呈する例に対しては，ERA の有効性も期待され，重症例には考慮してもよいと考えられる．

7）筋・関節病変

SS では多関節痛や関節のこわばり感を自覚することが多く，関節炎の所見が認められない場合や非持続性の場合には，まず NSAIDs を使用する．関節炎所見が持続する場合には，関節リウマチ（rheumatoid arthritis：RA）の合併を念頭におき，抗 CCP 抗体，リウマトイド因子などの血清学的検索と関節 X 線検査・エコー・MRI などの画像検査を行う．SS 患者の約 80% においてリウマトイド因子陽性となるため，十分な問診，身体診察，画像検査にて滑膜炎の存在を確認することが肝要である．関節炎に対する治療は，メトトレキサートを始めとする抗リウマチ薬にて治療を行う．ヒドロキシクロロキンの使用も考慮する．

筋痛も SS において認められ，通常は筋力低下や筋逸脱酵素上昇をきたすことはなく，NSAIDs 等による対症療法を行う．しかし，筋力低下を認める場合や，筋逸脱酵素の高値を認める場合には，多発性筋炎や皮膚筋炎など，炎症性筋疾患の合併が考えられ，MRI や筋電図，筋生検などにて評価を行う必要がある．また，四肢の疼痛が線維筋痛症の合併による場合もあり，他疾患を除外のうえ，適切に診断し治療を行う．

8）消化器病変

① 消化管病変

SS では逆流性食道炎による症状を少なからず認め，萎縮性胃炎の合併も多いとされている．これは唾液分泌低下により，胃内容の酸の中和作用が障害されるためと考えられており，対症的にプロトンポンプ阻害薬や H_2 受容体拮抗薬，胃粘膜保護薬の投与を行う．

② 肝胆道系病変

原発性胆汁性胆管炎（primary biliary cholangitis：PBC）の合併をしばしば認め，ウルソデオキシコール酸（ursodeoxycholic acid：UDCA）を第一選択薬として治療を行う．UDCA によっても効果が不十分な場合には，ベザフィブラートの併用も有効である[15]．ステロイド薬や様々な免疫抑制薬が有効であったとの報告もあるが，限られた有効性と副作用を勘案すると積極的に推奨されるものではない．PBC では骨粗鬆症の合併がしばしば認められ，dual-energy X-ray absorptiometry（DEXA）による骨密度の測定により診断を行う．病態としては腸管からのビタミン D の吸収障害によると考えられ，活性化ビタミン D3 製剤やカルシウム製剤の内服により治療が行われるが，ビスホスホネートなども有用であり一般的な

3 腺外症状の対応と治療　223

骨粗鬆症に準じて治療を行う[16,17]．

　自己免疫性肝炎もみられることがある．治療適応は，自覚症状や肝逸脱酵素上昇の程度，組織所見を合わせ，総合的に判断する．初期治療は中等量から高用量のステロイド薬により治療を開始する．ステロイド抵抗例に対して，またはステロイド薬減量目的に，アザチオプリンを始めとする免疫抑制薬の併用も行う[18]．

③ 膵臓病変

　自己免疫性膵炎の合併を認める場合には，血中IgG4高値を呈し，IgG4陽性形質細胞の浸潤を認めるIgG4関連疾患の可能性を考慮する．治療としては中等量から高用量のステロイド薬が用いられ，膵外分泌能の改善のみならず，膵内分泌能の改善も得られる[19]．

● おわりに

　SSは膠原病のなかで，比較的臓器障害の出現頻度が低く，生命予後も良好な疾患である．しかし，時に重篤な臓器合併症をきたすことがあり，注意が必要である．SSの診療に際しては，明らかな腺外症状がない場合にも，長期にわたる経過観察を続け，合併症を生じた場合には迅速な診断のもとに適切な治療を行うことが大切である．また，SSに伴う合併症は多様な臓器に及び，また様々な病態が関与していることから，診断・治療においては複数の専門医と連携し診療にあたることが重要である．

（溝口史高）

文 献

1) Ramos-Casals M, *et al*：*Rheumatology（Oxford）* 2015；**54**：2230-2238.
2) Gottenberg JE, *et al*：*Ann Rheum Dis* 2013；**72**：1026-1031.
3) Liu H, *et al*：*Gastroenterology* 2002；**122**：1286-1294.
4) Pijpe J, *et al*：*Arthritis Rheum* 2005；**52**：2740-2750.
5) Voulgarelis M, *et al*：*Ann Rheum Dis* 2006；**65**：1033-1037.
6) Kohda K, *et al*：*Br J Haematol* 2002；**118**：584-588.
7) 寺井千尋・他：日内会誌 2005；**94**：871-875.
8) 福田恵一（班長），他：肺高血圧症治療ガイドライン（2017年改訂版）http://www.j-circ.or.jp/guideline/pdf/JCS2017_fukuda_h.pdf（2018年5月確認）
9) Font J, *et al*：*J Rheumatol* 2003；**30**：1552-1557.
10) Mekinian A, *et al*：*Ann Rheum Dis* 2012；**71**：84-87.
11) Delalande S, *et al*：*Medicine（Baltimore）* 2004；**83**：280-291.
12) de Seze J, *et al*：*J Rheumatol* 2006；**33**：709-711.
13) Damato V, *et al*：*JAMA Neurol* 2016；**73**：1342-1348.
14) Herrick AL：*Curr Rheumatol Rep* 2013；**15**：303.
15) Iwasaki S, *et al*：*Hepatol Res* 2008；**38**：557-564.
16) Zein CO, *et al*：*Hepatology* 2005；**42**：762-771.
17) Menon KV, *et al*：*Am J Gastroenterol* 2003；**98**：889-892.
18) Lamers MM, *et al*：*J Hepatol* 2010；**53**：191-198.
19) Hirano K, *et al*：*Gut* 2007；**56**：1719-1724.

4 これからの治療の展望

> **Essential Points!**
> - Sjögren症候群（SS）の将来的治療戦略は，発症機序に関わるサイトカイン（TNF-αなど），免疫細胞（B細胞やT細胞），免疫分子を標的とした生物学的製剤を中心として展開されている．
> - 欧米における臨床治験により，CD20に対するキメラ型抗体であるリツキシマブやCTLA-4 Igのアバタセプトが SSの自他覚症状，腺外合併症などに有効であると報告されていることは注目すべきである．
> - TNF-αに対するキメラ型抗体であるインフリキシマブや可溶性TNF受容体エタネルセプトにおいては，明確な有効性は証明されていない．
> - 根治的治療戦略として，感染症という副作用を防ぐべく，抗原特異的治療法の基盤研究が進行中である．本項では近未来の治療を紹介する．

1 生物学的製剤

1) インフリキシマブ（レミケード®）

インフリキシマブは，マウスのFab領域とヒトIgG1のFc領域を合成したキメラ型抗tumor necrosis factor（TNF）-α抗体であり（**図1**），日本では，関節リウマチ（rheumatoid arthritis：RA），Crohn病，Beçhet病に伴う難治性ぶどう膜炎に承認されている生物学的製剤である．2002年にSteinfeldらが，10例の原発性SSを対象として1年間のパイロット研究を行い，有効性をArthritis Rheumに報告した[1]．しかし，2004年にMarietteらが，偽薬を対象として二重盲検試験を施行したが，有効性を認めることができなかった[2]．一方，2006年にMartinらは，インフリキシマブ投与18症例とシクロスポリンAあるいはメトトレキサート使用20症例と比較検討した結果，唾液量の増加，唾液腺へのradioisotope（RI）の取り込みが改善したことを報告している．今後，対象を増やした臨床治験の結果が待たれる．

2) エタネルセプト（エンブレル®）

エタネルセプトは，TNF受容体p75の細胞外ドメインとIgG1Fc領域を融合して作製した可溶性TNF受容体であり（**図2**），日本ではRAに承認されている．インフリキシマブがTNF-αのみをブロックするのに対して，エタネルセプトはTNF-αとTNF-βの両者の機能を抑制する．2004年Zandbeltらは，15例の原発性SS患者を

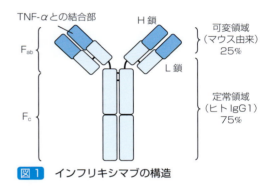

図1 インフリキシマブの構造

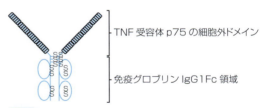

図2 エタネルセプトの構造

対象としてパイロット研究を施行したが，有効性は認められなかった[3]．また2004年にSankarらにより，14症例に対する偽薬を対照とした二重盲検試験が施行された[4]．これは，エタネルセプトを週2回皮下注射して12週後に評価する試験であったが，有効性を明らかにすることはできなかった．彼らは，28例まで症例数を増加して検討したが，血中のinterferon（IFN）-γとinterleukin（IL）-6の低下以外は効果を認めることができな

かった．現在までの臨床試験の結果からは，エタネルセプトはSSに対して無効であろうと推察される．

3) リツキシマブ（リツキサン®）

リツキシマブはキメラ型抗CD20抗体であり，B細胞を標的とした生物学的製剤の1つである．日本では，すでにCastleman病やB細胞リンパ腫に対して承認されている．一方，欧米では，RAに承認され，多発血管炎性肉芽腫症（旧名：Wegener肉芽腫症）などの臨床治験が進められている．SSに対しては，2005年Pijpeらが，15例のSSを対象としてオープン第二相試験を実施した[5]．体表面積あたり375 mgを週1回，4週連続で点滴投与した結果，症状の改善，唾液量の増加，併発していた粘膜関連リンパ組織（mucosa-associated lymphoid tissue：MALT）リンパ腫（7例）の軽快が報告された．リツキシマブ投与前後における同一患者の唾液腺組織を検討し，明らかな改善を認めている[6]．Devauchelle-Pensecらは16例の原発性SS患者に対して，375 mg/m²/週を2回投与した時点で，自覚症状および客観的所見の改善を認めた[7]．さらに，2007年にSerorらは，全身の合併症を伴う16例の原発性SS患者に対する有効性を報告した[8]．2008年にはPaul Emeryらのグループも1gの2回投与によりSSの改善を認め，有効と報告している[9]．

リツキシマブの治療効果は，①自己抗体産生の抑制，②自己反応性T細胞への抗原提示の抑制，③サイトカイン産生の制御，などによると考えられている（**図3**）．SSの病態には，T細胞応答，抗M3ムスカリン作動性アセチルコリン受容体（M3 muscarinic acetylcholine receptor：M3R）抗体などの機能的な自己抗体が中心的役割を担っているため，B細胞をターゲットとする治療は，T細胞，自己抗体の両者をともに制御できる一石二鳥の理想的な治療戦略の1つである．

4) ベリムマブ（ベンリスタ®）

B細胞活性化因子（B-cell activating factor：BAFF）は，単球，マクロファージ，樹状細胞などの膜状に発現し，可溶型蛋白として分泌される．B細胞上の3つの受容体（BAFF-R, TACI, BCMA）に結合し，B細胞の生存，分化，抗体産生に重要な役割を果たしている．近年，フランスのSerorらは，BAFFに対するモノクローナル

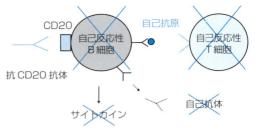

図3 リツキシマブの機能

抗体（ベリムマブ）を15名のSS患者に投与し，次のような報告をした．28週間後の唾液腺組織におけるfocus scoreの改善および細胞浸潤の減少（特にB細胞数）が確認された（12th ISSS abstract）．以上の事実から，BAFFに対するモノクローナル抗体を用いた治療がSSに対する新たな治療戦略となる可能性が示唆された．

5) CTLA-4 Ig：アバタセプト（オレンシア®）

CTLA-4（cytotoxic T-lymphocyte antigen 4, CD152）はT細胞膜上に発現した分子であり，CD80/86のシグナルによりT細胞に抑制シグナルを伝える分子である．CTLA-4と免疫グロブリンIgG1との融合蛋白CTLA-4 Ig（アバタセプト）はT細胞の活性化を抑制し，RAの治療薬として認可されている．Adlerら[10]は原発性SS患者11名に対してアバタセプト治療を施行し，24週後において唾液腺組織における細胞浸潤の改善と唾液量の増加を認めた．またMeinersら[11]は，15名の原発性SS患者に対するアバタセプト臨床研究において，EULAR Sjögren's Syndrome Disease Activity Index（ESSDAI），EULAR Sjögren's Syndrome Patient Reported Index（ESSPRI）の改善を報告した．筑波大学，産業医科大学，長崎大学の3大学の共同研究は，RA合併SS症例に対するアバタセプトの治療効果をパイロット研究として進めてきた．24週および52週例においてドライアイとドライマウスに対する患者visual analog scale（VAS），口腔乾燥と乾燥性角結膜炎に対する医師VAS，Saxonテスト，Schirmerテストにおいて有意な改善が報告された[12,13]（**表1**）．以上の結果から，T細胞を標的としたCTLA-4 Ig療法がRA合併SS患者に対するゴールドスタンダード治療となる可能性が示され，実

表1 SS に対する生物学的製剤治療

		Primary or secondary	Number of Patients	Duration (weeks)	Effectiveness	Year
Rituximab	France	Primary	86	6〜60	fall in ESSAI, reduced PSL dose	2013
	France	Primary (CNS)	11	6〜58	no effect	2012
	France	Primary (PNS)	17		fall in ESSDAI, effective in patients with cryoglobulinemia and vasculitis	2012
	Italy	Primary (ESSDA>6)	41	30	reduced cell infiltration in LSG, fall in ESSDAI	2013
	USA	Primary	12	52	improved dry mouth, improved lacrimal and salivary glands function	2013
Epratuzumab	Belgium	Primary	16	32	improved fatigue, patient and physician assessment decreased CRP, ESR, IgG and B cells	2006
Belimumab	France	Primary	30	28	fall in ESSDAI and ESSPRI, improved dryness, improved pain VAS, no changes in salivary flow or Shirmer test	2013
Abatacept	Switzerland	Primary	11	24	decrease in lymphocyte foci, reduced local Treg cells, increase in peripheral B/CD4+ T cells, decrease in IgG, increased saliva production	2013
	Netherlands	Primary	15	24	fall in ESSDAI and ESSPRI, slight increase in saliva flow	2014
	Japan (ROSE study)	Secondary (SS+RA)	32	24	improved dryness, increased lacrimal flow, increased salivary flow	2015
	Japan (ROSE study)	Secondary (SS+RA)	32	52	improved dryness, increased lacrimal flow, increased salivary flow	2016

用化に向けグローバルな前向き臨床試験が進んでいる.

2 Sjögren 症候群発症の分子機構と治療戦略

1) Sjögren 症候群発症の分子機構

SS の発症機序には，前半は抗原特異的免疫応答が関与し，後半は抗原非特異的免疫応答が関与していると考えられる（**図4**）．経時的に，①先行因子，②炎症の誘導期，③炎症の慢性期，④唾液腺破壊期，と進行する．先行因子は不明である

が，細菌やウイルスなどの感染症により一部の唾液腺組織が壊れることが，炎症の引き金になると考えられる．その結果，壊れた細胞より様々な自己抗原が流出し，プロフェッショナルな抗原提示細胞や唾液腺上皮細胞などに抗原ペプチドが提示され，抗原特異的な T 細胞が活性化される．活性化された T 細胞は IL-2 などのサイトカインを産生し，ポリクローナルな T 細胞の増殖を惹起する．最終的には，細胞傷害性 T 細胞が誘導される．CD4+細胞傷害性 T 細胞は Fas ligand（Fas L）を介して，CD8+細胞傷害性 T 細胞はパーフォリン／グランザイムを介して，唾液腺上皮細胞を

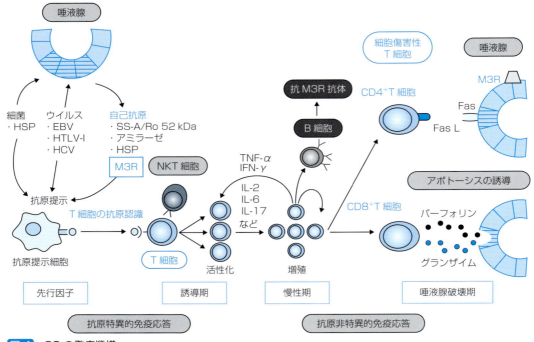

図4 SS の発症機構

HSP：熱ショック蛋白，EBV：Epstein-Barr ウイルス，HTLV：ヒト T 細胞白血病ウイルス，HCV：C 型肝炎ウイルス，M3R：M3 muscarinic acetylcholine receptor，TNF：tumor necrosis factor，IL：interleukin

アポトーシスに陥らせる．SS においては，このような流れにより唾液腺炎，唾液腺破壊が惹起されると考えられる．

2）抗原特異的治療戦略

抗原特異的な免疫応答を制御することは，その後に引き起こされる炎症を抑制するであり，根治的な治療戦略と考えられる．実際の戦略として，①自己 T 細胞が認識する自己抗原（T 細胞エピトープ）をアミノ酸レベルで解析する，② T 細胞エピトープの変異ペプチドから T 細胞応答を抑制するアナログペプチドを選別する，③アナログペプチドのワクチネーションにより，発症の誘引として重要な役割をもつ自己反応性 T 細胞を抗原特異的に制御することになる．その結果，自己免疫疾患である SS を治療することができる（図5）．

3）M3R を標的とした抗原特異的治療へのアプローチ

臓器に浸潤した T 細胞抗原受容体（T cell antigen receptor：TCR）の分子生物学的解析が行われ，そこから得られたコンセンサスは，SS 患者

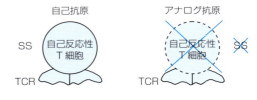

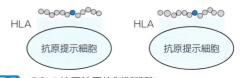

図5 SS の抗原特異的制御戦略

由来の口唇唾液腺，涙腺，腎間質内浸潤 T 細胞の一部はヒト白血球抗原（human leukocyte antigen：HLA）上に提示された抗原刺激により増殖するということであった．さらに，SS 患者の唾液腺内浸潤 T 細胞が認識する自己抗原と T 細胞エピトープが明らかにされた．自己抗原の候補と

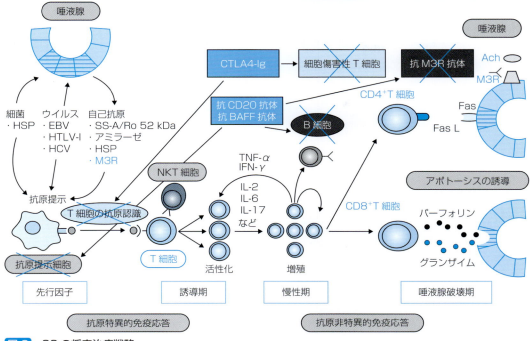

図6 SSの将来治療戦略
HSP：熱ショック蛋白，EBV：Epstein-Barrウイルス，HTLV：ヒトT細胞白血病ウイルス，HCV：C型肝炎ウイルス，M3R：M3 muscarinic acetylcholine receptor，TNF：tumor necrosis factor，IL：interleukin

して，SS-A/Ro 52 kDa蛋白，TCRBV6S7，HSP10/60，唾液腺型αアミラーゼ，M3Rなどが報告されている．

特に，M3Rはアセチルコリンにより唾液分泌を促進する受容体であり，M3Rへのシグナルを細胞内に伝達する重要な部位がM3R細胞外第二ドメインであることが知られている．細胞外第二ドメインは25個のアミノ酸（AA 212-236）から構成され，SS患者末梢血には，このペプチドと反応するT細胞やB細胞が存在している．M3R反応性T細胞を有するHLA-DR B1*0901陽性SS患者では，M3RのT細胞エピトープはVPPGECFIQFLSEPT（M3R215-229）である．さらに，そのアナログペプチドは，VPPGECFKQFLSEPT（222I→K）とVPPGECFIAFLSEPT（223Q→A）であることが判明してきた[14]．現在，M3R誘導性唾液腺炎モデルマウスを利用してM3Rのアナログペプチドによる唾液腺炎治療効果に成功している[15,16]．SSの抗原特異的治療の実現は目前であろう（図6）．

4）T-iPS細胞を応用した治療戦略

M3R反応性Th1およびTh17細胞がSSの発症に関わっている．そのため，これらの病因的T細胞を調節性T細胞（regulatory T cell：Treg）に機能転換することによりSSを制御するという治療戦略を検討している（図7）．そのためにはM3R抗原特異性を保持するためにはTCRが同一である必要がある．われわれはM3R反応性Th1細胞からT-iPS細胞を作成し，同じTCRを有するTreg細胞の分化誘導を試みており，すでにT-iPS細胞の作成に成功している[17]．最終的なゴールは病因的M3R反応性Th1細胞を調節能Treg細胞に機能チェンジする分子を選定し治療応用することである．

（住田孝之）

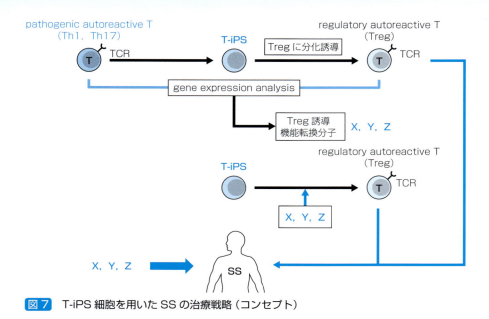

図7 T-iPS 細胞を用いた SS の治療戦略（コンセプト）

文献

1) Steinfeld SD, et al：*Arthritis Rheum* 2002；**46**：3301-3303.
2) Mariette X, et al：*Arthritis Rheum* 2004；**50**：1270-1276.
3) Zandbelt MM, et al：*J Rheumatol* 2004；**31**：96-101.
4) Sankar V, et al：*Arthritis Rheum* 2004；**50**：2240-2245.
5) Pijpe J, et al：*Arthritis Rheum* 2005；**52**：2740-2750.
6) Pijpe J, et al：*Ann Rheum Dis* 2005；**64**：958-960.
7) Devauchelle-Pensec V, et al：*Arthritis Rheum* 2007；**57**：310-317.
8) Seror R, et al：*Ann Rheum Dis* 2007；**66**：351-357.
9) Dass S, et al：*Ann Rheum Dis* 2008；**58**：2993-2999.
10) Adler S, et al：*Arthritis Care Res Arthritis* 2013；**65**：1862-1868.
11) Meiners PM, et al：*Ann Rheum Dis* 2014 **73**：1393-1396.
12) Tsuboi H, et al：*Mod Rheumatol* 2015；**25**：187-193.
13) Tsuboi H, et al：*Mod Rheumatol* 2016；**26**：891-899.
14) Naito Y, et al：*Ann Rheum Dis* 2006；**65**：269-271.
15) Iizuka M, et al：*J Autoimmun* 2010；**35**：383-389.
16) Asashima H, et al：*Arthritis Rheumatol* 2015；**67**：2213-2225.
17) Iizuka-Koga M, et al：*Stem Cell Reports* 2017；**8**：1155-1163.

索 引

1 各索引語の語頭の文字によって，和文索引，欧文索引の2群に振り分けた．欧文索引の冒頭には語頭が数字で始まるものを配した．
2 配列は原則として，和文索引では五十音順，欧文索引ではABC順によった．
3 ギリシア文字はアルファベットABCに対応させて各索引群に割り振って配列し，さらにそれをないものとして各索引群に割り振って配列し，二重に掲載することで索引利用者の便宜を図った．
4 上位概念のもとに下位概念をまとめたほうが検索に便利と考えられるものは，"——"を用いてまとめた．
5 和文索引と欧文索引は，それぞれ独立しているわけではなく相互に補完しあうものである．したがって，検索に際しては双方の索引を検索されたい．

和 文

あ

亜急性皮膚エリテマトーデス　147
悪性リンパ腫　128，182，219
アクロチアノーゼ　148
アザチオプリン　204
アニオンギャップ（AG）　125
アバタセプト　226
アポトーシス　75，170
アミロイドーシス　132
アルブミン　209

い

一次性 Sjögren 症候群　2
遺伝子多型　16
インフリキシマブ　225

え

エストロゲン　26
エタネルセプト　225
遠位型 RTA　125
塩化アンモニウム負荷試験　126
塩酸セビメリン　61

か

拡散強調撮像法　57
画像検査法　53
カッパ係数　12
ガムテスト　7，44
眼瞼炎　145
間質性腎炎　220
間質性肺炎　129，131，221
環状紅斑　146，222
環状シトルリン化ペプチド（CCP）　151

関節エコー　152
完全房室ブロック　163
感度　7
乾皮症　146
眼表面の層別治療　112

き

気管支拡張症　130
気道過敏性　129
気道病変　129
近位型 RTA　126
筋上皮島　71

く

クラス II 抗原　74
クラス II 発現　74
グランザイム B　38
クリオグロブリン　89，128
グルココルチコイド　199

け

形質芽細胞　188
形質細胞様樹状細胞（pDC）　31
血清 IgG4 値　200
結膜上皮障害　115
血流量　59
ゲノムワイド関連解析　17
原発性胆汁胆管炎　90，159，223

こ

抗 CAII 抗体　90
抗 CCP（cyclic citrullinated peptide）抗体　90，151
抗 ganglionic アセチルコリン受容体　159
抗 M3 ムスカリン作動性アセチルコリン受容体（M3R）抗体　28，86，

88，158
抗 SS-A 抗体　4，8，83，84
抗 SS-A/Ro 抗体　162
抗 SS-B 抗体　83，84
抗 α-フォドリン抗体　90
高 γ-グロブリン血症　172
　　——性紫斑　118
高 γ-グロブリン性紫斑　147
抗アクアポリン 4 抗体　91
抗核抗体　83
口角びらん　102
口腔カンジダ症　103
口腔乾燥　99
　　——自覚症状　98
　　——重症度評価　65
　　——他覚症状　98
口腔リンス法　215
抗原特異的治療戦略　228
甲状腺癌　142
口唇（唾液）腺生検　8，72
口唇炎　145
厚生省改訂診断基準　2，6
厚生労働省包括診断基準　197
抗セントロメア抗体　4，90
抗尿細管抗体　125
抗平滑筋抗体　90，159
抗ミトコンドリア抗体　90，159
呼吸器感染症　130
国際コンセンサス　193，201
　　——病理診断　196
国際ミニマムコンセンサス　198

さ

細気管支炎　130
再生不良性貧血　117
最大貯留係数　67
産後甲状腺炎　140

231

索 引

し

耳下腺腫脹　103
耳下腺造影像 Sjögren 症候群病期分類　55
糸球体腎炎　220
糸球体病変　123
刺激評価　69
刺激分泌係数　67, 68
自己血清点眼療法　207, 208
自己抗原　25
自己抗体　28
自己反応性 T 細胞　73
自己免疫性
　　──外分泌腺症　168
　　──肝炎　159, 224
　　──血小板減少性紫斑病　220
　　──甲状腺疾患　140
　　──膵炎（AIP）　178, 192, 200, 224
　　──溶血性貧血　117, 220
糸状角膜炎　110
視神経脊髄炎関連疾患　222
自然免疫担当細胞　187
指定難病　10, 13
紫斑　222
脂肪浸潤　70
脂肪変性　57
重症度基準　11
集積状態の評価　65
症候性貧血　117
小児期シェーグレン症候群（SS）診療の手引き 2018 版　174
小児期シェーグレン症候群診断の手引き　172
蒸発亢進型ドライアイ　106
少量多分割投与法　215
上輪部角結膜炎　110
新生児ループス（NLE）　84, 162
腎性尿崩症　126
診断能　56
蕁麻疹様血管炎　148

す

ステップアップ法　215
ステロイド治療　181
ステロイド治療指針　185

せ

成人 T 細胞白血病ウイルス I　40
成長因子　209
節外性辺縁帯由来 B 細胞性リンパ腫　120
舌乳頭萎縮　100
セレノプロテイン P　210
セレン　210
セレンラクトフェリン　212
線維化　70
線維筋痛症　155
腺外型（extra-glandular form）　3
腺外症状　219
腺型（glandular form）　3
腺組織の破壊　57
先天性心ブロック（CHB）　84, 163, 174

そ

臓器別の診断基準　179
爪上皮出血点　148
続発性クリオグロブリン血症　126

た

ダイオキシン　26
胎児心エコー検査　165
代謝性アシドーシス　126
大腿骨頭壊死　204
大量 γ-グロブリン療法（IVIG）　165
唾液　23
唾液腺　23, 74
　　──型アミラーゼ　172
　　──機能評価　63
　　──シンチグラフィの検査方法　63
　　──洗浄療法　61
多施設共同前方視的治療研究　185
脱毛　149

ち

中枢神経障害　135
中枢神経病変　222
超音波画像診断　54
調節性 T 細胞　229
貯留評価　69

と

導管拡張　70
凍瘡　149
動態曲線パターンの評価　66
動態曲線パターンの分類　66
特異度　7
吐唾法　44
ドライアイ　70, 206, 213
　　──の診断基準　48, 111
　　──の定義　48
ドライマウス　70
トレランス　24

に，ね

二次性 Sjögren 症候群　2
二重免疫拡散（DID）法　163
尿細管間質性腎炎（TIN）　123
尿細管性アシドーシス　154, 220
尿中 β_2 ミクログロブリン（β_2-MG）　124
尿中 β-D-N アセチルグルコサミニダーゼ（NAG）　124
妊娠　162
粘膜関連リンパ組織（MALT）リンパ腫　4, 120, 158, 219

は

パーフォリン　38
肺高血圧症　134, 221
橋本病　140, 222
発汗障害　145
白血球減少　118
発現定量的形質遺伝子座　17
花筵様線維化（storiform fibrosis）　194
パラメータの評価　67
反復性耳下腺腫脹　169

ひ

ビタミン A　209
ヒドロキシクロロキン（HCQ）　166, 176
非びらん性関節炎　90
皮膚血管炎　147
皮膚リンパ腫　149
ピロカルピン　61

索 引

ふ

α-フォドリン　28，75
フッ化ステロイド投与　165
フルオレセイン染色　51，114
プレドニゾロン　201
分泌型ムチン　110

へ

米国・ヨーロッパ改訂分類基準　2
米国リウマチ学会/ヨーロッパリウ
　マチ学会の一次性 Sjögren 症候群
　分類基準　2
米国リウマチ学会分類基準　2
閉塞性静脈炎（obliterative phlebitis）
　194
ペースメーカー　176
ベリムマブ　226
ヘルパー T（Th）細胞　187

ほ

房室ブロック　133
放射性ヨウ素　143
傍腫瘍反応　182
ポリジーン遺伝　16

ま，み

膜型ムチン　110
膜性腎症（MN）　128
膜性増殖性糸球体腎炎（MPGN）　126
摩擦亢進　110
末梢神経障害　135，222
慢性萎縮性胃炎　157
慢性腎臓病（CKD）　123
見かけの拡散係数　57

む，め，も，や

無刺激唾液分泌　8
無痛性甲状腺炎　140
免疫学的寛容　24
免疫性血小板減少症（ITP）　118
網状皮斑　149
薬疹　149

り

リウマトイド因子　83

リサミングリーン染色　52，114
リツキシマブ　122，204，226
リンパ球浸潤　72
リンパ腫　141
リンパ上皮性病変　119
リンパ増殖性疾患　129，132
リンパ増殖性病変　219
リンパ濾胞　179

る

涙液クリアランス　111
　――テスト　50
涙液減少型ドライアイ　105
涙液層　106
　――の破壊　107
　――破壊時間　48，112
涙液メニスカス　50，105
涙腺　23，76
　――摘出モデル　207

れ，ろ

レイノー現象　148，223
ローズベンガル染色　51，110
ローズベンガルテスト　7

欧 文

8-OHdG　207
$^{99m}TcO_4^-$　63
　――の唾液腺への集積　64

A

α-フォドリン　28，75
ACR/EULAR 分類基準　6
ACR 基準　5，6，98
ACR 診断基準　60
AECG 基準　5，6
AECG 診断基準　60
AIDS　22
AIP（autoimmune pancreatitis）　192
ASL（arterial spin labeling）法　59

B

β_2-MG　124

BAFF

BAFF　32
Bartter 症候群　126
Basedow 病　140
blood flow　59
BUT 検査　113

C

CA（carbonic anhydrase）　90
　――II　90，126
CD40　29，40
CD40 L　40
CD80　29
CD86　29
CHB（congenital heart block）　163，
　174
CKD　123
classification criteria　184
corneal mucus plaque　111
CXCL10（IP-10）　32
CXCL11（I-TAC）　32
CXCL12（SDF-1）　32
CXCL9（Mig）　32
CXCR3$^+$　32
CXCR4$^+$　32
CXCR5　20
C 型肝炎ウイルス　159

D

DEQS　113
DID（duble immunodiffusion）法　163
dRTA　125

E

EBNA-2　24
EB ウイルス　22
EGF（epidermal growth factor）　158
ESSDAI　92，104，123
　――日本語改訂版　92
ESSPRI　92
EULAR/ACR 診断基準　60
EULAR タスクフォース　92
extra-glandular form　3

F

Fanconi 症候群　126
Fas　37

233

Fas L 37
focus score 71
follicular helper T 細胞 29

G

Gitelman 症候群 126
glandular form 3

H

HBV 25
HCQ 166, 176
HHV-6 26
HIV 22
HLA-DQ 16
HLA-DR 16
HTLV-I 22, 129

I

IFI27(*Interferon-inducible protein 27*) 31
IFN signature 31
IFN-γ 29
IgG4-RD 分類基準 184
IgG4-RD 包括診断基準 179, 197
IgG4 関連
　　——Mikulicz 病 62
　　——疾患 119, 192
　　——腎臓病 125, 199
　　——涙腺・唾液腺炎 199
IgG4 反応 180
IL-10 26
IL12A 18
IL-6 30
IP-10(CXCL10) 32
IRF5 19
I-TAC(CXCL11) 32
ITP 118
IVIG(intravenous immunoglobulin) 165

K, L

Küttner 腫瘍 179
lid wiper 110
lid-wiper epitheliopathy 110
loop—涙腺システム 108

M

M3 ムスカリン作動性アセチルコリン受容体(M3R) 28, 86, 87, 158, 228
　　——アゴニスト 214
MALT(mucosa-associated lymphoid tissue)リンパ腫 4, 120, 158, 219
MASEI(Madrid Sonographic Enthesis Index) 155
MCII 93
β_2-MG 124
Mig(CXCL9) 32
Mikulicz 病 178, 199
MN 128
MPGN 126
MR sialography 58
MRI 153, 170
MR イメージング 57

N

NAG 124
NCF1 20
NF-κB 41
NLE(neonatal lupus erythematosus) 162

O, P

obliterative phlebitis 194
OSDI 113
OSS(ocular staining score) 6
PASS 93
pDC(plasmacytoid dendritic cell) 31
PI3K 41
plasmablast 188

R, S

RbAp48 75
ROSE study 227
Saxon テスト 7, 44, 65
Schirmer-I テスト 108
　　——変法 49, 114
Schirmer-II テスト 114
Schirmer テスト 48
SDF-1(CXCL12) 32
SeP 211
Sjögren 症候群改訂診断基準 98
Sjögren 症候群の発症機序 227
SPECT(single photon emission CT) 59
STAT4 18
storiform fibrosis 194

T

Tax 42
TFOT 112
TGF-β 30
Th 細胞 187
time activity curve 170
TIN 123
T-iPS 細胞 229
TLR 164
TNFAIP3 19
TNI 124
TNIP1 19
toll-like receptor 3 39
TRAIL 39
T 細胞 73

V, X, Z

van Bijsterveld score 7
VDT(visual display terminals) 206
XIAP 41
X 線唾液腺造影法 53
ZEBRA 25

おわりに

　ミレニアム長崎プロジェクトの一環として，2000年に長崎大学の江口勝美名誉教授のご尽力により「シェーグレン症候群診断の手技・手法マニュアル」が上梓された．その後，「病因・病態」「診断」「治療」の進歩を盛り込んで2009年に「シェーグレン症候群の診断と治療マニュアル」が発刊された．2009年，日本シェーグレン症候群研究会が日本シェーグレン症候群学会へとstep upし，本疾患の啓発に大いに貢献した．さらに，本学会を基盤として，2013年10月に第12回国際シェーグレン症候群シンポジウム（12th International Symposium on Sjögren's Syndrome）が京都で開催され，本疾患およびIgG4関連疾患のトピックスが発表され，日本のシェーグレン症候群学会における研究と臨床の進歩は，世界の舞台で高く評価されるに至っている．

　改訂第3版が，日本シェーグレン症候群学会の英知を結集して，長崎大学を中心に企画，改訂された．第2版（2014年発刊）以降の目覚ましい免疫学，分子生物学，リウマチ学の進歩に基づく病因論を追加し，さらにグローバルな視点から最新の国際診断基準や将来の治療戦略について紹介している．シェーグレン症候群が2015年1月に，IgG4関連疾患が同年7月に国の指定難病に指定されたことより，認定に必要な診断基準，重症度についても詳細に記載された．まさにシェーグレン症候群の新しい時代を反映した書である．

　2017年に厚生労働科学研究費補助金難治性疾患等政策研究事業により作成，発刊された「シェーグレン症候群診療ガイドライン2017年版」と共に，本書は，学生，研修医，実地医家，専門医，研究者にとって必携の書となろう．

2018年8月

日本シェーグレン症候群学会理事
前厚生労働科学研究費補助金難治性疾患等政策研究事業
自己免疫疾患に関する調査研究班班長
筑波大学医学医療系内科（膠原病・リウマチ・アレルギー）教授

住 田 孝 之

- JCOPY 〈(社)出版者著作権管理機構 委託出版物〉
  本書の無断複写は著作権法上での例外を除き禁じられています.
  複写される場合は,そのつど事前に,(社)出版者著作権管理機構
  (電話 03-3513-6969,FAX03-3513-6979,e-mail：info@jcopy.or.jp)
  の許諾を得てください.
- 本書を無断で複製(複写・スキャン・デジタルデータ化を含みます)
  する行為は,著作権法上での限られた例外(「私的使用のための複
  製」など)を除き禁じられています.大学・病院・企業などにお
  いて内部的に業務上使用する目的で上記行為を行うことも,私的
  使用には該当せず違法です.また,私的使用のためであっても,
  代行業者等の第三者に依頼して上記行為を行うことは違法です.

シェーグレン症候群の診断と治療マニュアル　改訂第3版

ISBN 978-4-7878-2369-4

2018年9月20日　改訂第3版第1刷発行

2009年4月10日　初版　　第1刷発行
2014年1月15日　改訂第2版第1刷発行

編　　　集	日本シェーグレン症候群学会
監　修　者	竹内　勤,川上　純,住田孝之
発　行　者	藤実彰一
発　行　所	株式会社　診断と治療社
	〒100-0014　東京都千代田区永田町2-14-2　山王グランドビル4階
	TEL：03-3580-2750(編集)　03-3580-2770(営業)
	FAX：03-3580-2776
	E-mail：hen@shindan.co.jp(編集)
	eigyobu@shindan.co.jp(営業)
	URL：http://www.shindan.co.jp/
装　　　丁	株式会社ジェイアイ
印刷・製本	広研印刷株式会社

©日本シェーグレン症候群学会, 2018. Printed in Japan.　　　　　　　[検印省略]
乱丁・落丁の場合はお取り替えいたします.